T0222223

Schlaganfall evidenzbasiert behandeln

Jens Witsch

(Hrsg.)

Schlaganfall evidenzbasiert behandeln

Studien und Praxis zum Thema Stroke

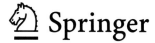 Springer

Hrsg.
Jens Witsch
Department of Neurology
University of Pennsylvania
Philadelphia, PA, USA

ISBN 978-3-662-63393-9   ISBN 978-3-662-63394-6   (eBook)
https://doi.org/10.1007/978-3-662-63394-6

Die Deutsche Nationalbibliothek verzeichnet diese Publikation in der Deutschen Nationalbibliografie; detaillierte
bibliografische Daten sind im Internet über http://dnb.d-nb.de abrufbar.

© Der/die Herausgeber bzw. der/die Autor(en), exklusiv lizenziert an Springer-Verlag GmbH, DE, ein Teil von
Springer Nature 2022
Das Werk einschließlich aller seiner Teile ist urheberrechtlich geschützt. Jede Verwertung, die nicht ausdrücklich
vom Urheberrechtsgesetz zugelassen ist, bedarf der vorherigen Zustimmung des Verlags. Das gilt insbesondere für
Vervielfältigungen, Bearbeitungen, Übersetzungen, Mikroverfilmungen und die Einspeicherung und Verarbeitung
in elektronischen Systemen.
Die Wiedergabe von allgemein beschreibenden Bezeichnungen, Marken, Unternehmensnamen etc. in diesem
Werk bedeutet nicht, dass diese frei durch jedermann benutzt werden dürfen. Die Berechtigung zur Benutzung
unterliegt, auch ohne gesonderten Hinweis hierzu, den Regeln des Markenrechts. Die Rechte des jeweiligen
Zeicheninhabers sind zu beachten.
Der Verlag, die Autoren und die Herausgeber gehen davon aus, dass die Angaben und Informationen in diesem
Werk zum Zeitpunkt der Veröffentlichung vollständig und korrekt sind. Weder der Verlag, noch die Autoren
oder die Herausgeber übernehmen, ausdrücklich oder implizit, Gewähr für den Inhalt des Werkes, etwaige Fehler
oder Äußerungen. Der Verlag bleibt im Hinblick auf geografische Zuordnungen und Gebietsbezeichnungen in
veröffentlichten Karten und Institutionsadressen neutral.

Planung/Lektorat: Christine Lerche
Springer ist ein Imprint der eingetragenen Gesellschaft Springer-Verlag GmbH, DE und ist ein Teil von Springer
Nature.
Die Anschrift der Gesellschaft ist: Heidelberger Platz 3, 14197 Berlin, Germany

Für Emil

Vorwort

Zum Thema Schlaganfallbehandlung liegt viel Fachliteratur vor. Jede Woche kommen neue qualitativ hochwertige Veröffentlichungen hinzu. Das kann einerseits als Belastung empfunden werden. Es ist mühsam und für viele zeitlich unmöglich, durch regelmäßiges Lesen auf dem Laufenden zu bleiben. Anderseits gibt es neben der Schlaganfallmedizin kaum eine neurologische Disziplin, in der man sein klinisches Tun so sehr von Evidenz leiten lassen kann. Das kann auch die Sicherheit geben, dass man seinen Patienten die bestmögliche Behandlung zukommen lässt. Voraussetzung hierfür ist jedoch ein guter Überblick über die Studienevidenz.

Genau hier soll das vorliegende Buch ansetzen. Es soll den Kern wichtiger Schlaganfallstudien zusammenfassen, natürlich ohne Anspruch auf absolute Vollständigkeit.

Ich hoffe, dass das Buch vor allem jenen eine Hilfe ist, die nicht die Zeit haben, im Detail alle Studien selbst durchzuarbeiten, aber dennoch einen raschen Überblick benötigen: Ärzten in der Notaufnahme, Studenten, Neurologen und Kollegen aus Nachbardisziplinen, wie z. B. aus der Inneren Medizin sowie der Krankenpflege.

Ich will mich an dieser Stelle ganz herzlich bei allen Autoren bedanken, die ihre Zeit und Expertise für dieses Buch zur Verfügung gestellt haben.

New York
im Juni 2021

PD Dr. med. Jens Witsch

Inhaltsverzeichnis

Herausgeber- und Autorenverzeichnis

Über die Herausgeber

PD Dr. med. Jens Witsch hat sich seit seiner Approbation mit Schlaganfallforschung beschäftigt, insbesondere mit Gefäßrupturen und schweren Hirnblutungen. Dr. Witsch hat an der Charité die deutsche und in Yale die amerikanische neurologische Facharztausbildung durchlaufen. Nach klinischer Spezialisierung im Bereich Schlaganfall am Weill Cornell Medical College ist er nun als Stroke-Oberarzt an der University of Pennsylvania tätig.

Autorenverzeichnis

Prof. Dr. med. Christian Förch Zentrum der Neurologie und Neuroradiologie, Klinik für Neurologie, Klinikum der Johann Wolfgang Goethe-Universität, Frankfurt am Main, Deutschland

Prof. Dr. med. Gian Marco De Marchis Klinik für Neurologie & Stroke Center, Universitätsspital Basel, Basel, Schweiz

Lilian Kriemler Klinik für Neurologie & Stroke Center, Universitätsspital Basel, Basel, Schweiz

PD Dr. med. Christoph Leithner Klinik für Neurologie, Charité Universitätsmedizin Berlin, Campus Virchow Klinikum, Berlin, Deutschland

MSc.PD Dr. med. Thomas Liman Klinik für Neurologie, Charité Universitätsmedizin Berlin, Charité Campus Mitte, Berlin, Deutschland

PD Dr. med. Sibu Mundiyanapurath Klinik für Neurologie, Universitätsklinikum Heidelberg, Heidelberg, Deutschland

Prof. Dr. med. Christian H. Nolte Klinik für Neurologie mit Experimenteller Neurologie und Center for Stroke ResearchBerlin, Charité Universitätsmedizin Berlin, Berlin, Deutschland

Prof. Dr. med. Jan F. Scheitz Klinik für Neurologie mit Experimenteller Neurologie und Center for Stroke ResearchBerlin, Charité Universitätsmedizin Berlin, Berlin, Deutschland

PD Dr. med. Hauke Schneider Oberarzt Klinik für Neurologie und Klinische Neurophysiologie, Universitätsklinikum Augsburg, Augsburg, Deutschland

Dr. med. Jan Hendrik Schäfer Zentrum der Neurologie und Neuroradiologie, Klinik für Neurologie, Klinikum der Johann Wolfgang Goethe-Universität, Frankfurt am Main, Deutschland

PD Dr. med. David Seiffge Klinik für Neurologie, Inselspital, Universitätsspital Bern, Bern, Schweiz

Abkürzungsverzeichnis

ASPECTS	*Alberta Stroke Programm Early CT Score*, Der ASPECTS-Score ist ein Maß für Infarktfrühzeichen im Territorium der Arteria cerebri media. Scoreausprägungen von 0 bis 10, niedrigere Werte zeigen mehr Infarktfrühzeichen an.
ASS	Acetylsalicylsäure ("Aspirin")
CHA_2DS_2–VASc score	Ein klinischer Score zur Risikoeinschätzung eines ischämischen Schlaganfalls bei Patienten mit Vorhofflimmern. Scoreausprägungen von 0 bis 9, höhere Werte zeigen ein höheres Risiko an.
cOR	*Crude odds ratio*
CT	Computertomographie
CTA	CT-Angiographie
DWI	*Diffusion weighted imaging* (MRT-Sequenz)
EQ-5D	*EuroQol Group 5 dimension*. Ein klinischer Score zur Quantifizierung der Lebensqualität in fünf Dimensionen: Beweglichkeit, Unabhängigkeit, alltägliche Aktivitäten, Schmerzen, Angst und Depression.
EVT	Endovaskuläre Therapie (Thrombektomie)
FLAIR	*Fluid attenuated inversion recovery* (MRT-Sequenz)
GCS	*Glasgow coma scale*. Klinischer Score zur Beurteilung des Bewusstseinszustands. Scoreausprägungen von 3 bis 15, höhere Werte zeigen höhere Vigilanz an.
INR	*International normalized ratio*
IVT	Intravenöse Thrombolyse
KI	Konfidenzintervall
LDL	*Low density lipoprotein*
mg/d	Milligram pro Tag
mmHg	Milimeter Quecksilbersäule
mRS	Modifizierte Rankin Skala. Klinischer Score zur Quantifizierung der körperlichen Funktion. Scoreausprägungen von 0 bis

	6, höhere Werte zeigen einen höheren Behinderungsgrad an. mRS 6 = Tod.
MRT	Magnetresonanztomographie
NIHSS	*National Institute of Health Stroke Scale.* Klinischer Score zur Graduierung des Schweregrads von ischämischen Schlaganfällen. Scoreausprägungen von 0 bis 42, höhere Werte zeigen einen höheren Schweregrad an.
NYHA	*New York Heart Association* Skala. Klinischer Score zur Graduierung der Herzinsuffizienz. Scoreausprägungen von 1 bis 4, höhere Werte zeigen größere Einschränkung bzgl. Alltagsaktivitäten an.
OR	*Odds ratio*
PROBE	*Prospective, randomized, open-label, blinded endpoint* Studiendesign
RR	*relative risk*, relatives Risiko
rTPA	*Recombinant tissue plasminogen activator*
SOP	*Standard Operating Procedure*
TIA	Transitorisch ischämische Attacke
TICI score	*Thrombolysis in cerebral infarction* Skala. Klinischer Score zur Graduierung des Perfusionsgrades eines Gefäßes nach Thrombektomie. Scoreausprägungen: 0 (keine Perfusion), 1 (minimale Perfusion), 2 (partielle Perfusion, abgestuft in 2a und 2b), 3 (volle Perfusion)

Teil I
Ischämischer Schlaganfall

Intravenöse Thrombolyse

1

Christoph Leithner

Inhaltsverzeichnis

1.1 Systemische Thrombolyse im klinischen Alltag: SITS-MOST

> **Studie**
>
> Wahlgren N., Ahmed N, Davalos A, et al. Thrombolysis with alteplase for acute ischaemic stroke in the Safe Implementation of Thrombolysis in Stroke-Monitoring Study (SITS-MOST): an observational study. Lancet (2007, 369: S. 275–282).

C. Leithner (✉)
Klinik für Neurologie, Charité Universitätsmedizin Berlin, Campus Virchow Klinikum, Berlin, Deutschland
E-Mail: christoph.leithner@charite.de

© Der/die Autor(en), exklusiv lizenziert durch Springer-Verlag GmbH, DE, ein Teil von Springer Nature 2022
J. Witsch (Hrsg.), *Schlaganfall evidenzbasiert behandeln*,
https://doi.org/10.1007/978-3-662-63394-6_1

Zusammenfassung

Die Analyse gepoolter Daten von randomisierten Interventionsstudien (NINDS, ECASS, ATLANTIS) hatte einen deutlichen positiven Effekt der systemischen Thrombolyse für Patienten mit frischer zerebraler Ischämie im frühen Zeitfenster (0–3 h nach Symptombeginn) gezeigt. Lassen sich die positiven Ergebnisse aus dem Studienkontext auf den klinischen Alltag übertragen?

Dieser Frage ging die SITS-MOST-Studie nach. 6483 Patienten aus 285 Zentren (50 % davon mit wenig Erfahrung in der Anwendung der systemischen Thrombolyse) wurden eingeschlossen. Bei vergleichbaren Baseline-Charakteristika der Patienten lag die Rate symptomatischer intrakranieller Blutungen (7,3 % nach 7 Tagen) und die Mortalität (11,3 % nach 3 Monaten) im gleichen Bereich wie die gepoolten Werte der randomisierten Interventionsstudien. Die SITS-MOST-Studie widerspricht somit Bedenken, die Anwendung der systemischen Thrombolyse sei im klinischen Alltag mit einem höheren Risiko verbunden als im Kontext einer Interventionsstudie.

Sponsoren der Studie
Boehringer Ingelheim.

Hintergrund und Fragestellung

Klinische Interventionsstudien hatten gezeigt, dass die systemische Thrombolyse mit rt-PA (*recombinant tissue plasminogen activator*) bei Patienten mit frischem ischämischem Hirninfarkt, verabreicht 0–3 h nach Symptombeginn, die Wahrscheinlichkeit für ein gutes klinisches Outcome signifikant verbessern kann. Gleichzeitig fanden die Studien aber auch konsistent ein erhöhtes Risiko für eine symptomatische intrakranielle Blutung. Da Patienten im Rahmen von Interventionsstudien meist mit hohem Aufwand untersucht und nach einem strikten Protokoll behandelt werden, stellte sich die Frage, ob die Sicherheit und Effektivität der systemischen Thrombolyse aus dem Kontext klinischer Interventionsstudien in den regulären klinischen Alltag normaler Krankenhäuser – teils mit begrenzter Anzahl von Schlaganfallpatienten und somit geringer Erfahrung in der Anwendung der Therapie – übertragbar ist. Die Durchführung einer klinischen Beobachtungsstudie zur Beantwortung dieser Frage wurde daher 2002 zur Bedingung für die Zulassung der systemischen Thrombolyse in der EU gemacht. Die SITS-MOST-Studie untersuchte als prospektive, multizentrische, offene Beobachtungsstudie die Anwendung der systemischen Thrombolyse im klinischen Alltag.

Studienteilnehmer und Intervention

Eingeschlossen wurden mit einer systemischen Lysetherapie (rt-PA) behandelte akute Schlaganfallpatienten aus Zentren mit Stroke Unit (oder einer vergleichbaren Behandlungseinheit), bei denen die Schlaganfallbehandlung von Neurologen durchgeführt wurde und bei denen ein kontinuierliches Monitoring während der systemischen Thrombolyse etabliert war. Die Patienten mussten die Zulassungskriterien von rt-PA für die systemische Thrombolyse beim akuten Schlaganfall erfüllen, insbesondere lag das Zeitfenster zwischen 0 und 3 h nach Symptombeginn, das Alter bei 18–80 Jahre und der NIHSS < 25.

Ausgeschlossen waren Patienten, die nicht die damaligen Zulassungskriterien für rt-PA erfüllten. Die SITS-MOST-Studie war eine reine Beobachtungsstudie.

Studiendesign, Endpunkte und Studiendauer

SITS-MOST war eine prospektive, offene, multizentrische, internationale (EU-Mitgliedsstaaten 2002 plus Norwegen und Island) Beobachtungsstudie zur Anwendung der systemischen Thrombolyse mit rt-PA im klinischen Alltag.

Erfasst wurden unter anderem relevante Baseline-Charakteristika, das klinische Outcome entsprechend der mRS nach 3 Monaten sowie die Rate symptomatischer intrakranieller Blutungen.

Ergebnisse

6483 Patienten mit akuter zerebraler Ischämie und systemischer Thrombolyse mit rt-PA aus 205 europäischen Zentren wurden zwischen Dezember 2002 und April 2006 eingeschlossen. Die Anzahl von Patienten variierte je nach Zentrum deutlich von >200 bis <5, im Median wurden 12 Patienten pro Zentrum eingeschlossen.

Die Patienten waren im Mittel 68 Jahre alt, etwa 40 % waren weiblich, 60 % hatten eine arterielle Hypertonie und 20 % Vorhofflimmern. 23 % der Patienten hatten einen NIHSS von 1–7, 37 % der Patienten einen NIHSS von 8–14 und 40 % der Patienten einen NIHSS > 14. Die mittlere Zeit von Symptombeginn bis zum Beginn der systemischen Thrombolyse lag bei 140 min. Diese Baseline-Charakteristika stimmten sehr gut mit denjenigen des gepoolten Patientenkollektivs der randomisierten, kontrollierten Studien zur systemischen Lysetherapie überein.

Der Anteil von Patienten mit gutem Outcome (mRS 0-2) nach 3 Monaten lag in SITS-MOST bei 54,8 % (13,5–56,0 %), etwas höher als in den gepoolten Daten der randomisierten rt-PA-Studien mit 49,0 % (44,4–53,6 %) (Abb. 1.1).

Die Rate symptomatischer intrakranieller Blutungen nach Cochrane/NINDS-Definition lag in SITS-MOST mit 7,3 % (95-%-KI 6,7–7,9 %) in etwa gleich hoch wie in den gepoolten Daten der randomisierten rt-PA-Studien mit 8,6 % (6,3–11,6 %).

Die Mortalität nach 3 Monaten betrug in SITS-MOST 11,3 % (10,5–12,1 %) und lag damit etwas niedriger als in den gepoolten Daten der randomisierten rt-PA-Studien mit 17,3 % (14,1–21,1 %).

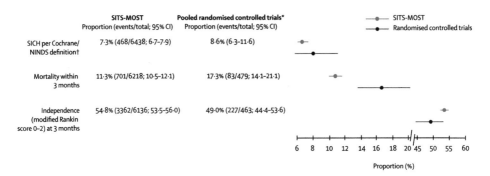

Abb. 1.1 Symptomatische intrazerebrale Blutung (SICH), Sterblichkeit und funktionelle Unabhängigkeit nach 3 Monaten in SITS-MOST verglichen mit gepoolten Daten vorangegangener rtPA-Studien. (Wahlgren et al. Thrombolysis with alteplase for acute ischaemic stroke in the Safe Implementation of Thrombolysis in Stroke-Monitoring Study (SITS-MOST): an observational study, Lancet 2007)

Schlussfolgerung

Die Daten der SITS-MOST-Studie legen nahe, dass sich wesentliche Kennzahlen der systemischen Thrombolyse wie der Anteil von Patienten mit gutem klinischem Outcome, die Rate von symptomatischen intrakraniellen Blutungen und die Mortalität im klinischen Alltag nicht von denen im Kontext von Interventionsstudien unterscheiden. Die Ergebnisse bestätigen, dass die Beobachtungen aus den großen Lysestudien ohne Abstriche in den klinischen Alltag übertragbar sind.

1.2 Systemische Thrombolyse im erweiterten Zeitfenster (3–6 h) und bei sehr alten Patienten (>80 Jahre): IST-3

Studie

IST-3 Collaborative Group, et al. The benefits and harms of intravenous thrombolysis with rtPA within 6 h of acute ischaemic stroke (the third international stroke trial [IST-3]): a randomized controlled trial. Lancet (2012 23: S. 2352–2363).

Zusammenfassung

In dieser pragmatischen, multizentrischen, randomisierten Studie untersuchten die Autoren, ob die systemische Thrombolyse im erweiterten Zeitfenster von 3–6 h nach

Symptombeginn und im damaligen Standard-Zeitfenster (0–3 h nach Symptombeginn) bei Patienten außerhalb der rtPA-Zulassungskriterien (*recombinant tissue plasminogen activator*) das Outcome verbessert. Die Erweiterung der Indikation im Standardzeitfenster betraf dabei insbesondere sehr alte Patienten (>80 Jahre). Ein gutes Outcome (mRS 0–1) 6 Monate nach dem Hirninfarkt erreichten mehr Patienten in der Thrombolysegruppe (37 % vs. 35 %), dieser Unterschied war statistisch nicht signifikant (p = 0,18). Die Subgruppenanalyse zeigte bei sehr alten Patienten (>80 Jahren) ein besseres Ergebnis als bei Patienten <80 Jahre. Die Studie konnte einen Benefit der systemischen Thrombolyse im erweiterten Patientenkollektiv nicht belegen, ergab aber deutliche Hinweise auf einen Benefit im frühen Zeitfenster für Patienten >80 Jahre.

Sponsoren der Studie
UK Medical Research Council, Health Foundation UK, Stroke Association UK, Research Council of Norway, Arbetsmarknadens Partners Forsakringsbolag (AFA) Insurances Sweden, Swedish Heart Lung Fund, The Foundation of Marianne and Marcus Wallenberg, Polish Ministry of Science and Education, the Australian Heart Foundation, Australian National Health and Medical Research Council (NHMRC), Swiss National Research Foundation, Swiss Heart Foundation, Assessorato alla Sanita, Regione dell'Umbria, Italy, and Danube University.

Hintergrund und Fragestellung
Die NINDS-Studie hatte 1995 die systemische Thrombolyse mit rt-PA als erste rekanalisierende Akuttherapie des ischämischen Schlaganfalls etabliert. Bei der Studienplanung hatte man sich entschieden, sehr alte Patienten (>80 Jahre) nicht einzuschließen und ein enges Zeitfenster von 0–3 h nach Symptombeginn zu wählen. Die Studie zeigte den Nutzen der systemischen Thrombolyse – es blieb aber unklar, ob dieser Nutzen auch für sehr alte Patienten (>80 Jahre) und in einem etwas späteren Zeitfenster von 3–6 h nach Symptombeginn besteht. Die IST-3-Studie randomisierte daher akute Schlaganfallpatienten ohne obere Altersgrenze im Zeitfenster von 0-6 h bzw. 3–6 h in rTPA versus Standardtherapie ohne rt-PA.

Studienteilnehmer und Intervention
Eingeschlossen wurden Patienten in einem Zeitfenster bis zu 6 h nach Symptombeginn nach dem Uncertainty-Prinzip: Alle Patienten mit frischen Hirninfarkt im Zeitfenster von 3–6 h, die keine der Ausschlusskriterien für eine systemische Thrombolyse aufwiesen, sowie alle Patienten im Zeitfenster von 0–3 h ohne Ausschlusskriterien, die nicht eine sichere

Indikation für eine systemische Thrombolyse hatten. Im frühen Zeitfenster wurden also insbesondere sehr alte Patienten (>80 Jahre) eingeschlossen. Ausgeschlossen wurden Patienten mit intrakranieller Blutung oder anderen Kontraindikationen für rt-PA.

Die Studienteilnehmer erhielten randomisiert entweder rt-PA (0,9 mg/kg Körpergewicht, 10 % als Bolus, den Rest über 60 min als Infusion, maximal 90 mg) plus Standardtherapie oder Standardtherapie ohne rt-PA (in einer kurzen Pilotphase erhielten die Kontrollpatienten verblindet Placebo).

Studiendesign, Endpunkte und Studiendauer

IST-3 war eine pragmatische, internationale, multizentrische, randomisierte, kontrollierte Studie. Die Therapie (rt-PA intravenös oder nicht) war für Ärzte und Patienten in der Hauptphase der Studie offen, in der Pilotphase wurde doppelt verblindet rt-PA oder Placebo gegeben. Das Outcome Assessment erfolgte dann durch bezüglich der initialen Therapie verblindete Untersucher.

Primärer Endpunkt war ein gutes Outcome, definiert als Oxford Handicap Score (OHS) 0–2 sechs Monate nach dem Hirninfarkt. Sekundäre Endpunkte waren unter anderem die Mortalität und die Rate symptomatischer intrakranieller Blutungen nach 7 Tagen und nach 6 Monaten.

Ergebnisse

3035 Patienten aus 156 Kliniken und 12 Ländern wurden in den Jahren 2000–2011 eingeschlossen. 1515 Patienten erhielten rt-PA, 1520 wurden in die Kontrollgruppe randomisiert. 53 % der Patienten waren älter als 80 Jahre. Erwartungsgemäß waren die Patienten im frühen Zeitfenster signifikant älter und signifikant häufiger sehr schwer betroffen.

37 % der mit rt-PA behandelten Patienten hatten nach 6 Monaten einen OHS von 0–2, 35 % in der Kontrollgruppe (Abb. 1.2). Dieser Unterschied war statistisch nicht signifikant. Eine ordinale Analyse zeigte eine signifikanten Shift des OHS zugunsten der rt-PA-Therapie (p < 0,001).

Die Mortalität nach 7 Tagen war in der rt-PA Gruppe höher (11 % vs. 7 %), nach 6 Monaten in beiden Gruppen gleich (27 %). Eine symptomatische intrakranielle Blutung (<7 Tage)

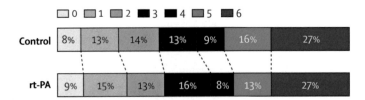

Abb. 1.2 Verteilung der Oxford Handicap Scale Scores in der Behandlungs- und Kontrollgruppe. (IST-3 collaborative group, The benefits and harms of intravenous thrombolysis with rtPA within 6 h of acute ischaemic stroke (the third international stroke trial [IST-3]): a randomized controlled trial. Lancet, 2012)

trat bei 7 % der rt-PA-Patienten auf und bei 1 % der Kontrollpatienten (p < 0,0001). Die Subgruppenanalyse ergab Hinweise für einen größeren Effekt von rt-PA im frühen Zeitfenster, bei sehr alten Patienten (>80 Jahre) und bei Patienten mit initial schwerer klinischer Ausprägung (hoher NIHSS).

Schlussfolgerung
Die systemische Lysetherapie war bei Patienten mit frischem Hirninfarkt 3–6 h nach Symptombeginn der Standardtherapie ohne systemische Thrombolyse nicht überlegen. Es fanden sich aber Hinweise für einen Benefit im frühen Zeitfenster (0–3 h) für sehr alte Patienten (>80 Jahre). Die IST-3-Studie trug somit dazu bei, dass die Indikation für die systemische Thrombolyse auf sehr alte Patienten (>80 Jahre) erweitert wurde.

1.3 Systemische Thrombolyse 3–4,5 h nach Symptombeginn: ECASS-3

Studie
Hacke W, Kaste M, Bluhmki E, et al. Thrombolysis with Alteplase 3 to 4,5 h after Acute Ischemic Stroke. New Engl J Med 2008; 359: S. 1317–1329.

Zusammenfassung
In dieser multizentrischen, randomisierten, doppelblinden, placebokontrollierten Studie an 821 Patienten untersuchten die Autoren, ob Patienten mit frischem Hirninfarkt und Symptombeginn 3–4,5 h vor Therapiebeginn von einer systemischen Thrombolyse profitieren. In der mit rtPA behandelten Gruppe hatten statistisch signifikant mehr Patienten ein gutes Outcome (mRS 0 oder 1) als in der Placebogruppe. Die ECASS-3-Studie erweiterte das Zeitfenster für eine systemische Thrombolyse von 3 auf 4,5 h nach Symptombeginn.

Sponsoren der Studie
Boehringer Ingelheim.

Hintergrund und Fragestellung

Die systemische Thrombolyse mit rt-PA wurde 1995 durch die NINDS-Studie etabliert für Patienten mit frischem Hirninfarkt und Symptombeginn innerhalb von 3 h vor Beginn der Therapie. Die beiden Vorgängerstudien der ECASS-3-Studie, ECASS und ECASS-2, hatten keinen signifikanten Effekt der systemischen Thrombolyse bei Patienten mit frischem Hirninfarkt im Zeitfenster von bis zu 6 h nach Symptombeginn zeigen können. Die gepoolte Analyse von Daten mehrerer Thrombolysestudien hatte aber nahegelegt, dass im Zeitfenster von 3–4,5 h nach Symptombeginn ein positiver Effekt der systemischen Thrombolyse zu erwarten war. Zudem zeigten die gepoolten Daten keinen Hinweis darauf, dass die Rate symptomatischer intrakranieller Blutungen in diesem Zeitfenster im Vergleich zum (vor Beginn von ECASS-3 bereits durch die NINDS-Studie etablierten) frühen Zeitfenster von 0–3 h nach Symptombeginn erhöht wäre. Die ECASS-3-Studie untersuchte daher den Effekt der systemischen Thrombolyse bei Patienten mit frischem Hirninfarkt 3–4,5 h nach Symptombeginn.

Studienteilnehmer und Intervention

Eingeschlossen wurden 18- bis 80-jährige Patienten mit klinischer Diagnose eines frischen Hirninfarktes und Symptombeginn 3–4,5 h vor Therapiebeginn (initial 3–4 h, Erweiterung des Protokolls auf 3–4,5 h nach Einschluss von 228 Patienten).

Ausgeschlossen wurden Patienten mit intrakranieller Blutung, anderen Kontraindikationen für eine systemische Thrombolyse und Patienten mit unklarem Zeitpunkt des Symptombeginns.

Die Patienten wurden randomisiert in zwei Arme und erhielten entweder eine systemische Thrombolyse mit rt-PA (0,9 mg/kg Körpergewicht, 10 % als Bolus, der Rest als Infusion über 60 min) oder Placebo. Die Studie wurde doppelblind durchgeführt.

Studiendesign, Endpunkte und Studiendauer

ECASS-3 war eine europäische, internationale, multizentrische, randomisierte, doppelblinde, placebokontrollierte Interventionsstudie.

Primärer (Efficacy-)Endpunkt war das funktionelle Outcome nach 90 Tagen anhand der mRS: ein mRS von 0 oder 1 wurde als gutes Outcome bewertet, ein mRS von 2–6 als schlechtes Outcome. Es wurden verschiedene sekundäre Endpunkte anhand von mRS, NIHSS und Barthel-Index untersucht.

Sicherheitsendpunkte waren die Mortalität nach 90 Tagen, die Rate symptomatischer intrakranieller Blutungen und der Anteil von Patienten mit großen Hirninfarkten mit Hirnödem und hierdurch bedingter sekundärer klinischer Verschlechterung.

Ergebnisse

821 Patienten wurden in 130 Zentren aus 19 europäischen Ländern eingeschlossen, 418 erhielten rt-PA, 403 erhielten Placebo. Der Therapiebeginn lag bei 10 % der Patienten zwischen 3 und 3,5 h, bei 46,8 % zwischen 3,5 und 4 h und bei 39,2 % zwischen 4 und 4,5

h. Die Patienten waren in beiden Gruppen im Mittel etwa 65 Jahre alt, etwa 60 % waren männlich. Der mediane NIHSS bei Aufnahme lag bei den mit rt-PA behandelten Patienten bei 9 und bei den mit Placebo behandelten Patienten bei 10, dieser geringe Unterschied war knapp statistisch signifikant (p = 0,03).

52,4% (219 von 418) der mit rt-PA behandelten Patienten hatten ein gutes Outcome (mRS 0–1) im Gegensatz zu 45,2% (183 von 493) der mit Placebo behandelten Patienten. Dieser Unterschied war knapp statistisch signifikant (p = 0,04, OR 1,34, 95-%-Konfidenzintervall [KI] 1,02–1,76), auch in einer zusätzlichen, für mögliche Einflüsse von Baseline-Parametern wie dem NIHSS adjustierten Analyse.

Es gab keinen Unterschied in der Mortalität nach 90 Tagen (7,7 % in der rt-PA-Gruppe, 8,4 % in der Placebogruppe). Die Rate an symptomatischen intrakraniellen Blutungen war in der Thrombolysegruppe mit 2,4 % signifikant höher im Vergleich zu 0,3 % in der Placebogruppe (p = 0,008).

Schlussfolgerung
Die ECASS-3-Studie erweiterte das Zeitfenster für die systemische Thrombolyse bei Patienten mit akuter zerebraler Ischämie von 0–3 auf 0–4,5 h.

1.4 Systemische Thrombolyse bei unklarem Zeitfenster: WAKE UP

Studie
Thomalla G, Simonsen CZ, Boutitie F, et al. MRI-Guided Thrombolysis for Stroke with Unknown Time of Onset. New Engl J Med 2018; 379: S. 611–622.

Zusammenfassung
In dieser randomisierten, multizentrischen, placebokontrollierten Studie an 503 Patienten untersuchten die Autoren, ob Akut-Schlaganfallpatienten mit unklarem Zeitfenster von einer systemischen Thrombolyse profitieren, wenn ein sogenannter FLAIR-DWI-Mismatch in der MRT-Bildgebung vorliegt. In der mit rtPA behandelten Gruppe hatten signifikant mehr Patienten ein gutes Outcome (mRS 0 oder 1). Die WAKE-UP-Studie etabliert somit die MRT-basierte systemische Thrombolyse bei Patienten mit unklarem Zeitfenster.

Sponsoren der Studie
Europäische Union – Seventh Framework Program.

Hintergrund und Fragestellung

Vor Beginn der WAKE-UP-Studie war die systemische Thrombolyse als Akuttherapie des Hirninfarktes bei Patienten mit Beginn der Symptome <4,5 h etabliert worden. Bei einem relevanten Anteil von Schlaganfallpatienten ist aber das genaue Zeitfenster nicht zu eruieren – weil die Patienten mit Schlaganfallsymptomen erwachen oder der Beginn aufgrund einer Sprachstörung und fehlender Fremdanamnese nicht bestimmt werden kann. Vorangegangene Studien hatten nahegelegt, dass eine fehlende Infarktdemarkierung in der FLAIR-Wichtung der MRT ein verlässlicher Marker eines Symptombeginns <4,5 h vor Bildgebung ist. Die WAKE-UP-Studie wurde geplant, um die Frage zu beantworten, ob Patienten mit akutem Schlaganfall, unbekanntem Zeitfenster und fehlender Infarktdemarkierung in der FLAIR-Sequenz von einer systemischen Lysetherapie profitieren.

Studienteilnehmer und Intervention

Eingeschlossen wurden 18–80 Jahre alte Patienten mit akutem ischämischem Schlaganfall ohne vorbestehende schwerere neurologische Defizite, unklarem Symptombeginn und weniger als 4,5 h seit Bemerken der Symptome sowie Nachweis einer Läsion mittels DWI ohne Demarkierung dieser Läsion in der FLAIR-Sequenz.

Patienten mit Hirnblutung, Hirninfarkten >1/3 des Arteria cerebri media-Stromgebietes, NIHSS >25 und Kontraindikationen für eine systemische Thrombolysetherapie waren von der Studie ausgeschlossen. Ebenfalls ausgeschlossen wurden Patienten mit einem proximalen Gefäßverschluss einer hirnversorgenden Arterie, für die eine akute Thrombektomie geplant war (MR CLEAN und die übrigen positiven Thrombektomiestudien wurden einige Jahre nach Beginn der Rekrutierung der WAKE-UP-Studie publiziert).

Die eingeschlossenen Patienten wurden randomisiert entweder mit einer systemischen Thrombolysetherapie (0,9 mg rt-PA/kg Körpergewicht, 10 % als Bolus, der Rest über 60 min als Infusion) oder Placebo behandelt.

Studiendesign, Endpunkte und Studiendauer

WAKE-UP war eine multizentrische, randomisierte, placebokontrollierte Studie. Die Studie wurde aufgrund auslaufender Finanzierung ohne Interimsanalyse vorzeitig beendet.

Primärer Efficacy-Endpunkt war der Anteil von Patienten mit gutem Outcome, definiert als ein Wert auf der mRS von 0 oder 1. Primäre Sicherheitsendpunkte waren Tod und mRS 4–6, jeweils erhoben 90 Tage nach Randomisierung. Ein wichtiger sekundärer Endpunkt war die Rate an symptomatischen intrakraniellen Blutungen, darüber hinaus gab es verschiedene mRS, NIHSS, Barthel-Index und Glasgow-Outcome-Skala-basierte sekundäre Endpunkte – jeweils 90 Tage nach Randomisierung erhoben.

Ergebnisse

Von September 2012 bis Juni 2017 wurden 1362 Patienten für die Studie gescreent, Haupt-Ausschlusskriterium war ein fehlendes FLAIR-DWI-Mismatch (455 Patienten). Nur wenige Patienten wurden aufgrund einer geplanten Thrombektomie nicht eingeschlossen (n = 15). Von 503 eingeschlossenen Patienten erhielten 254 rt-PA und 249 Placebo.

Die Behandlungsgruppe und die Placebogruppe wiesen keine relevanten Unterschiede in wichtigen Baseline-Parametern auf. Das mittlere Alter der Patienten betrug 65 Jahre, ca. 65 % waren männlich. Fast 95 % der Patienten waren mit Symptomen aus dem Schlaf erwacht, bei nur etwa 6 % der Patienten war der Symptombeginn aufgrund einer Aphasie oder eines Delirs unbekannt.

Im Median betrug die Zeit zwischen Bemerken der Symptome und Beginn der Behandlung (rt-PA/Placebo) etwas mehr als 3 h. Das mediane Intervall zwischen „Last known to be well" und Behandlungsbeginn war etwa 10 h.

Nach 90 Tagen hatten 131 von 246 Patienten (53,3 %) in der rt-PA-Gruppe ein gutes Outcome (mRS 0–1) im Gegensatz zu 102 von 244 Patienten (41,8 %) in der Placebogruppe. Dieser Unterschied war statistisch signifikant mit einem p-Wert von 0,02. Die OR für ein gutes Outcome unter systemischer Thrombolyse lag bei 1,61 (1,09–2,36). Ein schlechtes Outcome mit mRS 4–6 hatten 33 Patienten in der rt-PA-Gruppe und 44 Patienten in der Placebogruppe, 10 Patienten in der rt-PA-Gruppe und 3 Patienten in der Placebogruppe starben. Diese Differenzen waren statistisch nicht signifikant. 5 Patienten in der rt-PA Gruppe und 1 Patient in der Placebogruppe hatten eine symptomatische intrakranielle Blutung nach SITS-MOST-Definition (p = 0,15).

Schlussfolgerung

Die WAKE-UP-Studie zeigt, dass Patienten mit frischem Hirninfarkt, unklarem Symptombeginn und FLAIR-DWI-Mismatch in der MRT-Bildgebung des Gehirns von einer systemischen Thrombolyse profitieren. Der Kreis von Patienten, die mit einer systemischen Thrombolyse behandelt werden können, wurde damit erneut erweitert.

1.5   Thrombolysestudien: Was bedeutet das für die klinische Praxis?

Die systemische Thrombolysetherapie mit rtPA (0,9 mg/kg Körpergewicht, davon 10 % als Bolus, der Rest über 60 min als Infusion, 90 mg Maximaldosis) ist die Standardtherapie für Patienten mit akuter zerebraler Ischämie. Mehrere randomisierte, kontrollierte Studien haben gezeigt, dass durch diese Therapie das Outcome der Patienten signifikant verbessert wird. Die systemische Thrombolyse verhindert durch Reperfusion den Untergang von Gewebe im Gehirn (**Penumbra**), das zum Zeitpunkt der Therapie gefährdet, aber noch nicht irreversibel geschädigt ist. Der entscheidende Grundsatz der Therapie lautet: „**time is brain**" – der Benefit der systemischen Lysetherapie ist desto höher, je rascher nach dem Gefäßverschluss sie begonnen wird und ist auch für sehr alte Patienten und Patienten mit initial hochgradigem Defizit vorhanden (Emberson et al., Lancet 2014). Im klinischen Alltag ist es daher besonders wichtig, die Abläufe im Rettungsdienst und in der Notaufnahme so zu optimieren, dass die Therapie so schnell wie möglich begonnen werden kann. Als realistisches Ziel erscheint eine „**door-to-needle**"-**Zeit von <30 min** im Median. Um dies zu erreichen, sollte ein interdisziplinär angelegter diagnostischer und therapeutischer Algorithmus für das Akutmanagement von Schlaganfallpatienten etabliert werden (**SOP akuter Schlaganfall**).

Das Standard-Zeitfenster für den Therapiebeginn bei *bekanntem Symptombeginn* liegt nach aktueller Studienlage bei **0–4,5 h** (Hacke et al. 2008), kann aber mittels multimodaler Bildgebung bei einzelnen Patienten auf bis zu 9 h erweitert werden (Ma et al. 2019). Zusätzlich ist mittlerweile belegt, dass Patienten mit *unklarem Zeitfenster* von einer systemischen Thrombolyse profitieren, wenn sie in der Gehirn-MRT ein sogenanntes **FLAIR-DWI-Mismatch** aufweisen (Thomalla et al. 2018). Die WAKE-UP- und EXTEND-Studien etablieren damit erfolgreich das Konzept, ein für alle Patienten einheitliches, starres Zeitfenster durch die individualisierte Erfassung des Gewebestatus zu ersetzen (*tissue* statt *time*). Für den klinischen Alltag bedeutet dies, dass in Zusammenarbeit mit Radiologen/Neuroradiologen Abläufe etabliert werden müssen, die eine rasche multimodale MRT und multimodale CT von Patienten mit akuter zerebraler Ischämie und unklarem Zeitfenster ermöglichen und eine kompetente Befundung hinsichtlich der Frage FLAIR-DWI-Mismatch bzw. Infarktkern-Perfusions-Mismatch sicherstellen. Die rasche und zuverlässige Identifikation von Patienten, für die eine systemische Thrombolyse nach diesen Kriterien in Betracht kommt, sollte Bestandteil der SOP(s) akuter Schlaganfall sein.

Die Implementierung der systemischen Thrombolyse im klinischen Alltag hat durch die Möglichkeit der **endovaskulären Rekanalisation** weiter an Komplexität gewonnen (Abschn. 2.1). So muss bei einem Patienten mit akuter zerebraler Ischämie nicht nur rasch die Frage der systemischen Thrombolyse, sondern insbesondere auch die der endovaskulären Therapie geklärt werden. Ein Großteil der Patienten mit akuter zerebraler Ischämie erhält daher mittlerweile im Rahmen der Akutbildgebung eine extra- und intrakranielle Gefäßdarstellung (CT- oder MR-Angiografie), um möglichst rasch den Verschluss einer proximalen hirnversorgenden Arterie zu erkennen. Besteht keine Kontraindikation zur systemischen Lysetherapie, so sollte diese auch dann durchgeführt werden, wenn eine endovaskuläre Therapie (EVT) geplant ist (***Bridging-Konzept***). Da die systemische Thrombolyse das Risiko für eine intrakranielle Blutung erhöht, stellt sich die Frage, ob bei Patienten mit proximalem Gefäßverschluss und rasch verfügbarer endovaskulärer Rekanalisation nicht auf die Thrombolyse verzichtet werden sollte. Erste Daten deuten darauf hin, dass der Verzicht auf eine Thrombolyse bei sehr rasch verfügbarer endovaskulärer Rekanalisation nicht zu einem schlechteren Outcome führt (Yang et al. 2020), sodass unter Umständen auf die vorherige systemische Thrombolyse verzichtet werden kann.

Hier sind aber weitere Studien notwendig (die zum Zeitpunkt der Erstellung dieses Textes noch laufen), um klarer herauszuarbeiten, in welchen Konstellationen eine *Bridging-Lyse* angewendet werden soll und wann nicht.

Fazit

Durch die systemische Thrombolyse und die endovaskuläre Rekanalisation können mittlerweile eine große Zahl von Patienten mit akutem Schlaganfall erfolgreich behandelt und schwere bleibende Behinderungen verhindert werden. Diese großartigen neuen therapeutischen Möglichkeiten bringen die Verpflichtung mit sich, das deutlich komplexere Akutmanagement für Schlaganfallpatienten so zu organisieren, dass diese Akuttherapien zuverlässig und schnell erfolgen. Dies erfordert eine eng verzahnte **interdisziplinäre Zusammenarbeit** der Neurologie mit Rettungsdienst, Notaufnahme, (Neuro-)Radiologie, Anästhesie und Intensivmedizin mit fortlaufend aktualisierten, interdisziplinär konsentierten und gemeinsam trainierten Diagnostik- und Therapiealgorithmen (SOPs).

Literatur

Emberson, J., Lees, K.R., Lyden, P., et al.: Effet of treatment delay, age and stroke severity on the effects of intravenous thrombolysis with alteplase for acute ischemic stroke: a meta-analysis of individual patient data from randomized trials. Lancet **384**, 1929–1935 (2014)

Hacke, W., Kaste, M., Bluhmki, E., et al.: Thrombolysis with Alteplase 3 to 4.5 hours after acute ischemic stroke. New Engl. J. Med. **359**, 1317–1329 (2008)

IST-3 collaborative group et al.: The benefits and harms of intravenous thrombolysis with recombinant tissue plasminogen activator within 6 h of acute ischaemic stroke (the third international stroke trial [IST-3]): A randomized controlled trial. Lancet **23**, 2352–2363 (2012)

Ma, H., Campbell, B.C.V., Parsons, M.W., et al.: Thrombolysis guided by perfusion imaging up to 9 hours after onset of stroke. New Engl. J. Med. **380**, 1795–1803 (2019)

Thomalla, G., Simonsen, C.Z., Boutitie, F., et al.: MRI-Guided thrombolysis for stroke with unknown time of onset. New Engl. J. Med. **379**, 611–622 (2018)

Wahlgren, N., Ahmed, N., Davalos, A., et al.: Thrombolysis with alteplase for acute ischaemic stroke in the safe implementation of thrombolysis in stroke-monitoring study (SITS-MOST): An observational study. Lancet **369**, 275–282 (2007)

Yang, P., Yongwei, Z., Zhang, L., et al.: Endovascular Thrombectomy with or without Intravenous Alteplase in Acute Stroke. New Engl. J. Med. **382**, 1981–1993 (2020)

Thrombektomie

Sibu Mundiyanapurath

Inhaltsverzeichnis

S. Mundiyanapurath (✉)
Klinik für Neurologie, Universitätsklinikum Heidelberg, Heidelberg, Deutschland
E-Mail: sibu.mundiyanapurath@med.uni-heidelberg.de

© Der/die Autor(en), exklusiv lizenziert durch Springer-Verlag GmbH, DE, ein Teil von Springer Nature 2022
J. Witsch (Hrsg.), *Schlaganfall evidenzbasiert behandeln,*
https://doi.org/10.1007/978-3-662-63394-6_2

2.1   Erste Interventionsstudien zur endovaskulären Schlaganfalltherapie

Studie

Broderick JP, Palesch YY, Demchuk AM, et al. Endovascular therapy after intravenous t-PA versus t-PA alone for stroke. New Engl J Med. 2013; 368: S. 893–903. https://doi.org/10.1056/NEJMoa1214300.

Zusammenfassung

Diese randomisierte Studie verglich die endovaskuläre Thrombektomie und intravenöse Thrombolyse mit alleiniger intravenöser Thrombolyse im 3-h-Zeitfenster. Der primäre Endpunkt war ein mRS von ≤ 2 (90 Tage nach Schlaganfall), der von 41 % der Patienten in der Thrombektomiegruppe und von 39 % der Patienten in der Kontrollgruppe erreicht wurde (kein statistisch signifikanter Unterschied). 41 % der Patienten in der Thrombektomiegruppe und 39 % der Patienten in der Kontrollgruppe hatten den primären Endpunkt erreicht, sodass es keinen relevanten Unterschied gab. Die Rate erfolgreicher Reperfusion lag zwischen 23 und 44 % abhängig von der Lokalisation des Verschlusses.

Sponsoren der Studie
National Institute of Health, National Institute of Neurological Disorders and Stroke, Genentech, EKOS, Concentric Medical, Cordis Neurovascular and Boehringer Ingelheim.

2.1.1 Hintergrund und Fragestellung

Zum Zeitpunkt der Studie war die IVT mittels rtPA die einzige evidenzbasierte Akuttherapie des ischämischen Schlaganfalls. Dennoch mehrten sich die Hinweise, dass eine EVT proximaler Gefäßverschlüsse effektiv sein könnte (1). So konnte beispielsweise die Multi-MERCY-Studie deutlich höhere Rekanalisationsraten zeigen, als bisher mit der alleinigen intravenösen Thrombolyse mittels rtPA erreicht wurden (2). Dennoch fehlte bislang der Nachweis in einer randomisierten Studie, dass die EVT **der konservativen Behandlung** überlegen ist. Dieser sollte in der IMS-III-Studie erbracht werden.

2.1.2 Studienteilnehmer und Intervention

Patienten im Alter zwischen 18 und 82 Jahren mussten innerhalb von 3 h nach Symptombeginn eingeschlossen werden und einen Wert von ≥ 8 auf der NIHSS haben. Zusätzlich musste ein proximaler Gefäßverschluss vorliegen (M1-Segment der Arteria cerebri media oder Arteria carotis interna oder Arteria basilaris). Ausgeschlossen wurden Patienten, wenn sie Kontraindikationen gegen die IVT hatten und wenn sie einen mRS > 2 vor dem Schlaganfall hatten. Ein ASPECTS Score von 0–3 war ein radiologisches Ausschlusskriterium. Alle Patienten erhielten eine IVT. Zusätzlich erhielten 2/3 der Patienten eine EVT. Die EVT konnte mit einem Merci Retriever, dem Penumbra-System, dem Solitaire Stent-Retriever oder als intraarterielle Thrombolyse durchgeführt werden. Initial war nur der Merci Retriever in den USA zugelassen, die anderen Instrumente wurden im Verlauf der Studie zugelassen. Die EVT musste spätestens 5 h nach Symptombeginn durchgeführt und spätestens nach 7 h abgeschlossen sein.

2.1.3 Studiendesign, Endpunkte und Studiendauer

Insgesamt sollten 900 Patienten in 58 Kliniken in den USA eingeschlossen werden. Es handelte sich um eine randomisierte Phase-III-Studie nach dem PROBE-Design. Die Studie wurde aufgrund fehlender Wirksamkeit nach 656 Patienten abgebrochen. Insgesamt wurde von 2006 bis 2012 rekrutiert. Der primäre Effektivitätsendpunkt war ein mRS ≤2 nach 90 Tagen. Die Erhebung erfolgte durch Ärzte, die nicht an der Akutbehandlung beteiligt waren und keine Kenntnis über die vorangegangene Behandlung hatten.

2.1.4 Ergebnisse

Von den 656 Patienten wurden 415 mittels EVT und IVT und 214 nur mit IVT behandelt. 41 % der EVT Gruppe und 39 % der alleinigen IVT hatten einen mRS ≤2. Die absolute Differenz betrug 1,5 % (95 % KI – 6,1 bis 9,1). Es zeigte sich auch kein Unterschied der beiden Behandlungen in den Subgruppen NIHSS ≥20 und NIHSS 8–19. Die TICI 2b/3 (subtotale bzw. totale Reperfusion)-Reperfusionsraten betrugen 38 % für Arteria-carotis-interna-Verschlüsse, 44 % für M1-Verschlüsse, 44 % für M2-Verschlüsse und 23 % für multiple M2-Verschlüsse. Es gab keinen signifikanten Unterschied in der Mortalität, bzgl. symptomatischer ICBs bzw. bzgl. jeglicher parenchymaler Blutung.

2.1.5 Schlussfolgerung

Diese erste große randomisierte Thrombektomiestudie wurde zeitgleich mit zwei anderen Studien im New England Journal of Medicine veröffentlicht, die ebenfalls keinen Vorteil für die EVT zeigten (3, 4). Dies führte zum einen zu Skepsis gegenüber der EVT, zum anderen bildeten sich internationale Kooperationen, die neue Studien aufsetzten, um die Wirksamkeit doch noch zu belegen. Die Motivation hierfür entstand dadurch, dass die Stent-Retriever, die nur zum Teil in diesen Studien verwendet wurden, deutlich höhere Rekanalisationsraten ermöglichten.

2.2   Thrombektomie mit Stent-Retriever: MR CLEAN

Studie
Berkhemer OA, Fransen PS, Beumer D, et al. A randomized trial of intraarterial treatment for acute ischemic stroke [published correction appears in New Engl J Med 2015; 372: 394]. New Engl J Med 2015; 372: S. 11–20. https://doi.org/10.1056/NEJMoa1411587.

Zusammenfassung

MR CLEAN war die erste Studie zur EVT, in der hauptsächlich (82 %) Stent-Retriever benutzt wurden. Die Studie schloss 500 Patienten in 16 Krankenhäusern in Holland ein. Die Zuordnung zur EVT erfolgte randomisiert, der Vergleichsarm war die Standardtherapie (mit und ohne IVT). 89 % der Patienten wurden mit IVT behandelt. Der primäre Endpunkt war der mRS nach 90 Tagen (ausgewertet mittels mRS-Shift-Analyse). Hierbei zeigte sich ein signifikanter Vorteil (adjusted OR 1,67 [95-%-KI 1,21–2,30]) zugunsten der EVT. Auch bei der Analyse eines dichotomisierten Endpunkts (gutes funktionelles Ergebnis, definiert als mRS $\leq$2), zeigte sich ein Vorteil für die endovaskuläre Behandlung (32,6 % vs. 19,1 %). Hinsichtlich Mortalität oder Komplikationen, insbesondere der symptomatischen intrakraniellen Blutung, zeigten sich keine Unterschiede.

Sponsoren der Studie
Dutch Heart Foundation, AnioCare Covidien/ev3, Medac/Lamepro und Penumbra.

2.2.1 Hintergrund und Fragestellung

Die unter Abschn. 2.1 in der Schlussfolgerung aufgeführten Studien hinterließen Verunsicherung über die Wirksamkeit der Thrombektomie, sodass weitere Studien initiiert wurden. Bei der MR-CLEAN-Studie aus Holland konnte sogar der Gesetzgeber überzeugt werden, dass eine EVT nur noch erstattet wird, wenn diese im Rahmen der MR-CLEAN-Studie durchgeführt wird. Dies hatte absehbare Vorteile für die Rekrutierung und die Qualität der Studie, da eigentlich nicht mehr außerhalb der Studie behandelt werden konnte. In der Studie sollte überprüft werden, ob die EVT, wenn sie überwiegend mit Stent-Retriever durchgeführt wurde, einer Standardtherapie überlegen ist.

2.2.2 Studienteilnehmer und Intervention

Die Patienten mussten älter als 18 Jahre sein, sie mussten innerhalb der ersten 6 h nach Symptombeginn behandelt werden können und mussten einen Verschluss der intrakraniellen Arteria carotis interna, des M1- oder M2-Segments der MCA oder des A1- oder A2-Segments der ACA haben. Ausschlusskriterien bezogen sich auf den Blutdruck und den Blutzucker und Off-label-IVT-Behandlungen. Die zugelassene EVT wurde nicht genauer definiert. Es waren sowohl die lokale intraarterielle Thrombolyse, die mechanische Thrombektomie, die Aspiration und das Stenting erlaubt.

2.2.3 Studiendesign, Endpunkte und Studiendauer

Es handelte sich um eine Studie gemäß PROBE-Design. Primärer Endpunkt war die Verbesserung auf der mRS-Skala nach 90 Tagen. Sekundäre Endpunkte waren u. a. die Rekanalisation nach 24 h, die Infarktgröße an Tag 5–7 und der EQ 5D Wert nach 90 Tagen. Intrazerebrale Blutungen und Letalität waren Sicherheitsendpunkte. Die Studie wurde zwischen Dezember 2010 und März 2014 durchgeführt.

2.2.4 Ergebnisse

Die Patienten waren im Mittel 65 Jahre alt, 58 % waren Männer. 233 Patienten wurden mittels Thrombektomie behandelt und 267 erhielten die Standardtherapie. Die meisten Verschlüsse waren M1-Verschlüsse, gefolgt von extra- und intrakraniellen Arteria-carotis-interna-Verschlüssen. Das Zeitfenster zwischen Symptombeginn und Randomisierung lag im Median bei ungefähr 200 min, und die Interventions- und Kontrollgruppe waren gut ausgeglichen in Bezug auf die Patientencharakteristika bei Einschluss. 82 % der Thrombektomien wurden mit einem Stent-Retriever vorgenommen, 58 % hatten einen TICI-Wert von 2b/3. Die Interventionsbehandlung hatte einen besseren mRS nach 90 Tagen im Vergleich zur Kontrollgruppe (median 3 [2–5] vs. 4 [3–5], common OR: 1,67 [1,21–2,30]). Auch alle sekundären Endpunkte zeigten einen Vorteil der Interventionstherapie. Es gab keine Unterschiede bezüglich der Sicherheitsendpunkte. In der Subgruppenanalyse zeigte sich kein signifikanter Effekt für extrakranielle Arteria-carotis-interna-Verschlüsse.

2.2.5 Schlussfolgerung

Die MR-Clean-Studie war die erste Studie, die einen Effekt der Thrombektomie mit Stent-Retriever belegen konnte und daher von sehr großer Bedeutung. Sie führte auch dazu, dass bei allen anderen Thrombektomiestudien geprüft wurde, ob ein Weiterführen ethisch vertretbar ist. Die beeindruckende Rekrutierung verdeutlicht den Einfluss von finanziell wirksamen Reglementierungen.

2.3 Kombinierte versus sequenzielle Thrombolyse und Thrombektomie: THRACE

Studie

Bracard S, Ducrocq X, Mas JL, et al. Mechanical thrombectomy after intravenous alteplase versus alteplase alone after stroke (THRACE): a randomised controlled trial. Lancet Neurol 2016; 15: S. 1138–1147.

Zusammenfassung

Die THRACE-Studie war eine der weiteren Thrombektomiestudien, die nach den initial negativen Studien zur EVT angestoßen wurde. Das Besondere hier war der Ansatz, dass zunächst eine intravenöse Thrombolyse und – bei fehlender klinischer Verbesserung – erst nach einer Stunde eine Thrombektomie durchgeführt wurde. Der Vergleich der 208 Patienten in der Gruppe IVT + Thrombektomie mit den 204 Patienten in der Gruppe IVT ohne Thrombektomie zeigte keinen signifikanten Effekt in der Veränderung des mRS nach 90 Tagen, wohl aber im Hinblick auf den Anteil der Patienten mit gutem funktionellen Ergebnis (definiert als mRS 0–2): 106 Patienten (53 %) in der Thrombektomie- versus 85 Patienten (42 %) in der Kontrollgruppe.

Sponsoren der Studie

Französisches Gesundheitsministerium.

2.3.1 Hintergrund und Fragestellung

Als die Studie konzipiert wurde, war noch nicht klar, ob die EVT überhaupt effektiv sein würde. Ähnlich wie bei MR CLEAN wurden die Einschränkungen der bisherigen Studien, wie beispielsweise die Verwendung von älteren Thrombektomie-Instrumenten oder zu langen Zeitfenstern, als Motivation genutzt, um eine neue Studie zu konzipieren. Die Publikation erfolgte 2016, die Studie wurde allerdings schon 2009 konzipiert, also noch vor Erscheinen der oben beschriebenen MR-CLEAN-Studie (Abschn. 2.2).

2.3.2 Studienteilnehmer und Intervention

Die Autoren beschlossen ein sequenzielles Konzept. Demnach sollte zunächst die IVT verabreicht werden. Sollte sich nach Abschluss der IVT keine Verbesserung ergeben, erfolgte dann die Aufklärung und entweder eine Thrombektomie oder keine weitere Therapie. Der NIHSS-Wert musste über 10 liegen. Initial wurde ein Zeitfenster von 3 h festgelegt. Dieses wurde dann auf 4 h erweitert, außerdem fiel die Beschränkung weg, dass bis zum Ende der IVT gewartet werden musste. Bei einer Verbesserung von 4 NIHSS-Punkten wurde keine Thrombektomie durchgeführt.

2.3.3 Studiendesign, Endpunkte und Studiendauer

Diese Studie wurde prospektiv, multizentrisch und randomisiert durchgeführt, allerdings wurde der Endpunkt nicht verblindet erhoben. Primärer Endpunkt war der Anteil an Patienten mit gutem funktionellen Ergebnis (definiert als mRS 0–2). Sekundäre Endpunkte waren unter anderem der NIHSS nach 24 h und der EQ-5D-Wert nach 90 Tagen. Sicherheitsendpunkte waren Tod und symptomatische Hirnblutungen nach 24 h. Die Studie wurde von 2010 bis 2015 durchgeführt.

2.3.4 Ergebnisse

414 Patienten wurden eingeschlossen. Die Studie wurde nach einer Zwischenanalyse vorzeitig beendet, da die Überlegenheit der Intervention im Vergleich zur Kontrollbehandlung gezeigt werden konnte. Mit einem medianen NIHSS von 18 wurden schwer betroffene Patienten eingeschlossen. Der Verschluss war in 98 % der Fälle in der Arteria carotis interna oder im M1-Segment der MCA lokalisiert. Es gab mehr M1-Verschlüsse in der Thrombektomiegruppe (176 [86 %] vs. 164 [79 %]). Da kein ASPECTS-Score (CT-Score zur Abschätzung des Ausmaßes infarzierten Hirngewebes) als Einschlusskriterium vorgegeben wurde, wurden auch Patienten mit größerem Infarktkern (ASPECTS 0–4) zum Zeitpunkt des Einschlusses in die Studie inkludiert, 35 (17 %) in der Kontrollgruppe und 22 (11 %) in der Thrombektomiegruppe. Die Zeit von IVT bis zur Thrombektomie betrug im Median 100 min. 95 (69 %) Patienten hatten einen TICI-Wert von 2b/3. Bei 116 Patienten (83 %) wurden Stent-Retriever benutzt. 85 (42 %) Patienten hatten ein gutes funktionelles Ergebnis in der Kontrollgruppe und 106 (53 %) in der Thrombektomiegruppe (p = 0,028, Abb. 2.1). In der ordinalen Regression zeigte sich kein Unterschied zwischen den beiden Gruppen. Bei den sekundären Endpunkten zeigte sich ein niedrigerer NIHSS in der Thrombektomiegruppe (9 [4–19] versus 12 [6–19]; p = 0,01). Die Häufigkeit des Auftretens der Sicherheitsendpunkte unterschied sich statistisch nicht.

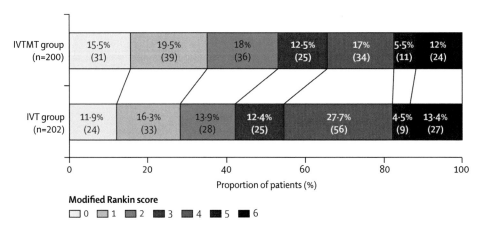

Abb. 2.1 Der Anteil der Patienten mit gutem funktionellen Ergebnis (mRS-Wert ≤2) ist in der kombinierten Gruppe (IVT und Thrombektomie = IVTMT) höher als in der Gruppe mit alleiniger IVT. Die Zahlen sind als % (n) dargestellt. (Bracard S et al. Mechanical thrombectomy after intravenous alteplase versus alteplase alone after stroke (THRACE): a randomised controlled trial. Lancet Neurol. 2016)

2.3.5 Schlussfolgerung

Die Wirksamkeit der Thrombektomie war in der THRACE-Studie geringer als in den anderen Thrombektomiestudien mit Stent-Retriever. Außerdem gab es relevante Unterschiede in den Patientencharakteristika bei Einschluss, die zu einer Verzerrung des Studienergebnisses zugunsten der Thrombektomie geführt haben mögen. Die Interpretation der Ergebnisse ist dadurch erschwert. Im Vergleich zu den anderen Studien ist die Verzögerung der Thrombektomie nach einer IVT in jedem Falle nicht vorteilhaft, sodass dies im klinischen Alltag auch nicht praktiziert wird. Es gibt aktuell sogar Studienergebnisse, die den Bedarf der IVT vor Thrombektomie generell infrage stellen (5). Da diese Ergebnisse nur an einer chinesischen Population erhoben wurden, findet eine Überprüfung der Ergebnisse durch weitere Studien statt. Daher bleibt aktuell die IVT auch bei Patienten, die für eine Thrombektomie vorgesehen sind, die Standardtherapie.

2.4   Metaanalyse zur Thrombektomie bei CT-basiertem Zeitfenster

Studie

Saver JL, Goyal M, van der Lugt A, et al. Time to Treatment With Endovascular Thrombectomy and Outcomes From Ischemic Stroke: A Meta-analysis. JAMA 2016; 316: S. 1279–1288. https://doi.org/10.1001/jama.2016.13647.

Zusammenfassung

Diese Metaanalyse untersuchte die ersten fünf positiven Thrombektomiestudien, die allesamt 2015 veröffentlicht wurden. Insgesamt wurden 1287 Patienten in die Analyse aufgenommen. Das mediane Zeitfenster bis zur Thrombektomie war mit 238 min relativ kurz. Nach 90 Tagen zeigte sich ein geringerer medianer mRS in der Thrombektomiegruppe als in der Kontrollgruppe (2,9 [95-%-KI: 2,7–3,1] vs. 3,6 [3,5–3,8]). Die Wahrscheinlichkeit für ein verbessertes klinisches Ergebnis (gemessen mittels mRS) wurde mit größer werdendem Zeitfenster zwischen Symptombeginn und arterieller Punktion geringer (common OR bei 3 h 2,79 [1,96–3,98], bei 6 h 1,98 [1,30–3,00]). Nach 7 h und 18 min zeigte sich kein Effekt der Behandlung mehr. Hierbei handelt es sich um Patienten, die überwiegend mittels CT ohne Kontrastmittel sowie CTA ausgewählt wurden.

Sponsoren der Studie

Medtronic.

2.4.1 Hintergrund und Fragestellung

Die fünf randomisierten positiven Thrombektomiestudien, die 2015 publiziert wurden, brachten eine Veränderung der Haltung gegenüber der Thrombektomie mit sich (MR CLEAN, SWIFT-PRIME, EXTEND-IA, ESCAPE, REVASCAT). Aufgrund der unterschiedlichen Einschlusskriterien war nicht klar, bis zu welchem Zeitpunkt in Relation zum Symptombeginn die Patienten noch von einer Thrombektomie profitieren würden. Um diese Frage zu beantworten, wurden die Daten dieser fünf Studien in einem Register zusammengeführt und analysiert.

2.4.2 Studienteilnehmer und Intervention

Alle Patienten der fünf Studien wurden in das „Highly Effective Reperfusion Evaluated in Multiple Endovascular Stroke Trials" (Hermes)-Register eingeschlossen und für diese Metaanalyse untersucht. Bei allen Studien wurden vorrangig Stent-Retriever benutzt.

2.4.3 Studiendesign, Endpunkte und Studiendauer

Es handelt sich um eine Metaanalyse aller bis zum 1. Juli 2016 publizierten Studien, die überwiegend mit Stent-Retriever durchgeführte Thrombektomien untersuchte. Die primäre Analyse war die Untersuchung des Zusammenhangs der Zeit von Symptombeginn bis zum Beginn der Thrombektomie (Gefäßpunktion) und funktionellem Ergebnis nach 90 Tagen. Hierfür wurden zum einen alle Patienten nach dem Intention-to-treat-Prinzip eingeschlossen, zudem gab es eine zweite Analyse nur mit den Patienten, bei denen eine gute Reperfusion (TICI 2b/3) erreicht wurde. Das funktionelle Ergebnis wurde unter anderem anhand der Veränderungen der mRS über die gesamte Skala und als gutes funktionelles Ergebnis (mRS 0–2) klassifiziert. Sicherheitsanalysen hatten die Endpunkte Tod bzw. symptomatische intrakranielle Blutung.

2.4.4 Ergebnisse

1287 Patienten wurden aus den fünf Studien eingeschlossen. Vereinzelt waren Parameter heterogen ausgeprägt zwischen den verschiedenen Studien. So wurden z. B. in der MR-CLEAN-Studie mehr Patienten mit einem höheren mRS bei Einschluss rekrutiert. In der ESCAPE-Studie war der Anteil an Patienten, die mit IVT behandelt wurden, mit 76 % deutlich niedriger als in anderen Studien. Des Weiteren schloss REVASCAT mehr Patienten mit M1-Verschluss ein (91 %) als andere Studien, gleichzeitig hatte REVASCAT den höchsten Anteil an Patienten mit einem ASPECTS von 0–4 (0-4 %; **der ASPECTS-Score hat Ausprägungen von 0 bis 10, niedrige Werte zeigen höheres Infarktvolumen auf dem CT an**) (10 %) und die meisten Patienten, die noch nach 6 h nach Symptombeginn eingeschlossen wurden (20 [25 %]). Es gab jedoch keine Unterschiede in den Patientenmerkmalen beim gesammelten Vergleich aller Studien zwischen den Patienten der Thrombektomiegruppe und den Patienten der Placebogruppe. Patienten der Thrombektomiegruppe hatten ein besseres klinisches Ergebnis (cOR 2,49 [95-%-KI 1,76–3,53]), die absolute Risikodifferenz betrug 38 %. Je früher (gemessen an der Zeitspanne zwischen Symptombeginn und Gefäßpunktion) die Patienten behandelt wurden, desto günstiger wirkte sich die Behandlung (Thrombektomie) aus. Während die cOR nach 3 h 2,79 (95-%-KI 1,96–3,98) betrug, sank diese nach 6 h auf 1,98 (95-%-KI 1,30–3,00). Der Zeitpunkt, an dem die untere Grenze des 95-%-KI unter einen cOR-Wert von 1,0 geriet – und es somit keinen Nutzen mehr für die Thrombektomie gab –, lag bei 7 h und 18 min. Ein Zusammenhang zwischen den Sicherheitsendpunkten und der Zeit von Symptombeginn bis Leistenpunktion ergab sich nicht. Die Subgruppenanalyse der Patienten mit TICI 2b/3 zeigte ähnliche Effekte, mit einem noch größeren Unterschied zur Kontrollgruppe. Für jede Verzögerung um 9 min hatte einer von 100 Patienten ein schlechteres funktionelles Ergebnis nach 90 Tagen (mind. 1 Punkt mehr auf der mRS).

2.4.5 Schlussfolgerung

Ähnlich wie bei der IVT zeigt diese Metaanalyse, dass auch bei der Thrombektomie keine Zeit vergehen sollte und es auf jede Minute ankommt. Außerdem wurde das Zeitfenster festgelegt, in dem eine CT/CTA-basierte Thrombektomie erfolgen kann. Im klinischen Alltag wird aktuell die Grenze oft bei 6 h von Symptombeginn bis Eintreffen in der Notfallambulanz gesetzt.

2.5   Erweitertes Thrombektomie-Zeitfenster mittels „clinical-imaging mismatch"

Studie
Nogueira RG, Jadhav AP, Haussen DC, et al. Thrombectomy 6 to 24 h after Stroke with a Mismatch between Deficit and Infarct. New Engl J Med 2018; 378: S. 11–21. https://doi.org/10.1056/NEJMoa1706442.

Zusammenfassung
In dieser Studie wurden Patienten im verlängerten Zeitfenster von 6–24 h nach Symptombeginn eingeschlossen. Sie wurden, wenn ein Missverhältnis zwischen Infarktvolumen (gemessen mittels CT-Perfusion) und dem klinischen Syndrom bestand, zwischen Patienten über und unter 80 Jahren unterschieden. Die Studie hatte zwei primäre Endpunkte: der Mittelwert auf einer bearbeiteten Version der mRS („utility-weighted Modified Rankin Scale Score", Abschn. 5.3) und der Anteil der Patienten mit einem mRS von 0–2 an Tag 90. Die Studie wurde aufgrund der Wirksamkeit der Intervention vorzeitig beendet. Der Mittelwert der „utility-weighted" mRS betrug 5,5 in der Thrombektomie- und 3,4 in der Kontrollgruppe (höherer Wert bedeutet mehr Selbstständigkeit im Alltag). Mehr Patienten der

Thrombektomiegruppe waren unabhängig im Alltag (49 % vs. 13 %). Symptomatische intrakranielle Blutungen und Sterblichkeit nach 90 Tagen unterschieden sich nicht.

Sponsoren der Studie
Stryker Neurovascular.

2.5.1 Hintergrund und Fragestellung

Die in Abschn. 2.4 erwähnten Studien zeigten die Überlegenheit der Thrombektomie bis zu ca. 7 h von Symptombeginn bis zur Punktion der Leistenarterie (Beginn der Thrombektomie). Unklar war, ob dieses Zeitfenster noch weiter verlängert werden könnte, beispielsweise mit einer erweiterten Bildgebung. Die Perfusionsbildgebung wurde schon längere Zeit genutzt, um das potenziell rettbare Gewebe darzustellen, bisher hatte aber noch keine randomisierte Studie den potenziellen Nutzen bezogen auf die Wirksamkeit einer rekanalisierenden Therapie im erweiterten Zeitfenster zeigen können. Mit der DAWN-Studie sollte geprüft werden, ob Patienten im Zeitfenster 6–24 h auch noch von einer Thrombektomie profitieren, wenn ein Missverhältnis zwischen klinischem Schlaganfallsyndrom und Infarktgröße besteht.

2.5.2 Studienteilnehmer und Intervention

Die Patienten mussten einen Verschluss der Arteria carotis interna oder der MCA im M1-Segment haben. Das oben erwähnte Missverhältnis wurde wie folgt definiert: Bei Patienten, die älter als 80 Jahre waren, musste der NIHSS 10 und der Infarktkern, gemessen mittels DWI oder CBF (in der CT-Perfusionsbildgebung), <21 ml sein. Bei jüngeren Patienten konnte der Infarktkern bis zu 30 ml groß sein, wenn ein NIHSS >10 vorlag und bis zu 50 ml, wenn der NIHSS >20 war. Die Thrombektomie musste mit Trevo Stent-Retriever durchgeführt werden.

2.5.3 Studiendesign, Endpunkte und Studiendauer

Diese multizentrische Studie wurde im PROBE-Design durchgeführt. Der primäre Endpunkt wurde mittels Bayes'scher Statistik berechnet. Der geteilte primäre Endpunkt war zum einen der Mittelwert auf der „utility-weighted" mRS nach 90 Tagen und zum ande-ren der Anteil an Patienten mit mRS 0–2 nach 90 Tagen. Je höher der Wert auf dieser Skala, desto besser das klinische Ergebnis. Sicherheitsendpunkte waren symptomatische intrakranielle Blutungen und Tod nach 90 Tagen. Die Studie rekrutierte von September 2014 bis Februar 2017.

2.5.4 Ergebnisse

Bei insgesamt 206 rekrutierten Patienten zeigten sich keine relevanten Unterschiede in den Patientencharakteristika bei Einschluss. Es handelte sich um ein klinisch eher schwer betroffenes Kollektiv mit einem medianen NIHSS von 17 mit bildgebend relativ kleinen Infarkten (im Median ca. 8 ml Infarktvolumen). 107 Patienten wurden in die Throm-bektomiegruppe randomisiert. Der Endpunkt der „utility-weighted" mRS zeigte einen deutlich höheren Mittelwert in der Thrombektomiegruppe (5,5) im Vergleich zur Kon-trollgruppe (3,4; Wahrscheinlichkeit für Überlegenheit der Thrombektomie p > 0,999 nach Bayes'scher Statistik). Der Anteil von Patienten mit einem mRS 0–2 war höher in der Thrombektomiegruppe (49 % vs. 13 %, Wahrscheinlichkeit für Überlegenheit der Thrombektomie p > 0,999). 77 % der Thrombektomiegruppe und 36 % der Kontroll-gruppe hatten eine Gefäß-Rekanalisation. Bei den Sicherheitsendpunkten ergab sich kein Unterschied zwischen den Gruppen.

2.5.5 Schlussfolgerung

Durch die DAWN-Studie wurde das Zeitfenster von dem Zeitpunkt, an dem die Patienten zuletzt gesund gesehen wurden („last known normal") bis zur Behandlung auf potenziell bis 24 h erweitert. Dies hatte weitreichende Folgen für den klinischen Alltag. Bisher waren der Rettungsdienst und alle Ärzte darüber informiert, dass Patienten innerhalb der ersten 4 h nach Symptombeginn schnell ins Krankenhaus gebracht werden müssen. Nach dieser Studie mussten alle Ärzte und Mitarbeiter im Rettungsdienst darüber informiert werden, dass bei einem schweren Schlaganfallsyndrom bis 24 h (und wahrscheinlich sogar etwas darüber hinaus) eine Thrombektomie sinnvoll sein kann und daher diese Patienten schnellstmöglich in ein neurovaskuläres Zentrum verlegt werden sollten. Entscheidend ist das Vorhandensein von rettbarem Gewebe.

2.6 Erweitertes Thrombektomie-Zeitfenster mittels Perfusionsbildgebung: DEFUSE-3

Studie

Albers GW, Marks MP, Kemp S, et al. Thrombectomy for Stroke at 6 to 16 h with Selection by Perfusion Imaging. New Engl J Med 2018; 378: S. 708–718. https://doi.org/10.1056/NEJMoa1713973

Zusammenfassung

In der DEFUSE-3-Studie wurde ähnlich wie in der DAWN-Studie (Abschn. 2.5) die Wirksamkeit der Thrombektomie bei Erweiterung des Zeitfensters untersucht, in dieser Studie auf 6–16 h. Das rettbare Gewebe wurde bei der DEFUSE-3-Studie als Differenz zwischen hypoperfundiertem Areal und Infarktkern definiert. Hierbei wurde die Hypoperfusion definiert als $T_{max} > 6$ s in der Perfusionsbildgebung und der Infarktkern entweder durch DWI ermittelt oder mittels zerebralem Blutfluss (CBF) errechnet. Primärer Endpunkt war eine Verbesserung des mRS nach 90 Tagen. Auch diese Studie wurde aufgrund von Wirksamkeit der Thrombektomie vorzeitig, nach dem Einschluss von 182 Patienten, beendet. Die Thrombektomie war mit einer höheren Wahrscheinlichkeit mit einem niedrigeren (besseren) mRS-Wert assoziiert (OR 2,77 [95-%-KI: 1,63–4,70]). Auch der Anteil an Personen mit einem mRS-Wert zwischen 0 und 2 war höher in der Thrombektomiegruppe (45 % vs. 17 %, p < 0,001). Es zeigte sich ein statistisch nichtsignifikanter Trend zu niedrigerer Mortalität in der Thrombektomiegruppe. Es zeigte sich kein Unterschied zwischen den Gruppen bezüglich der Häufigkeit symptomatischer intrakranieller Blutungen.

Sponsoren der Studie

National Institute of Neurological Disorders and Stroke, iSchemaView.

2.6.1 Hintergrund und Fragestellung

Obwohl das Perfusions-Diffusions-Mismatch ein einleuchtendes Konzept ist, konnte bis zur DAWN-Studie keine Studie den Nutzen der Thrombektomie im erweiterten Zeitfenster zeigen. DAWN war zum Zeitpunkt der Durchführung der DEFUSE-3-Studie noch nicht abgeschlossen. Zweifel bezüglich des Mismatch-Konzepts bestanden zum einen an der Auswahl des richtigen Schwellenwerts und des am besten geeigneten Parameters. Zum anderen war die Wahrscheinlichkeit der Infarzierung eines mittels Schwellenwertes definierten hypoperfundierten Areals bei fehlender Rekanalisation vom Zeitfenster von Symptombeginn bis zur Rekanalisation abhängig. In der DEFUSE-3-Studie sollte die Frage geklärt werden, ob die Thrombektomie gegenüber der Standardtherapie effektiv ist, wenn sich ein relevantes Mismatch zwischen hypoperfundiertem Areal und Infarktkern zeigt.

2.6.2 Studienteilnehmer und Intervention

Die Patienten mussten zwischen 6 und 16 h nach dem Zeitpunkt, zu dem sie noch im Vorzustand gesehen wurden („last known normal"), eine EVT erhalten können und ein bildgebendes Mismatch zwischen hypoperfundiertem Areal und Infarktareal haben. Das Verhältnis dieser beiden Volumina sollte >1,8 sein und absolut mehr als 15 ml betragen. Der Infarktkern sollte <70 ml sein. Das hypoperfundierte Areal wurde mittels CT- oder MR-Perfusion und dem Parameter $T_{max} > 6$ s definiert. Der Infarktkern wurde entweder durch DWI ermittelt oder mittels CBF berechnet. Als Software wurde RAPID® (iSchemaView, California, USA) verwendet. Die Thrombektomie konnte methodisch nach Maßgabe des Interventionalisten erfolgen.

2.6.3 Studiendesign, Endpunkte und Studiendauer

Es handelte sich um eine Studie im PROBE-Design. Der primäre Effektivitätsendpunkt war die Veränderung des mRS-Scores. Der sekundäre Endpunkt war der Anteil der Patienten mit mRS 0–2 jeweils nach 90 Tagen. Sicherheitsendpunkte waren Tod oder symptomatische intrakranielle Blutung innerhalb von 36 h nach Symptombeginn. Endpunkte der Bildgebung beinhalteten das Infarktvolumen nach 24 h und den Anteil der Patienten mit einem TICI-Score 2b oder 3. Der Einschluss erfolgte zwischen Mai 2016 und Mai 2017. Auch diese Studie wurde aufgrund der Wirksamkeit der Intervention vorzeitig beendet.

2.6.4 Ergebnisse

Insgesamt wurden 182 Patienten eingeschlossen. Die Patientencharakeristika bei Einschluss waren zwischen den beiden Gruppen nicht unterschiedlich. Es handelte sich um Patienten mit eher schweren Schlaganfällen (medianer NIHSS-Wert 16) und kleinen Infarkten (medianes Volumen ca. 10 ml). Das Zeitfenster vom Symptombeginn bis zur Randomisierung betrug ca. 10 h und 45 min. Die Thrombektomie war der Standardtherapie überlegen (OR 2,77 [1,63–4,70]; p < 0,001). Auch der Anteil der Patienten mit mRS 0–2 war deutlich höher in der Thrombektomiegruppe (45 % vs. 17 %; Risk Ratio 2,67 [1,60–4,48]; p < 0,001). Die Sterblichkeit war in der Kontrollgruppe prozentual höher, dieser Unterschied zeigte aber keinen statistisch signifikanten Unterschied (26 % vs. 14 %, p = 0,05). Der Anteil von Patienten mit symptomatischer Blutung war nicht unterschiedlich. 76 % hatten eine vollständige Reperfusion, das Infarktvolumen war etwas, wenn auch nicht signifikant geringer in der Thrombektomiegruppe (35 vs. 41; p = 0,19).

2.6.5 Schlussfolgerung

Die DEFUSE-3-Studie konnte als erste Studie das bildgebende Missverhältnis (Mismatch) zwischen hypoperfundiertem Areal und Infarktkern als therapeutisches Kriterium bei der endovaskulären Schlaganfalltherapie etablieren. Außerdem erbrachte DEFUSE 3 weitere Evidenz dafür, dass eine Thrombektomie im erweiterten Zeitfenster bei sorgfältiger Patientenselektion vorteilhaft sein kann, ähnlich wie es zuvor bereits die DAWN-Studie gezeigt hatte. Dies führte zu einer deutlichen Ausweitung der potenziell behandelbaren Patientenpopulation. Die in DEFUSE 3 verwendete RAPID®-Software ist leider verhältnismäßig teuer, sodass nicht jedes Krankenhaus die Analyse damit anbieten kann. Die Vergleichbarkeit anderer Software-Programme mit RAPID® bleibt noch zu klären.

2.7   Thrombektomie bei Basilarisverschlüssen: BEST

Studie

Liu X, Dai Q, Ye R, et al. Endovascular treatment versus standard medical treatment for vertebrobasilar artery occlusion (BEST): an open-label, randomised controlled trial. Lancet Neurol 2020; 19: S. 115–122. https://doi.org/10.1016/S1474-4422(19)30395-3.

Zusammenfassung

Die erfolgreichen Thrombektomiestudien mit Stent-Retriever hatten fast ausschließlich Verschlüsse der vorderen Zirkulation zugelassen, für Basilarisverschlüsse gab es keine größeren Studien. In der BEST-Studie wurden prospektiv randomisiert Patienten mit vertebrobasilärem Verschluss eingeschlossen. Primärer Endpunkt war der Anteil von Patienten mit einem mRS von 0–3. Sicherheitsendpunkte waren Tod und symptomatische intrakranielle Blutung. Insgesamt wurden 131 Patienten eingeschlossen, bevor die Studie aufgrund einer hohen Rate sekundärer Therapieänderung und schlechter Rekrutierung vorzeitig beendet wurde. Die Intention-to-treat-Analyse zeigte keinen Effekt der Thrombektomie. Die Per-protocol-Analyse zeigte allerdings einen höheren Anteil an Patienten mit mRS 0–3 in der Thrombektomiegruppe (44 % vs. 24 %, Risk Ratio 3,02 [1,31–7,00]). Die Mortalität in beiden Gruppen war vergleichbar, nummerisch traten mehr Blutungen in der Thrombektomiegruppe auf (8 % vs. 0 %; $p = 0,06$).

Sponsoren der Studie
Jiangsu Provincial Special Program of Medical Science.

2.7.1 Hintergrund und Fragestellung

Aufgrund der Ergebnisse der Thrombektomiestudien der vorderen Zirkulation war damit zu rechnen, dass die Thrombektomie auch bei vertebrobasilären Verschlüssen effektiv sein würde. Allerdings wurde dies bislang noch nicht in einer randomisierten Studie gezeigt. Außerdem ist die Kollateralversorgung im hinteren Stromgebiet ganz anders als im vorderen und kleine Infarkte können bereits zu schwerwiegenden Einschränkungen führen. Die BEST-Studie wurde konzipiert, um zu klären, ob die Thrombektomie einer Standardtherapie auch bei vertebrobasilären Verschlüssen überlegen ist.

2.7.2 Studienteilnehmer und Intervention

Patienten konnten eingeschlossen werden, wenn ein akuter Basilarisverschluss vorlag und sie innerhalb von 8 h ab Symptombeginn in die Studie randomisiert werden konnten. Patienten mit distalem Verschluss der Arteria vertebralis im V4-Segment konnten eingeschlossen werden, wenn zusätzlich kein Fluss in der Arteria basilaris nachweisbar war (funktioneller Basilarisverschluss). Minimale Vorboten wurden nicht als Symptombeginn gewertet, sondern erst Symptome, die für den vollständigen Verschluss der Arteria basilaris sprachen. Der prämorbide mRS musste 0–2 betragen. Intravenöse Thrombolyse im Rahmen der Zulassung war gestattet (keine Off-label-Behandlung). Die Thrombektomie sollte vorrangig mit Stent-Retriever, konnte aber auch mittels Aspiration durchgeführt werden.

2.7.3 Studiendesign, Endpunkte und Studiendauer

Die BEST-Studie wurde in China mittels PROBE-Design durchgeführt. Der primäre Effektivitätsendpunkt war der Anteil an Patienten mit einem mRS von 0–3 nach 90 Tagen. Sekundäre Endpunkte waren unter anderem der Anteil an Patienten mit einem mRS 0–2 und die Verbesserung über die gesamte mRS. Sicherheitsendpunkte waren die Sterblichkeit nach 90 Tagen und symptomatische intrakranielle Blutungen. Die Studie wurde von April 2015 bis September 2017 durchgeführt.

2.7.4 Ergebnisse

Nach 131 Patienten wurde die Studie aufgrund schlechter Rekrutierung und vieler sekundärer Veränderungen der klinischen Behandlungsstrategie vorzeitig beendet. 22 % der Patienten wurden in die Standardtherapiegruppe randomisiert und schließlich doch mittels Thrombektomie behandelt. Es gab mehr Patienten mit Vorhofflimmern in der Interventionsgruppe und wenige mit vorherigem Schlaganfall. Zudem war der NIHSS in der Interventionsgruppe höher (32 [18–38] vs. 26 [13–37]). Ansonsten waren die Patientencharakteristika bei Einschluss gleich verteilt. In der Intention-to-treat-Analyse zeigte sich kein Unterschied in der Häufigkeit von Patienten mit mRS 0–3 nach 90 Tagen, ebenso ergab sich kein Unterschied in der Häufigkeit von mRS 0–2 oder der Differenz der mRS-Werte über die gesamte Skala. In der Per-protocol- und der As-treated-Analyse zeigte sich ein signifikanter Unterschied im Anteil der Patienten mit mRS 0–3 („per protocol": 28 [44 %] vs. 13 [25 %], OR 2,90 [1,20–7,03] und „as-treated": 36 [47 %] vs. 13 [24 %], OR 3,02 [1,31–7,00]; Abb. 2.2). Auch die sekundären Endpunkte (Anteil mRS 0–2 und ordinale Regression über gesamte mRS) zeigten signifikante Unterschiede in diesen Analysen. Patienten mit Arteria-vertebralis-Verschluss hatten keinen statistisch signifikanten Vorteil von einer Thrombektomie, während Patienten mit Verschluss der Arteria basilaris deutlich profitierten. Die Sterblichkeit war gleich zwischen den Gruppen, die Häufigkeit symptomatischer Blutungen war in der Thrombektomiegruppe höher als in der Kontrollgruppe, wobei dieser Unterschied nicht signifikant war (5 [8 %] vs. 0; p = 0,06).

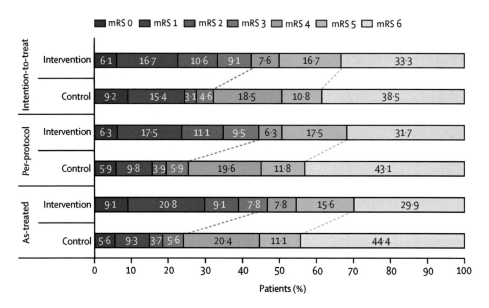

Abb. 2.2 Klinisches Ergebnis nach 90 Tagen gemessen an der mRS. Die Abbildung zeigt drei separate Analysen nach dem Prinzip „intention-to-treat", „per-protocol" und „as-treated". (Liu X, et al. Endovascular treatment versus standard medical treatment for vertebrobasilar artery occlusion (BEST): an open-label, randomised controlled trial. Lancet Neurol. 2020)

2.7.5 Schlussfolgerung

Arteria-basilaris-Verschlüsse sind erwartbar mit hoher Mortalität bzw. hohem Risiko einer schweren Behinderung behaftet. Eine randomisierte Studie unter diesen Umständen wirft die Frage der ethischen Vertretbarkeit auf. Die BEST-Studie war insofern eine sehr gewagte, möglicherweise problematische Studie. Zudem war der Studienverlauf alles andere als optimal. Die Rekrutierung verlief langsam und wurde schließlich bei relativ geringer Fallzahl frühzeitig beendet, da der Anteil der sekundären Wechsel zwischen den Behandlungsarmen mit 22 % sehr hoch war. Die Ergebnisse der Per-protocol- und As-treated-Analysen enthalten wertvolle Information für den klinischen Alltag. Basilarisverschlüsse sollten mittels Thrombektomie behandelt werden.

2.8 Vollnarkose versus Sedierung während der Thrombektomie: SIESTA

Studie
Schönenberger S, Uhlmann L, Hacke W, et al. Effect of Conscious Sedation vs. General Anesthesia on Early Neurological Improvement Among Patients With Ischemic Stroke Undergoing Endovascular Thrombectomy: A Randomized Clinical Trial [published correction appears in JAMA 2017; 317: 538]. JAMA 2016; 316: S. 1986–1996. https://doi.org/10.1001/jama.2016.16623.

Zusammenfassung
Es bestand Unklarheit darüber, ob Thrombektomien in Vollnarkose oder in Sedierung durchgeführt werden sollten. In retrospektiven Studien hatte sich ein Nachteil der Behandlung in Vollnarkose gezeigt. In der SIESTA-Studie wurde erstmals randomisiert untersucht, ob die Behandlung mit Vollnarkose der Thrombektomie in Sedierung gleichwertig ist. Primärer Endpunkt dieser monozentrischen, randomisierten Studie war die neurologische Verbesserung des NIHSS-Werts nach 24 h. Sekundärer Endpunkt war das klinische Ergebnis nach 90 Tagen. Es zeigte sich kein Unterschied des NIHSS-Werts zwischen den beiden Gruppen (Vollnarkose: −3,2 [−5,6 bis −0,8]; Sedierung: −3,6 [−5,5 bis −1,7] p = 0,82). Der Anteil an Patienten mit mRS 0–2 war höher in der Vollnarkosegruppe (37,0 % vs. 18,2 %; p = 0,01). In der Vollnarkosegruppe bewegten sich die Patienten weniger (während der Thrombektomie), entwickelten allerdings häufiger Hypothermie und Pneumonie.

Sponsoren der Studie
Keine.

2.8.1 Hintergrund und Fragestellung

In den Wirksamkeitsstudien zur Thrombektomie bestand Uneinigkeit darüber, ob die Thrombektomie in Vollnarkose oder in Sedierung durchgeführt werden sollte. Zu den Vorteilen der Intubation unter Vollnarkose zählen die Reduktion bewegungsbedingter Artefakte, geringere Schmerzen und Angstgefühle beim Patienten sowie das geringere Risiko einer Aspiration. Zu den Nachteilen der Vollnarkose zählen das potenzielle

Absinken des Blutdrucks im Rahmen der Sedierung, ein potenzieller Zeitverlust durch die Intubationsprozedur sowie beatmungsinduzierte Komplikationen. Die SIESTA-Studie hatte zum Ziel, die Auswirkung des periinterventionellen Managements auf das klinische Ergebnis zu untersuchen.

2.8.2 Studienteilnehmer und Intervention

Patienten mussten einen NIHSS >10, einen Verschluss der Arteria carotis interna oder Arteria cerebri media aufweisen und für eine Thrombektomie vorgesehen sein. Ausgeschlossen wurden Patienten, die einen Wert auf der GCS <8 hatten, sehr agitiert waren, ein erhöhtes Aspirationsrisiko hatten oder schwer zu intubieren waren. Ausgeschlossen wurden weiterhin Patienten, die eine Indikation zur Intubation hatten. Zur Thrombektomiemethode wurden keine Vorgaben gemacht. Die Studienintervention stellte die Zuteilung zur Sedierung oder zur Vollnarkose dar, beides erfolgte nach einem standardisierten Protokoll, in dem unter anderem auch Blutdruckgrenzwerte und endtidale Karbondioxid-Zielwerte festgelegt waren.

2.8.3 Studiendesign, Endpunkte und Studiendauer

Diese monozentrische Studie wurde im PROBE-Design durchgeführt. Primärer Endpunkt war die Verbesserung des NIHSS nach 24 h, wobei eine Verbesserung um 4 Punkte als signifikant definiert wurde. Sekundäre Endpunkte umfassten unter anderem den mRS nach 90 Tagen, Sterblichkeit nach 90 Tagen und periinterventionelle Hypotension. Die Studie wurde von April 2014 bis Februar 2016 durchgeführt.

2.8.4 Ergebnisse

150 Patienten wurden in die Studie eingeschlossen. Der NIHSS bei Studieneinschluss betrug 17, es waren etwas mehr Männer in der Vollnarkosegruppe, der Anteil von Patienten mit einem ASPECTS Score von 8–10 und einem Tandemverschluss von Arteria carotis interna und Arteria cerebri media war größer in der Vollnarkosegruppe, ansonsten waren die Patientencharakteristika gleichmäßig verteilt. Der primäre Endpunkt trat nicht unterschiedlich häufig auf in den beiden Gruppen (mittlere Differenz zwischen den beiden Gruppen $-0,4$ [$-3,4$ bis $2,7$]). Auch in der Subgruppe der Patienten mit erfolgreicher Reperfusion (TICI 2b/3) zeigte sich kein Unterschied zwischen Vollnarkose- und Sedierungsgruppe. Ebenso wenig war ein Unterschied in der Sterblichkeit nach 90 Tagen zu verzeichnen. Der Anteil von Patienten mit einem mRS 0–2 war signifikant höher in der Vollnarkosegruppe (37 % vs. 18 %, $p = 0{,}01$; Abb. 2.3). Es gab keine signifikanten Unter-

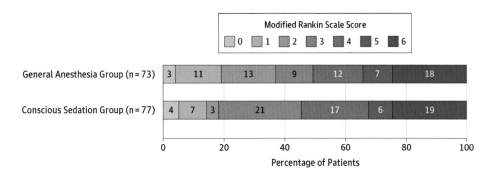

Abb. 2.3 Darstellung des sekundären Endpunkts mRS-Wert (in %) nach 90 Tagen. (Schönenberger S et al. Effect of Conscious Sedation vs General Anesthesia on Early Neurological Improvement Among Patients With Ischemic Stroke Undergoing Endovascular Thrombectomy: A Randomized Clinical Trial. JAMA 2016)

schiede im Hinblick auf den Anteil der Patienten, die während und nach der Intervention mit dem Blutdruck über oder unter dem Zielbereich von 120–180 mmHg systolisch lagen.

2.8.5 Schlussfolgerung

Die SIESTA-Studie war die erste Studie, die Belege für die Sicherheit der Vollnarkose bei der endovaskulären Thrombektomie lieferte. Bei allen Limitationen.

2.9 Thrombektomie-Studien: Was bedeutet das für die klinische Praxis?

Die in diesem Kapitel aufgeführten Studien belegen klar die Wirksamkeit der endovaskulären Thrombektomie beim akuten ischämischen Schlaganfall mit proximalem Gefäßverschluss im vorderen Strombahngebiet des Gehirns (d. h. bei Verschluss der intrakraniellen Arteria carotis interna oder der proximalen Arteria cerebri media) im 6-Stunden-Zeitfenster von Symptombeginn bis Eintreffen in der Klinik. Sollten Patienten klinisch schwer betroffen sein, kann eine Thrombektomie abhängig von den Ergebnissen der Perfusionsbildgebung in einem Zeitfenster von maximal 24 h wirksam sein. Geeigneten Patienten sollte vor der Thrombektomie Alteplase gegeben werden, die Thrombektomie sollte dadurch aber nicht verzögert werden (8, 9). Die Evidenz der Wirksamkeit der Thrombektomie bei Patienten mit Verschlüssen der distalen Arteria cerebri media (M2) ist zwar schlechter (10), diese wird in den Leitlinien jedoch ebenfalls empfohlen. Eine Thrombektomie bei Verschlüssen der Arteria cerebri posterior und Arteria cerebri anterior kann in Einzelfällen erfolgen, wird aber nicht explizit empfohlen, da sich die Evidenz auf kleinere Studien bezieht (9, 11). Der Basilarisverschluss stellt einen Sonderfall dar. Die Evidenz ist zwar nicht gut, die Erfahrungen des klinischen Alltags zeigten aber einen deutlich schlechteren Verlauf unter konservativer Therapie, sodass Patienten mit einem Verschluss in der Arteria basilaris im Alltag meistens mittels Thrombektomie behandelt werden, auch wenn die Stärke der Empfehlung in den Leitlinien hierzu schwach ist (8). Im Weiteren werden einzelne Fragestellungen zur Thrombektomie detailliert beantwortet.

Welche EVT?
Wichtig ist, dass die Thrombektomie mit einem neueren Device, wie z. B. Stent-Retriever, durchgeführt wird, da diese deutlich höhere Rekanalisationsraten aufweisen (Abschn. 2.1 und 2.4). Eine primäre Aspiration und anschließende Behandlung mittels Stent-Retriever scheint der alleinigen Therapie mit Stent-Retriever jedoch nicht unterlegen zu sein (12). Ältere Devices spielen im Alltag keine Rolle mehr, die intraarterielle Thrombolyse wird in manchen Fällen noch zusätzlich zur Thrombektomie eingesetzt, wenn beispielsweise noch verbliebene distale Gefäßverschlüsse der Thrombektomie nicht zugängig sind. Insgesamt sollte ein TICI-3-Ergebnis (vollständige Rekanalisation) angestrebt werden. Unsicherheit besteht darüber, ob eine extrakranielle Stenose der Arteria carotis interna mittels Stenting behandelt werden sollte, dazu gibt es noch keine randomisierten Studien.

Welche Darstellung des rettbaren Gewebes bzw. welches Zeitfenster?
Die Frage nach der erforderlichen Bildgebung ist mit dem Zeitfenster der Behandlung verknüpft. Initial dachte man, dass die Darstellung des rettbaren Gewebes mittels Perfusionsbildgebung der Goldstandard sei und bei allen Patienten vorteilhaft wäre. Retrospektive Analysen zeigten jedoch, dass sich die Darstellung des rettbaren Gewebes durch die Perfusion abhängig vom Zeitfenster verändert (13). Daten der EXTEND-IA-Studie (14) und eine retrospektive Analyse der DAWN-Studie (Abschn. 2.5) bestätigten dies. Die Patienten, die mittels Perfusionsbildgebung im frühen Zeitfenster selektiert wurden, hatten ein deutlich besseres klinisches Ergebnis als die Patienten, die mittels Bildgebung ohne Kontrastmittel eingeschlossen wurden. Dies suggerierte, dass in den genannten Studien ggf. zu streng selektiert wurde, da die Thrombektomie auch nach Selektion mittels Bildgebung ohne Kontrastmittel effektiv war (Abschn. 2.4). Daher sollte im Zeitfenster bis 6 h ausschließlich eine Bildgebung ohne Kontrastmittel erfolgen. Im Anschluss (im Zeitfenster 6–24 h) gibt es bisher im höchsten Evidenzlevel nur Belege für die Selektion durch Perfusionsbildgebung (Abschn. 2.5 und 2.6) (8, 9). Ob die Thrombektomie im erweiterten Zeitfenster auch nach Selektion mittels CT ohne Kontrastmittel in Kombination mit CTA von Nutzen ist, wurde bisher nicht durch randomisierte, prospektive Studien untersucht.

Welche periinterventionelle Therapie?
In Hinblick auf die Sedierung liegen bisher nur 3 monozentrische Studien vor. Diese zeigten einen Vorteil für die Vollnarkose. Im klinischen Alltag wird die Sedierung von Krankenhaus

zu Krankenhaus sehr unterschiedlich gehandhabt. Dies hängt unter anderem davon ab, wer die periinterventionelle Begleitung durchführt und wie die Strukturen vor Ort sind. Aktuell sind sicherlich beide Methoden zumindest als gleichwertig anzusehen, bis einige der multizentrischen, prospektiven, randomisierten Studien abgeschlossen sind.

Bezüglich des optimalen Blutdrucks besteht ebenfalls keine klare Empfehlung. Retrospektive Analysen zeigen ein schlechteres Outcome bei Patienten mit hohem Blutdruck (15). Die Frage, ob der Blutdruck gesenkt werden sollte, kann jedoch nicht beantwortet werden, da dieser Blutdruck evtl. auch als sogenannter „Bedarfshochdruck" bei Patienten mit schlechter Kollateralisierung besteht. Empfohlen wird derzeit ein systolische Blutdruck <180 mmHg (9).

Off-label-Thrombektomie – Welche Indikationen?

Auch in Fällen ohne klare Evidenz für eine Wirksamkeit der Thrombektomie kann diese in Einzelfällen mit Vorsicht angewendet werden („off label"). Eine sicherlich interessante Indikation ist die Behandlung von Patienten mit leichtem Schlaganfall. Diese Patienten haben häufig ein Risiko für eine sekundäre Verschlechterung und dann für ein schlechtes klinisches Ergebnis (16). Auf der anderen Seite könnte durch Komplikationen bei der Behandlung eine klinische Verschlechterung eintreten, die ansonsten nicht aufgetreten wäre. Diese Patienten sollten daher zunächst in klinische Studien eingeschlossen und nur im Einzelfall außerhalb dieser mittels Thrombektomie behandelt werden.

„Off label" ist auch die Behandlung von Patienten mit bereits großem Infarktkern und kaum noch rettbarem Gewebe. Hier ist die Gefahr, dass diese Patienten nach der Thrombektomie aufgrund eines Reperfusionsschadens intrazerebral bluten und im schlimmsten Fall versterben, besonders hoch. Auf der anderen Seite gibt es retrospektive Studien, die einen positiven Effekt auf die Sterblichkeit und die Entwicklung eines malignen Ödems zeigen (17).

Empfehlungen und Leitlinien

Es existiert eine gut ausgearbeitete Leitlinie der European Stroke Association (ESO) in Zusammenarbeit mit der European Society for Minimally Invasive Neurological Therapy (ESMINT) und der Patientenorganisation Stroke Alliance for Europe (SAFE) (9). In dieser werden Fragen nach der PICO-Methode gestellt und systematisch beantwortet. Im Wesentlichen stimmen diese mit den obigen Empfehlungen überein.

Literatur

Anadani, M., Orabi, M.Y., Alawieh, A., Goyal, N., Alexandrov, A.V., Petersen, N., et al.: Blood pressure and outcome after mechanical thrombectomy with successful revascularization. Stroke J. Cereb. Circ. **50**(9), 2448–2454 (2019)

Bracard, S., Ducrocq, X., Mas, J.L., et al.: Mechanical thrombectomy after intravenous alteplase versus alteplase alone after stroke (THRACE): A randomised controlled trial. Lancet Neurol. **15**(11), 1138–1147 (2016)

Campbell, B.C., Mitchell, P.J., Kleinig, T.J., Dewey, H.M., Churilov, L., Yassi, N., et al.: Endovascular therapy for ischemic stroke with perfusion-imaging selection. N. Engl. J. Med. **372**(11), 1009–1018 (2015)

Ciccone, A., Valvassori, L., Nichelatti, M., Sgoifo, A., Ponzio, M., Sterzi, R., et al.: Endovascular treatment for acute ischemic stroke. N. Engl. J. Med. **368**(10), 904–913 (2013)

Fuhrer, H., Schönenberger, S., Niesen, W.D., Seide, S., Meyne, J., Gerner, S.T., et al.: Endovascular stroke treatment's impact on malignant type of edema (ESTIMATE). J. Neurol. **266**(1), 223–231 (2019)

Heldner, M.R., Jung, S., Zubler, C., Mordasini, P., Weck, A., Mono, M.L., et al.: Outcome of patients with occlusions of the internal carotid artery or the main stem of the middle cerebral artery with NIHSS score of less than 5: comparison between thrombolysed and non-thrombolysed patients. J. Neurol. Neurosurg. Psychiatry **86**(7), 755–760 (2015)

Kidwell, C.S., Jahan, R., Gornbein, J., Alger, J.R., Nenov, V., Ajani, Z., et al.: A trial of imaging selection and endovascular treatment for ischemic stroke. N. Engl. J. Med. **368**(10), 914–923 (2013)

Liu, X., Dai, Q., Ye, R., et al.: Endovascular treatment versus standard medical treatment for vertebrobasilar artery occlusion (BEST): An open-label, randomised controlled trial. Lancet Neurol. **19**(2), 115–122 (2020). https://doi.org/10.1016/S1474-4422(19)30395-3

Löwhagen Hendén, P., Rentzos, A., Karlsson, J.E., Rosengren, L., Leiram, B., Sundeman, H., et al.: General anesthesia versus conscious sedation for endovascular treatment of acute ischemic stroke: The AnStroke Trial (Anesthesia During Stroke). Stroke J. Cereb. Circ. **48**(6), 1601–1607 (2017)

Meyers, P.M., Schumacher, H.C., Connolly, E.S., Heyer, E.J., Gray, W.A., Higashida, R.T.: Current status of endovascular stroke treatment. Circulation **123**(22), 2591–2601 (2011)

Mundiyanapurath, S., Diatschuk, S., Loebel, S., Pfaff, J., Pham, M., Mohlenbruch, M.A., et al.: Outcome of patients with proximal vessel occlusion of the anterior circulation and DWI-PWI mismatch is time-dependent. Eur J Radiol. **91**, 82–87 (2017)

Powers, W.J., Rabinstein, A.A., Ackerson, T., Adeoye, O.M., Bambakidis, N.C., Becker, K., et al.: Guidelines for the early management of patients with acute ischemic stroke: 2019 update to the 2018 guidelines for the early management of acute ischemic stroke: A guideline for healthcare professionals from the American Heart Association/American Stroke Association. Stroke J. Cereb. Circ. **50**(12), e344–e418 (2019)

Schönenberger, S., Uhlmann, L., Hacke, W., et al.: Effect of conscious sedation vs general anesthesia on early neurological improvement among patients with ischemic stroke undergoing endovascular thrombectomy: A randomized clinical trial. JAMA **316**(19), 1986–1996 (2016). https://doi.org/10.1001/jama.2016.16623

Simonsen, C.Z., Yoo, A.J., Sørensen, L.H., Juul, N., Johnsen, S.P., Andersen, G., et al.: Effect of general anesthesia and conscious sedation during endovascular therapy on infarct growth and clinical outcomes in acute ischemic stroke: A randomized clinical trial. JAMA Neurol. **75**(4), 470–477 (2018)

Smith, W.S., Sung, G., Saver, J., Budzik, R., Duckwiler, G., Liebeskind, D.S., et al.: Mechanical thrombectomy for acute ischemic stroke: final results of the Multi MERCI trial. Stroke J. Cereb. Circ. **39**(4), 1205–1212 (2008)

Strambo, D., Bartolini, B., Beaud, V., Marto, J.P., Sirimarco, G., Dunet, V., et al.: Thrombectomy and thrombolysis of isolated posterior cerebral artery occlusion: Cognitive, visual, and disability outcomes. Stroke J. Cereb. Circ. **51**(1), 254–261 (2020)

Turc, G., Bhogal, P., Fischer, U., Khatri, P., Lobotesis, K., Mazighi, M., et al.: European Stroke Organisation (ESO) – European Society for Minimally Invasive Neurological Therapy (ESMINT) Guidelines on mechanical thrombectomy in acute ischaemic stroke endorsed by Stroke Alliance for Europe (SAFE). Eur. Stroke J. **4**(1), 6–12 (2019)

Turk, A.S., Siddiqui, A., Fifi, J.T., De Leacy, R.A., Fiorella, D.J., Gu, E., et al.: Aspiration thrombectomy versus stent retriever thrombectomy as first-line approach for large vessel occlusion (COMPASS): A multicentre, randomised, open label, blinded outcome, non-inferiority trial. Lancet **393**(10175), 998–1008 (2019)

Wang, J., Qian, J., Fan, L., Wang, Y.: Efficacy and safety of mechanical thrombectomy for M2 segment of middle cerebral artery: A systematic review and meta-analysis. J. Neurol. 2021 Jul;268(7):2346-2354

Yang, P., Zhang, Y., Zhang, L., Zhang, Y., Treurniet, K.M., Chen, W., et al.: Endovascular thrombectomy with or without intravenous alteplase in acute stroke. N. Engl. J. Med. **382**(21), 1981–1993 (2020)

Blutdruckeinstellung

3

Christoph Leithner

Inhaltsverzeichnis

3.1 Frühe intensivierte Blutdrucksenkung und systemische Thrombolyse: ENCHANTED

> **Studie**
> Anderson CS, Haung, Y, Lindley RI, et al. Intensive blood pressure reduction with intravenous thrombolysis therapy for acute ischemic stroke (ENCHANTED): an international, randomized, open-label, blinded-endpoint, phase 3 trial. Lancet 2019; 393: S. 877–888.

C. Leithner (✉)
Klinik für Neurologie, Charité Universitätsmedizin Berlin, Campus Virchow Klinikum, Berlin, Deutschland
E-Mail: christoph.leithner@charite.de

© Der/die Autor(en), exklusiv lizenziert durch Springer-Verlag GmbH, DE, ein Teil von Springer Nature 2022
J. Witsch (Hrsg.), *Schlaganfall evidenzbasiert behandeln*,
https://doi.org/10.1007/978-3-662-63394-6_3

Zusammenfassung

In der internationalen, randomisierten, offenen ENCHANTED-Studie untersuchten die Autoren, ob Patienten mit akuter zerebraler Ischämie, geplanter systemischer Thrombolyse und Blutdruckwerten von >150 mmHg systolisch von einer intensivierten Blutdrucktherapie mit Zielwert 130–140 mmHg (zu erreichen innerhalb einer Stunde) profitieren im Vergleich zu Patienten mit Standard-Blutdrucktherapie gemäß Leitlinien. 2227 Patienten wurden eingeschlossen. Das funktionelle Outcome (Verteilung des mRS) unterschied sich nicht zwischen den Behandlungsgruppen, obwohl die Rate an symptomatischen intrakraniellen Blutungen in der Gruppe mit intensivierter Blutdrucktherapie geringer war ($p = 0{,}014$). Die Studie belegt somit nicht, dass eine strengere Vorgabe bezüglich der Blutdrucktherapie bei Patienten mit ischämischem Hirninfarkt und systemischer Thrombolyse einen klinischen Nutzen bringt.

Sponsoren der Studie

National Health and Medical Research Council of Australia, UK Stroke Association, Ministry of Health and the National Council for Scientific and Technological Development of Brazil, Ministry for Health, Welfare, and Family Affairs of South Korea, Takeda.

Hintergrund und Fragestellung

Hoher Blutdruck ist ein Haupt-Risikofaktor für intrakranielle Blutungen. Zahlreiche randomisierte Studien haben übereinstimmend ein erhöhtes Risiko für eine symptomatische intrakranielle Blutung unter systemischer Lysetherapie bei frischem ischämischen Hirninfarkt gezeigt. Registerdaten sprechen dafür, dass unter systemischer Lysetherapie hoher Blutdruck ein wesentlicher Risikofaktor für eine Einblutung ist. Die randomisierten Studien zur systemischen Lysetherapie und zur mechanischen Thrombektomie haben daher ganz überwiegend Patienten mit Blutdrücken >185/110 mmHg ausgeschlossen. Diese Blutdruckgrenze wird somit auch in den Leitlinien zur Akuttherapie des ischämischen Schlaganfalls verwendet.

Eine effektive Senkung der Rate symptomatischer intrakranieller Blutungen unter systemischer Lysetherapie wäre ein großer Fortschritt. Die frühe und konsequente Blutdrucksenkung erscheint hier ein pathophysiologisch plausibler Ansatz zu sein. Andererseits sind auch negative Effekte einer raschen Blutdrucksenkung bei Patienten mit frischen ischämischen Hirninfarkten denkbar, z. B. durch eine schlechtere Perfusion von Penumbra-Gewebe. In der ENCHANTED-Studie gingen die Autoren daher der Frage nach, ob eine frühe Blutdrucksenkung über die Vorgaben der Leitlinien hinaus das Outcome von Patienten mit akuter zerebraler Ischämie und systemischer Thrombolyse verbessert.

Studienteilnehmer und Intervention

Eingeschlossen wurden erwachsene Patienten mit akutem ischämischem Hirninfarkt, die die Standardkriterien für eine systemische Thrombolyse mit rtPA erfüllten und bei Einschluss einen systolischen Blutdruck von >150 mmHg hatten.

Ausgeschlossen wurden unter anderem Patienten mit sehr schweren Vorerkrankungen, mRS von 2–5 vor dem akuten Hirninfarkt, Kontraindikationen für eine systemische Thrombolyse oder Kontraindikationen für die blutdrucksenkende Therapie.

Die Patienten erhielten in der Interventionsgruppe eine intensivierte Blutdrucktherapie mit einem Zielwert von 130–140 mmHg systolisch (in der Initialphase der Studie 140–150 mmHg), zu erreichen innerhalb einer Studie nach Randomisierung; für die Patienten in der Kontrollgruppe wurde leitliniengerecht ein Blutdruckziel von <180 mmHg systolisch vorgegeben. Die Wahl der Medikation wurde dem behandelnden Arzt überlassen, unterschiedliche orale, intravenöse und transdermale blutdrucksenkende Medikamente konnten gegeben werden.

Gleichzeitig wurde die Thrombolysegruppe in der ENCHANTED-Studie in zwei Arme randomisiert: 0,9 mg versus 0,6 mg rt-PA pro kg Körpergewicht. Die Ergebnisse dieser Analyse wurden separat publiziert.

Studiendesign, Endpunkte und Studiendauer

ENCHANTED war eine internationale, multizentrische, randomisierte, bezüglich der Intervention (Blutdruckmanagement nach systemischer Thrombolyse) offene, bezüglich des Endpunkt-Assessments verblindete Studie im 2 × 2-*partial-factorial*-Design (zwei Arme der Blutdruckkontrolle, zwei Arme der rt-PA-Dosis). Primärer Endpunkt war das funktionelle Outcome anhand der mRS (Shift-Analyse) nach 90 Tagen. Sekundäre Endpunkte waren unter anderem die dichotomisierte mRS-Analyse (mRS 0–1 versus 2–6 und 0–2 vs. 3–6), die Rate intrakranieller Blutungen, die Mortalität und die Lebensqualität (Health-related quality of life [HRQOL]) nach 90 Tagen.

Ergebnisse

Zwischen März 2012 und April 2018 wurden 2227 Patienten eingeschlossen, 2196 wurden in der *Intention-to-treat-Analyse* untersucht – 1081 mit intensivierter Blutdrucktherapie, 1115 mit Standard-Blutdrucktherapie. 1446 Patienten erhielten die Standarddosis rt-PA. Das mittlere Alter betrug 67 Jahre, 38 % waren weiblich, 74 % asiatischer Herkunft, der mediane NIHSS betrug 7 (Interquartile Range [IQR] 4-12). Es gab keine relevanten Unterschiede wesentlicher Baseline-Parameter zwischen den Behandlungsgruppen. Die mittlere Zeit von Beginn der systemischen Lysetherapie bis zum Beginn der Blutdrucktherapie betrug 20–30 min, in der Gruppe mit intensivierter Blutdrucktherapie erhielten signifikant mehr Patienten eine intravenöse Medikation.

In der intensiven Blutdrucktherapiegruppe war der mittlere systolische Blutdruck 146 mmHg nach einer Stunde und 139 mmHg nach 24 h, in der Kontrollgruppe lagen die Werte bei 153 mmHg und 144 mmHg. Das funktionelle Outcome anhand der mRS wies keinen signifikanten Unterschied zwischen den Gruppen auf (OR für mRS-Shift 1,01, p = 0,87). Es gab auch keinen Unterschied in der Mortalität nach 90 Tagen oder der Lebensqualität. Die Rate intrakranieller Blutungen war in der intensiven Blutdrucktherapiegruppe niedriger (14,8 % vs. 18,7 %, p = 0,0137), die Rate symptomatischer intrakranieller Blutungen war ebenfalls niedriger, die Differenz war hier aber nicht statistisch signifikant.

Schlussfolgerung
Die ENCHANTED-Studie konnte bei akuten Schlaganfallpatienten mit systemischer Thrombolyse keinen Effekt einer intensivierten Blutdrucksenkung auf das funktionelle Outcome nachweisen. Der erzielte Blutdruckunterschied war mit 5–6 mmHg systolisch relativ gering. Da die Rate intrakranieller Blutungen unter intensiver Blutdrucktherapie geringer war, erscheinen weitere Studien zur Blutdrucktherapie nach rekanalisierender Therapie gerechtfertigt.

3.2   Blutdrucksenkung mit Candesartan beim akuten Hirninfarkt: SCAST

Studie
Sandset EC, Bath PMW, Boysen G, et al. The angiotensin-receptor blocker candesartan for treatment of acute stroke (SCAST): a randomized, placebo-controlled, double-blind trial. Lancet 2011; 377: S. 741–750.

Zusammenfassung
In dieser nordeuropäischen, multizentrischen, randomisierten, placebokontrollierten Doppelblindstudie untersuchten die Autoren an 2029 Patienten, ob eine frühe Blutdrucksenkung mit Candesartan beim akuten ischämischem Schlaganfall das Outcome verbessert. Sie fanden keinen Unterschied in der Häufigkeit eines kombinierten vaskulären Endpunktes zwischen beiden Gruppen. In der Candesartan-Gruppe war das funktionelle Outcome schlechter (OR 1,17, p = 0,048). Es gab keinen signifikanten Unterschied des Anteils von Patienten mit symptomatischer Hypotension oder Nierenversagen. Die Studie konnte somit keinen Nutzen einer frühen Blutdrucksenkung beim akuten ischämischen Schlaganfall zeigen.

Sponsoren der Studie
South Eastern Norway Regional Health Authority; Oslo University Hospital Ulleval;
AstraZeneca; Takeda.

Hintergrund und Fragestellung

Patienten mit akutem ischämischem Schlaganfall haben häufig einen hohen Blutdruck, und
dieser ist in Beobachtungsstudien konsistent assoziiert mit einem schlechten Outcome.
Pathophysiologisch sind sowohl positive als auch negative Effekte der akuten arteriellen
Hypertonie denkbar: In schlecht perfundiertem, aber noch nicht irreversibel geschädigtem
Hirngewebe (Penumbra) könnte ein höherer Blutdruck eine bessere Versorgung mit Sauer-
stoff und Glukose gewährleisten. Andererseits steigt mit zunehmendem Blutdruck das Risiko
einer Einblutung/Blutungsprogression in frisch infarziertes oder durch eine frische Blutung
geschädigtes Hirngewebe. In experimentellen Studien hatte Candesartan günstige Effekte
auf das Volumen ischämischer Hirninfarkte und das funktionelle Outcome gezeigt. Die
SCAST-Studie untersuchte daher die Frage, ob eine akute Blutdrucksenkung mit Candesartan bei Patienten mit frischen ischämischen oder hämorrhagischen Schlaganfällen einen
positiven Effekt auf das Outcome hat.

Studienteilnehmer und Intervention

Eingeschlossen wurden erwachsene Patienten mit ischämischem oder hämorrhagischem
Schlaganfall und erhöhtem Blutdruck (>140 mmHg systolisch) innerhalb von 30 h
nach Symptombeginn. Ausgeschlossen wurden Patienten, die einen Angiotensin-Rezeptor-
Antagonisten einnahmen oder nach Einschätzung der behandelnden Ärzte eine klare
Indikation dafür hatten, Patienten mit deutlicher Vigilanzminderung, sicherer Indikation
für eine akute Blutdrucksenkung, Patienten mit mRS von 4 oder mehr vor dem akuten
Schlaganfall und Patienten mit einer Lebenserwartung <12 Monate.

Die Patienten erhielten randomisiert entweder Candesartan oder Placebo, wobei Behandler und Patienten bezüglich der Therapie verblindet waren. Candesartan wurde in einer
fixen Dosis von 4 mg am ersten Tag, 8 mg am zweiten Tage und 16 mg an Tag 3–7 oral
als Tablette gegeben. Die Dosis konnte angepasst werden, wenn der systolische Blutdruck
unter 120 mmHg lag.

Studiendesign, Endpunkte und Studiendauer

SCAST war eine nordeuropäische, multizentrische (146 Zentren), randomisierte, placebokontrollierte, doppelblinde Studie. Primäre Endpunkte waren die kombinierte Rate von
vaskulärem Tod, nicht-tödlichem Myokardinfarkt und nicht-tödlichem Schlaganfall innerhalb von 6 Monaten sowie das funktionelle Outcome, gemessen mittels mRS. Sekundäre
Endpunkte waren unter anderem die Mortalität, die Raten von vaskulärem Tod, ischämischem Hirninfarkt, intrakranieller Blutung und Myokardinfarkt. Sicherheitsendpunkte

waren die Rate von symptomatischer Hypotension und Nierenversagen. Die Endpunkte wurden 7 Tage, 1 Monat und 6 Monate nach Studieneinschluss erfasst.

Ergebnisse

2029 Patienten wurden zwischen Juni 2005 und Februar 2010 eingeschlossen. Die Studie wurde vorzeitigt beendet, da langsamer als geplant rekrutiert wurde und die Finanzierung auslief. Die eingeschlossenen Patienten waren im Mittel 71 Jahre alt, ca. 40 % waren weiblich, der initiale Blutdruck lag im Mittel bei etwa 170/90 mmHg, 85 % der Patienten hatten einen ischämischen Hirninfarkt und knapp 15 % eine Hirnblutung. Die mittlere Dauer von Symptombeginn bis Randomisierung lag bei 18 h und der mittlere NIHSS etwa bei 8. Der Anteil an Frauen und an Patienten mit Schlaganfall oder TIA in der Vorgeschichte war in der Candesartan-Gruppe etwas niedriger als in der Placebogruppe, ansonsten gab es keine signifikanten Unterschiede der Baseline-Parameter zwischen Candesartan- und Placebogruppe.

Unter Candesartan lag der Blutdruck signifikant niedriger, an Tag 7 bei 147/82 mmHg versus 152/84 mmHg in der Placebogruppe. Während des 6-monatigen *Follow-ups* lagen die Blutdrücke in beiden Gruppen bei 143/81 mmHg.

In der nicht-adjustierten ordinalen Regressionsanalyse fand sich kein Unterschied des funktionellen Outcomes, gemessen mittels mRS, zwischen den Gruppen (p = 0,12). Die adjustierte Analyse zeigte einen Trend für ein schlechteres Outcome der Candesartan-Gruppe mit einem p-Wert von 0,048 – somit über dem Wert von 0,025, den die Autoren bei zwei primären Endpunkten als Signifikanzniveau festgelegt hatten. Die klassische dichotomisierte mRS-Analyse (*good outcome* = mRS 0–2) fand keinen signifikanten Unterschied zwischen den Gruppen. Es fanden sich keine signifikanten Effekte in vor der Analyse festgelegten Subgruppen (z. B. ischämischer vs. hämorrhagischer Schlaganfall). Die kumulative Inzidenz der Studienendpunkte über die Zeit ist in der Abb. 3.1 mittels Kaplan–Meier-Kurven dargestellt.

Schlussfolgerung

Die SCAST-Studie konnte für Patienten mit akutem ischämischen oder hämorrhagischen Schlaganfall und initial erhöhtem Blutdruck (>140 mmHg systolisch) keine Verbesserung des Outcomes durch frühe, geringe Blutdrucksenkung mittels Candesartan zeigen.

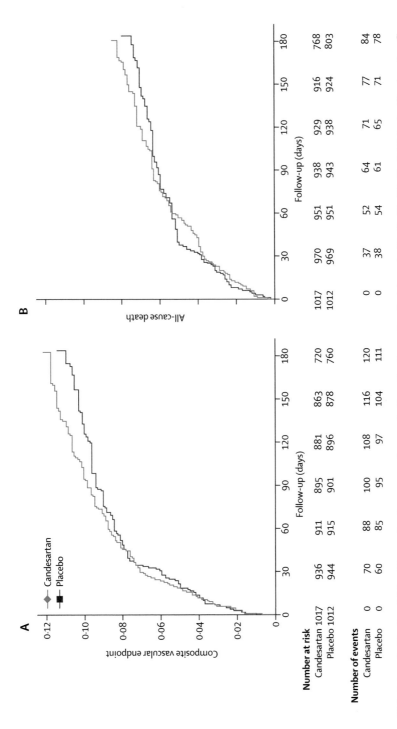

Abb. 3.1 a, b Kaplan–Meier-Kurven für den summativen vaskulären Studienendpunkt (a) sowie für die Sterblichkeit (b) in der Candesartan-Gruppe im Vergleich zur Placebogruppe. (Sandset et al. The angiotensin-receptor blocker candesartan for treatment of acute stroke (SCAST): a randomized, placebo-controlled, double-blind trial. Lancet, 2011)

3.3   Prähospitale Blutdrucksenkung bei Patienten mit akutem Schlaganfall: RIGHT-2

Studie

The RIGHT-2 Investigators. Prehospital transdermal glyceryl trinitrate in patients with ultra-acute presumed stroke (RIGHT-2): an ambulance-based, randomised, sham-controlled, blinded, phase 3 trial. Lancet 2019; 393: S. 1009–1020.

Zusammenfassung

Hoher anfänglicher Blutdruck ist ein Prädiktor für ein schlechtes klinisches Ergebnis bei Patienten mit akutem Schlaganfall. Ein positiver Effekt einer Blutdrucksenkung konnte allerdings bislang in den wenigen mit dieser Fragestellung durchgeführten Studien nicht belegt werden. In der RIGHT-2-Studie untersuchten die Autoren, ob eine prähospitale Blutdrucksenkung, durch den Rettungsdienst mittels eines Nitroglycerin-Pflasters initiiert, das Outcome von Patienten mit akutem Schlaganfall verbessert. 1149 Patienten mit der Verdachtsdiagnose eines akuten Schlaganfalls, Symptombeginn <4 h und Blutdruck >120 mmHg systolisch wurden eingeschlossen. In der Nitroglycerin-Gruppe lag der systolische Blutdruck im Mittel 5,8 mmHg niedriger als in der Kontrollgruppe. Sowohl bezogen auf die Gesamtkohorte als auch in der Gruppe von Patienten mit ischämischem Schlaganfall fand sich kein Unterschied zwischen mit Nitroglycerin- und Sham-behandelten Patienten. Die RIGHT-2-Studie konnte somit keinen positiven Effekt einer prähospitalen Blutdrucksenkung bei Patienten mit frischem Schlaganfall zeigen.

Sponsoren der Studie

British Heart Foundation.

Hintergrund und Fragestellung

Viele Patienten mit akutem Schlaganfall haben hohe Blutdruckwerte, und diese sind ein Prädiktor für ein schlechtes Outcome. Trotz dieser epidemiologischen Beobachtungen haben Interventionsstudien bislang keinen überzeugenden Effekt einer akuten Blutdrucksenkung auf das Outcome der Patienten zeigen können. Pathophysiologisch erscheinen sowohl positive als auch negative Effekte eines hohen Blutdrucks in der Akutphase des Schlaganfalls möglich: Auf der einen Seite eine verbesserte Perfusion noch nicht untergegangenen Gewebes – dies insbesondere bei Patienten mit dem Gewebe vorgeschalteten hochgradigen Stenosen und Verschlüssen mit unzureichender Kollateralversorgung. Auf der anderen Seite steht die Gefahr einer Einblutung oder Blutungszunahme bei Patienten mit vulnerablem Gewebe und sehr hohen Blutdrücken. Experimentelle Studien zeigen mögliche positive Effekte von Medikamenten, die den Stickstoffmonoxid-(NO-)Spiegel im Blut erhöhen und darüber den regionalen zerebralen Blutfluss verbessern können. Vorangegangene klinische Studien hatten den Effekt einer Blutdrucksenkung bei Schlaganfallpatienten in einem vergleichsweise weiten Zeitfenster untersucht. Die RIGHT-2-Studie untersuchte die Blutdrucksenkung sehr früh, bereits prähospital, begonnen durch den Rettungsdienst bei Patienten mit der klinischen Verdachtsdiagnose eines akuten Schlaganfalls.

Studienteilnehmer und Intervention
Eingeschlossen wurden erwachsene Patienten, die aufgrund des Verdachts auf einen Schlaganfall den Rettungsdienst verständigt hatten und innerhalb von 4 h nach Symptombeginn von speziell ausgebildeten Rettungssanitätern untersucht werden konnten. Die Patienten mussten einen FAST Score von mindestens 2 aufweisen und einen systolischen Blutdruck >120 mmHg. Ausgeschlossen wurden unter anderem Patienten mit schwerer Vigilanzstörung (GCS <8), schweren Defiziten schon vor dem akuten Ereignis, einer Hypoglykämie oder einem beobachteten epileptischen Anfall.

Die eingeschlossenen Patienten erhielten randomisiert entweder Nitroglycerin transdermal (5 mg/Tag über 4 Tage) oder ein Sham-Pflaster.

Studiendesign, Endpunkte und Studiendauer
RIGHT-2 war eine in Großbritannien durchgeführte, multizentrische, prospektive, randomisierte, Sham-kontrollierte, bezüglich der Behandlung einfach verblindete und bezüglich der Endpunkt-Evaluation verblindete Studie.

Der primäre Endpunkt war das funktionelle klinische Ergebnis nach 90 Tagen, evaluiert anhand des mRS mittels mRS-Shift-Analyse. Sekundäre Endpunkte waren Barthel-Index und Lebensqualität (EQ-5D-SL) nach 90 Tagen sowie Mortalität, Hypotension und schwere unerwünschte Wirkungen während der Behandlung.

Ergebnisse
Zwischen Oktober 2015 und Mai 2018 wurden 1149 Patienten eingeschlossen. 568 wurden in die Nitroglycerin-Gruppe und 581 in die Sham-Gruppe randomisiert. Das mittlere Alter der Patienten lag bei 72,5 Jahren, 48 % waren Frauen, der initiale Blutdruck lag im Mittel in beiden Gruppen knapp über 160/90 mmHg. Die Krankenhausdiagnose war bei 52 % ein ischämischer Hirninfarkt, bei 9 % eine TIA, bei 13 % eine intrakranielle Blutung und bei 26 % ein *Stroke Mimic* – darunter häufig Migräne, Epilepsie und funktionelle Störungen. Die mediane Zeit von Symptombeginn bis Randomisierung betrug 71 min.

Bei Eintreffen in der Klinik lag der Blutdruck in der Nitroglycerin-Gruppe um 5,8 mmHg systolisch und 2,6 mmHg diastolisch niedriger als in der Sham-Gruppe, dieser Unterschied war an Tag 2 weitgehend unverändert vorhanden.

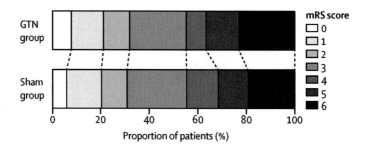

Abb. 3.2 Modified Rankin Scores nach 90 Tagen in der Glyceryltrinitratgruppe (GTN-Gruppe) sowie der Kontrollgruppe (Sham-Gruppe). (The RIGHT-2 Investigators. Prehospital transdermal glyceryl trinitrate in patients with ultra-acute presumed stroke (RIGHT-2): an ambulance-based, randomised, sham-controlled, blinded, phase 3 trial. Lancet, 2019)

Das funktionelle Ergebnis nach 90 Tagen unterschied sich in mehreren Analysen nicht signifikant zwischen Nitroglycerin- und Sham-Gruppe (etwa 20 % der Patienten in beiden Gruppen hatten nach 90 Tagen einen mRS von 0 oder 1, Abb. 3.2). Auch in der Subgruppe von Patienten mit intrakranieller Blutung zeigte sich kein signifikanter Effekt der Intervention, allenfalls ein Trend (p = 0,057) für ein schlechteres Outcome in der mit Nitroglycerin behandelten Gruppe.

Schlussfolgerung
Die RIGHT-2-Studie konnte keinen positiven Effekt einer prähospitalen Blutdrucksenkung mit transdermalem Nitroglycerin auf das funktionelle Outcome von Patienten mit akutem Schlaganfall nachweisen.

3.4   Blutdrucksenkung mit transdermalem Nitroglycerin beim akuten Schlaganfall: ENOS

Studie
The ENOS Trial Investigators. Efficacy of nitric oxide, with or without continuing antihypertensive treatment, for management of high blood pressure in acute stroke (ENOS): a partial-factorial randomised controlled trial. Lancet 2015; 385: S. 617–628.

Zusammenfassung
Initial hoher Blutdruck ist in Beobachtungsstudien von Schlaganfallpatienten mit einem schlechten Outcome assoziiert. Ob eine Blutdrucksenkung das Outcome verbessert, ist allerdings unklar. In der multizentrischen, randomisierten, bezüglich des Outcome-Assessments verblindeten ENOS-Studie an Patienten mit akutem ischämischem oder hämorrhagischem Schlaganfall untersuchten die Autoren den Effekt einer innerhalb von 48 h nach Symptombeginn begonnenen und über 7 Tage fortgeführten Blutdrucksenkung mit transdermalem Nitroglycerin. Parallel wurde in einem *partial factorial*-Design der Effekt eines Absetzens oder Fortführens der vorbestehenden antihypertensiven Medikation getestet. Insgesamt wurden 4011 Patienten eingeschlossen. Transdermales Nitroglycerin senkte den systolischen Blutdruck signifikant um etwa 7 mmHg. Weder transdermales Nitroglycerin noch Absetzen oder Fortführen der antihypertensiven Medikation hatten einen statistisch signifikanten Effekt auf das funktionelle Outcome nach 90 Tagen (OR 1,01, p = 0,83 für Nitroglycerin). Die ENOS-Studie konnte somit keinen Nachweis für einen Vorteil der Blutdrucksenkung bei akuten Schlaganfallpatienten erbringen.

Sponsoren der Studie
UK Medical Research Council.

Hintergrund und Fragestellung

Etwa 70 % aller Patienten mit ischämischem Hirninfarkt und intrazerebraler Blutung haben initial einen erhöhten Blutdruck, und ein initial erhöhter Blutdruck ist mit einem schlechteren Outcome assoziiert. Die Frage, ob eine medikamentöse Blutdrucksenkung das Outcome verbessern kann, ist allerdings durch diese Beobachtung nicht sicher beantwortet. Pathophysiologisch erscheint es plausibel, dass hoher Blutdruck das Risiko einer Blutungsprogression einer primären intrakraniellen Blutung und die Einblutungsgefahr in einen ischämischen Hirninfarkt erhöht, insbesondere nach systemischer Lysetherapie. Andererseits könnte eine zu starke Senkung des Blutdrucks die Perfusion von kritisch minderperfundiertem Penumbra-Gewebe verschlechtern und so zu einem größeren finalen Infarktvolumen beitragen. In der ENOS-Studie untersuchten die Autoren daher die Frage, ob eine Blutdrucksenkung mittels transdermalem Nitroglycerin das funktionelle Outcome von Patienten mit akutem Schlaganfall (ischämisch und hämorrhagisch) verbessern kann.

Studienteilnehmer und Intervention

Eingeschlossen wurden erwachsene Patienten mit klinischer Diagnose eines akuten Schlaganfalls (mit motorischen Symptomen in Arm, Bein oder beidem), die einen systolischen

Blutdruck von 140–220 mmHg hatten und innerhalb von 48 h nach Symptombeginn behandelt werden konnten.

Ausgeschlossen wurden unter anderem Patienten mit einer sicheren Indikation für eine Blutdrucksenkung (z. B. für eine geplante systemische Thrombolyse), einer sicheren Indikation oder Kontraindikation für Nitroglycerin, rein sensibler Symptomatik, isolierter Aphasie oder Verdacht auf ein *stroke mimic* und Patienten mit schwerer vorbestehender Behinderung (mRS 3–5 vor dem akuten Schlaganfall).

Die Patienten wurden randomisiert einer Behandlung mit transdermalem Nitroglycerin (5mg/Tag) über 7 Tage oder Placebo unterzogen. Zusätzlich wurden Patienten, die vor dem akuten Schlaganfall eine antihypertensive Medikation eingenommen hatten, randomisiert in eine Gruppe mit Absetzen der antihypertensiven Medikation und eine Gruppe, in der die Medikation fortgeführt wurde (*partial factorial design*).

Studiendesign, Endpunkte und Studiendauer

ENOS war eine internationale, multizentrische, randomisierte *partial factorial design*-Studie. Die Patienten und die Outcome-Assessoren waren bezüglich der Behandlung verblindet. Alle Patienten wurden bezüglich der Therapie mit transdermalem Nitroglycerin randomisiert. Der Anteil an Patienten, die eine antihypertensive Vorbehandlung hatten, wurde in zwei Gruppen mit Weiterführen oder Absetzen dieser Medikation randomisiert (daher *partial factorial design*).

Primärer Endpunkt war das funktionelle Outcome nach 90 Tagen in Form einer mRS-Shift-Analyse. Sekundäre Efficacy-Endpunkte waren unter anderem der Barthel-Index, die Kognition und die Lebensqualität nach 90 Tagen. Sekundäre Sicherheitsendpunkte waren unter anderem Mortalität, neurologische Verschlechterung in den ersten sieben Tagen, schwer hypotensive Episoden und schwere unerwünschte Wirkungen der Studienmedikation.

Ergebnisse

Zwischen 2001 und 2013 wurden 4011 Patienten eingeschlossen, davon 3182 nach 2008. 2097 Patienten hatten vor dem Schlaganfall antihypertensive Medikation eingenommen und wurden randomisiert in Absetzen versus Beibehalten der Medikation. 83 % der Patienten hatten einen ischämischen Hirninfarkt, 16 % eine intrazerebrale Blutung. Das mittlere Alter betrug 70 Jahre, 57 % der Patienten waren Männer, der mittlere NIHSS war 11, etwa 10 % der Patienten erhielten eine systemische Thrombolyse. Die mittlere Dauer von Symptombeginn bis Randomisierung betrug 26 h. Die Baseline-Parameter der beiden Gruppen wiesen keine relevanten Unterschiede auf.

Der mittlere initiale Blutdruck betrug in beiden Gruppen 167/90 mmHg. Die systolischen Blutdrücke lagen in der Nitroglycerin-Gruppe nach der ersten Gabe statistisch signifikant um 7 mmHg systolisch und 3,5 mmHg diastolisch niedriger. Diese Differenz nahm im Verlauf ab und war an Tag 3 nach Therapiebeginn nicht mehr statistisch signifikant. In der Gruppe von Patienten, die ihre vorbestehende Blutdruckmedikation weiter einnahmen, lag der mittlere Blutdruck 7 Tage nach Studieneinschluss 9,5 bzw. 5,0 mmHg (systolisch/diastolisch) niedriger als in der Gruppe mit Absetzen der Blutdruckmedikation.

Die mit transdermalem Nitroglycerin behandelten Patienten zeigten hinsichtlich des funktionellen Outcomes nach 90 Tagen (mRS-Shift-Analyse) keinen relevanten Unterschied zu den Kontrollpatienten (OR 1,01, p = 0,83). Ebenso fand sich kein Unterschied im funktionellen Outcome nach 90 Tagen zwischen Patienten, die ihre Blutdruckmediation weiterhin einnahmen, und denjenigen, bei denen sie abgesetzt wurde.

Eine umfangreiche Subgruppenanalyse ergab keinen Anhalt für einen Nutzen oder Schaden der Interventionen bei Patienten mit intrazerebraler Blutung, hochgradiger Stenose bzw. Verschluss der Arteria carotis interna oder systemischer Lysetherapie bei ischämischem Hirninfarkt.

Schlussfolgerung
Die ENOS-Studie fand keinen Hinweis auf einen Effekt einer blutdrucksenken Therapie mit transdermalem Nitroglycerin auf das funktionelle Outcome bei Patienten mit akutem Schlaganfall (überwiegend ischämisch) – bei Therapiebeginn im Mittel 26 h nach Symptombeginn und Senkung des systolischen Drucks um ca. 7 mmHg. Es gibt damit auch nach dieser Studie weiterhin keinen Nachweis eines Vorteils einer akuten blutdrucksenkenden Therapie beim ischämischen Hirninfarkt.

3.5 Blutdruckstudien zum ischämischen Schlaganfall: Was bedeutet das für die klinische Praxis?

Die Datengrundlage für das Blutdruckmanagement von Patienten mit frischem ischämischem Hirninfarkt ist begrenzt. Es gibt nur wenige randomisierte, kontrollierte Studien, die den Effekt einer medikamentösen Blutdrucktherapie evaluiert haben. Beobachtungsstudien zeigen einen Zusammenhang zwischen sehr hohen Blutdrücken und einem schlechten Outcome (Bangalore et al. 2017). Pathophysiologisch sind sowohl negative als auch positive Effekte eines sehr hohen Blutdrucks vorstellbar: Patienten mit Verschlüssen oder hochgradigen Stenosen und schlechten Kollateralen könnten insbesondere in der Frühphase eines ischämischen Hirninfarktes vulnerables Gewebe aufweisen, das noch nicht irreversibel geschädigt ist, aber dem der Gewebeuntergang droht (Penumbra). Die Versorgung der Penumbra könnte unter sehr hohen Blutdrücken besser sein, eine Blutdrucksenkung könnte bei diesen Patienten das finale Infarktvolumen vergrößern und damit das Outcome verschlechtern. Andererseits legen Beobachtungsstudien nahe, dass hohe Blutdrücke das Risiko für eine Einblutung in einen frischen Hirninfarkt erhöhen. Dies könnte insbesondere bei Patienten mit systemischer Lysetherapie und hierdurch deutlich erhöhtem Blutungsrisiko eine Rolle spielen (Ahmed et al. 2009). Eine Blutdrucksenkung könnte Einblutungen verhindern und somit das Outcome verbessern.

Große randomisierte Studien zur frühen Blutdrucksenkung bei Patienten mit Schlaganfällen oder dem klinischen Verdacht auf einen Schlaganfall (RIGHT-2, SCAST, ENOS, CATIS) konnten keinen positiven Effekt einer blutdrucksenkenden Therapie unter anderem mit Nitroglycerin, Candesartan oder Enalapril auf das Outcome nachweisen. In allen Studien war der Effekt der jeweiligen Intervention auf den systolischen Blutdruck allerdings vergleichsweise gering (ca. 5 mmHg systolisch) und Patienten mit extrem erhöhten Blutdruckwerten (z. B. >220 mmHg systolisch bei Patienten ohne systemische Lysetherapie und Patienten mit >185 mmHg und systemischer Lysetherapie), die nach geltenden Leitlinien eine Indikation zur akuten Blutdrucksenkung aufwiesen, wurden ausgeschlossen.

Bei Schlaganfallpatienten mit akuter rekanalisierender Therapie beruhen die Blutdruckempfehlungen der Leitlinien (Powers et al. 2019) nach wie vor auf den Ein- und Ausschlusskriterien der randomisierten Studien zur systemischen Thrombolyse und endovaskulären Rekanalisation (z. B. ECASS-3, WAKE-UP, DAWN, MR CLEAN). Diese hatten in der überwiegenden Mehrzahl Patienten mit Blutdruckwerten von >185/110 mmHg ausgeschlossen. Die ENCHANTED-Studie konnte bei Patienten mit systemischer Thrombolyse nicht belegen, dass eine über die Leitlinienempfehlung hinausgehende Blutdrucksenkung das Outcome von Patienten mit akutem ischämischem Hirninfarkt und systemischer Thrombolyse verbessert. Beobachtungsdaten zum Blutdruckmanagement bei Patienten mit endovaskulärer Rekanalisation legen einen möglichen Effekt einer weiteren Blutdrucksenkung über das in den Leitlinien vorgegebene Niveau von 185/110 mmHg hinaus nahe (Anadani et al. 2020). Allerdings ist aufgrund des Designs der Studie auch denkbar, dass andere Faktoren das Outcome beeinflusst haben.

In den letzten Jahren konnten mehrere Studien zur Akuttherapie des ischämischen Hirninfarkts einen positiven Behandlungseffekt nachweisen – Studien, die eine pathophysiologisch orientierte Patientenselektion vorgenommen hatten (DAWN, DEFUSE-3, WAKE-UP, EXTEND). Eine ähnliche Strategie könnte auch für das akute Blutdruckmanagement sinnvoll sein: Während Patienten mit kritischer Minderperfusion aufgrund von hochgradigen Stenosen oder Verschlüssen und schlechter Kollateralversorgung sowie Patienten mit lange vorbestehender, schlecht kontrollierter arterieller Hypertonie und gestörter zerebraler Autoregulation durch eine zu starke Blutdrucksenkung gefährdet sein könnten, profitieren vermutlich Patienten ohne Penumbra, aber mit hohem Blutungsrisiko eher von einer aggressiven Blutdrucktherapie.

Fazit

Es gibt keine robuste Evidenz aus randomisierten, kontrollierten Studien für eine Verbesserung des Outcomes durch eine akute blutdrucksenkende Therapie bei Patienten mit frischem ischämischen Hirninfarkt und Blutdrücken <220/120 mmHg. Aufgrund der Einschlusskriterien der wesentlichen Studien zu rekanalisierenden Therapien sollte auf eine strikte Blutdruckkontrolle auf Werte <185/110 mmHg geachtet werden, wenn eine systemische Thrombolyse und/oder mechanische Thrombektomie erfolgt. Möglicherweise werden zukünftige Studien Patientengruppen selektieren können, die mit deutlich niedrigeren Blutdruckzielen optimal behandelt werden. Solange keine höhergradige Evidenz vorliegt, sollten das individuelle Risiko für eine Hirnblutung und für eine kritische Minderperfusion von Hirngewebe in die Entscheidung über das konkrete Blutdruckziel einbezogen werden.

Literatur

Ahmed, N., Wahlgren, N., Brainin, M., et al.: Relationship of blood pressure, antihypertensive therapy and outcome in ischemic stroke treated with intravenous thrombolysis. Retrospective analysis from safe Implementation of Thrombolysis in Stroke – International Stroke Thrombolysis Register (SITS-ISTR). Stroke **40**, 2442–2449 (2009)

Anadani, M., Arthur, A.S., Tsivgoulis, G., et al.: Blood pressure goals and clinical outcomes after successful endovasular therapy: A multicenter study. Ann Neurol **87**, 830–839 (2020)

Anderson, C.S., Haung, Y., Lindley, R.I., et al.: Intensive blood pressure reduction with intravenous thrombolysis therapy for acute ischemic stroke (ENCHANTED): An international, randomized, open-label, blinded-endpoint, phase 3 trial. Lancet **393**, 877–888 (2019)

Bangalore, S., Schwamm, L., Smith, E.E., et al.: Blood pressure and in-hospital outcomes in patients presenting with acute ischaemic stroke. Eur Heart J **38**, 2827–2835 (2017)

Powers, W.J., Rabinstein, A.A., Ackerson, T., et al.: Guidelines for the early management of patients with acute ischemic stroke: 2019 update to the 2018 guidelines for the early management of acute ischemic stroke. A guideline for healthcare professionals from the American Heart Association/American Stroke Association. Stroke **50**, e344–e418 (2019)

Sandset, E.C., Bath, P.M.W., Boysen, G., et al.: The angiotensin-receptor blocker candesartan for treatment of acute stroke (SCAST): A randomized, placebo-controlled, double-blind trial. Lancet **377**, 741–750 (2011)

The ENOS Trial Investigators: Efficacy of nitric oxide, with or without continuing antihypertensive treatment, for management of high blood pressure in acute stroke (ENOS): a partial-factorial randomised controlled trial. Lancet **385**, 617–628 (2015)

The RIGHT-2 Investigators. Prehospital transdermal glyceryl trinitrate in patients with ultra-acute presumed stroke (RIGHT-2): an ambulance-based, randomised, sham-controlled, blinded, phase 3 trial. Lancet **393**, 1009–1020 (2019)

Hemikraniektomie nach malignem Mediainfarkt

4

Jens Witsch

Inhaltsverzeichnis

4.1 Dekompressive Hemikraniektomie beim malignen Mediainfarkt: eine Metaanalyse

Studie

Reinink H, Jüttler E, Hacke W, et al. Surgical Decompression for Space-Occupying Hemispheric Infarction: A Systematic Review and Individual Patient Meta-analysis of Randomized Clinical Trials. JAMA Neurol 2021; 78: 208–216

J. Witsch (✉)
Department of Neurology, Perelman School of Medicine, University of Pennsylvania, Philadelphia, USA
E-Mail: jens.witsch@pennmedicine.upenn.edu

© Der/die Autor(en), exklusiv lizenziert durch Springer-Verlag GmbH, DE, ein Teil von Springer Nature 2022
J. Witsch (Hrsg.), *Schlaganfall evidenzbasiert behandeln*,
https://doi.org/10.1007/978-3-662-63394-6_4

Zusammenfassung

Die vorliegende Studie ist eine Metaanalyse großer randomisierter, kontrollierter Studien zur dekompressiven Hemikraniektomie beim malignen ischämischen Infarkt. Die zusammengeführten Daten dieser Studien wurden bezüglich des Effekts der Hemikraniektomie auf Mortalität und gutes klinisches Ergebnis (hier definiert als mRS 3 oder geringer) analysiert. Zudem wurden Subgruppenanalysen durchgeführt, stratifiziert u. a. nach klinischen Kriterien und Altersgruppen. Daten von 488 Patienten aus sieben Studien wurden einbezogen. Die Mortalität war in der Hemikraniektomie-Gruppe reduziert (adjustierte Odds Ratio [aOR] 0,16, 95-%-KI 0,10–0,24); auch günstiges klinisches Ergebnis war häufiger in der Hemikraniektomie-Gruppe (aOR 2,95, 95-%-KI 1,55–5,60). Zahlreiche Subgruppen-Analysen zeigten einen zumindest tendenziellen (teils statistisch signifikanten) Vorteil der Hemikraniektomie gegenüber der konservativen Behandlung, mit Ausnahme des Operationszeitpunkts jenseits von 48 h. Hier zeigte sich – bei allerdings geringer Patientenzahl in dieser Subgruppe – eine Tendenz zugunsten des konservativen Behandlungsarms.

Sponsoren der Studie
Keine studienspezifische Förderung.

Hintergrund und Fragestellung

Ein ischämischer Schlaganfall im Versorgungsgebiet der Arteria cerebri media, der so groß ist, dass er zu massiver Ödembildung und Herniationsgefahr führt, wird auch als maligner Mediainfarkt (Malignant MCA Stroke) bezeichnet (Hacke et al. 1996). Hemikraniektomie ist eine chirurgische Maßnahme, die den intrakraniellen Druck unmittelbar senkt und dem Ödem somit Platz gibt sowie Herniation verhindert.

Mehrere randomisierte, kontrollierte Studien – darunter DESTINY I, HAMLET und DECIMAL – zeigten einen günstigen Effekt der Hemikraniektomie nach malignem Mediainfarkt im Vergleich zur konservativen Standardbehandlung in der jeweiligen Kontrollgruppe (Jüttler et al. 2007; Hofmeijer et al. 2009; Vahedi et al. 2007a). Die Hemikraniektomie reduzierte die Mortalität und führte häufiger zu einem günstigen klinischen Ergebnis. Die gepoolte Analyse dieser drei Studien zeigte einen höheren Anteil Überlebender in der Hemikraniektomie-Gruppe (78 % versus 29 % in der Kontrollgruppe) sowie mehr Patienten mit einem mRS 4 oder geringer (75 % versus 24 %), bzw. einem mRS 3 oder geringer (43 % versus 21 %), jeweils zugunsten der Hemikraniektomie-Gruppe (Vahedi et al. 2007b).

Die drei Studien schlossen allerdings kaum Patienten ein, die älter als 60 Jahre alt waren (kein Patient in DECIMAL, 1 Patient in DESTINY I, 3 Patienten in HAMLET).

Der Stellenwert der Hemikraniektomie bei älteren Patienten wurde in der DESTINY-II-Studie untersucht, welche in Abschn. 4.2 gesondert besprochen wird (Jüttler et al. 2014). DESTINY-II-Daten fanden zudem Eingang in die hier besprochene Metaanalyse. Die vorliegende Metaanalyse hatte zum Ziel, auf Basis einer systematischen Literatursuche mit gepoolten Daten vorangegangener Studien den Zusammenhang zwischen dekompressiver Hemikraniektomie und Mortalität bzw. klinischem Ergebnis weiter zu untersuchen sowie diesen Effekt in diversen Subgruppen zu beleuchten.

Studienteilnehmer, Einschlusskriterien, Endpunkte und Auswertung
Den PRISMA-Leitlinien folgend wurde eine systematische Literatursuche von zwei Studienautoren vorgenommen, wobei auch nichtpublizierte Arbeiten einbezogen wurden. Es wurden alle randomisierten, kontrollierten Studien, die im Oktober 2019 abrufbar waren, berücksichtigt. Die Studien mussten folgenden Kriterien genügen:

1. Teilnehmer mit malignem Mediainfarkt wurden in eine dekompressive Hemikraniektomie- oder Kontrollgruppe randomisiert.
2. Das Outcome wurde 6–12 Monate nach dem Schlaganfall mittels mRS quantifiziert.
3. Die Autoren mussten bereit und in der Lage sein, die individuellen Patientendaten zur Verfügung zu stellen.

Das Risiko von Bias (Verzerrung der Ergebnisse aufgrund systematischer Unausgewogenheit der Daten) wurde mittels eines standardisierten Cochrane-Instruments von zwei Autoren unabhängig voneinander evaluiert und dann ggf. nach Diskussion ein Konsens gefunden, falls sich die Einschätzungen unterschieden. Klinische und bildgebende Daten sowie das Outcome wurden dann aus den Studien extrahiert und zusammengeführt.

Der primäre Endpunkt war günstiges („favorable") klinisches Ergebnis (definiert als mRS 0–3) ein Jahr nach dem Schlaganfall. Sekundäre Endpunkte waren funktionelle Unabhängigkeit (mRS 0–2), „reasonable outcome" (mRS 0–4) und Tod (mRS 6) jeweils 6–12 Monate nach dem Schlaganfall. Zudem wurde eine sogenannte Shift-Analyse durchgeführt, um eine Veränderung des mRS-Grades zu untersuchen in Abhängigkeit von der Randomisierungsgruppe.

In der statistischen Analyse wurden logistische und binäre Regressionsmodelle benutzt. Die Modelle wurden kontrolliert bzgl. Patientenalter, Geschlecht, Schlaganfall-Schweregrad (NIHSS), Aphasie als Teil der klinischen Symptomatik sowie Zeitintervall zwischen Symptombeginn und Randomisierung. Die im Voraus festgelegten Subgruppen waren u. a. Alter (18–50, 51–60, 61–70, > 70 Jahre), Geschlecht, Aphasie, vaskuläres Versorgungsgebiet des Infarkts (MCA versus MCA + ACA oder MCA + PCA) sowie NIHSS bei Aufnahme ($\leq$20, 21–25 und >25).

Ergebnisse

Es wurden 8 publizierte und 1 nicht publizierte Studie identifiziert. Letztlich erhielt man Zugriff auf die Daten von 7 Studien (insgesamt 488 Patienten, 90 % der Zielkohorte), darunter auch eine nichtpublizierte Studie (die türkische DEMITUR-Studie). Ein fertiges Manuskript der DEMITUR-Studie wurde im Anhang der Metaanalyse veröffentlicht (Reinink et al. 2021). Abgesehen von den einseitig verblindeten DECIMAL- und DESTINY-I-Studien (hier wurden die Patienten mit Mützen ausgestattet, um die mögliche Hemikraniektomie vor dem Studienarzt zu verbergen) waren alle Studien unverblindet. Das Biasrisiko wurde insgesamt als eher gering eingeschätzt (bei zwei Studien hingegen – DEMITUR und der Studie von Slezins et al. – als hoch). Das Randomisierungs-Zeitintervall sowie der NIHSS-Wert bei Aufnahme fehlten bei jeweils einer Studie, sodass diese Subgruppenanalysen nicht nach Protokoll durchgeführt werden konnten. Es fielen zudem zu geringe Patientenzahlen in den Alters-Subgruppen auf, sodass auch hier auf eine detaillierte Analyse verzichtet werden musste. Die meisten Studien schlossen Patienten von 60 Jahren und jünger ein. Patienten über 60 Jahre wurden zahlenmäßig relevant von DESTINY II, DEMITUR sowie den Studien von Zhao et al. und Slezins et al. eingeschlossen (Zhao et al. 2012; Slezins et al. 2012). Patienten jenseits des 48-h-Zeitfensters wurden nur in die HAMLET-Studie Hofmeijer et al. 2009 eingeschlossen. Es zeigte sich, dass das klinische Ergebnis der DEMITUR-Studie insgesamt deutlich besser war als in den anderen eingeschlossenen Studien. In DEMITUR wurde ein mRS 0–3 in der Hemikraniektomie-Gruppe bei 48 % nach 6 Monaten bzw. 64 % nach 12 Monaten festgestellt.

Im Hinblick auf den primären Endpunkt zeigte sich ein Vorteil der Hemikraniektomie (Risikodifferenz zwischen den Gruppen von 21 %, 95-%-KI 9–33; aOR 2,95, 95-%-KI 1,55–5,60). Im Hinblick auf die sekundären Endpunkte war die Mortalität in der Hemikraniektomie-Gruppe im Vergleich zur Kontrollgruppe geringer (aOR 0,16, KI 0,10–0,24). Zahlreiche Subgruppenanalysen zeigten einen zumindest tendenziellen (teils statistisch signifikanten) Vorteil der Hemikraniektomie gegenüber der konservativen Behandlung, mit Ausnahme des Operationszeitpunkts jenseits von 48 h. Hier zeigte sich – bei allerdings geringer Patientenzahl in dieser Subgruppe – eine Tendenz zugunsten des konservativen Behandlungsarms.

In anschließenden Sensitivitätsanalysen wurde(n) u. a.

- die DEMITUR-Studie ausgeschlossen (weil nicht im Vorfeld publiziert); hier zeigte sich ein nur leicht abgeschwächter Zusammenhang zwischen Hemikraniektomie und primärem Endpunkt (aOR 2,82, KI 1,44–5,51);
- die DEMITUR- und die Studien von Slezins et al. ausgeschlossen aufgrund der Einschätzung, dass hier ein hohes Biasrisiko vorlag. Auch in dieser Sensitivitätsanalyse wurde das Hauptergebnis der Studie im Wesentlichen bestätigt (aOR bzgl. primären Endpunkts 2,34, KI 1,17–4,67);
- nur Studien eingeschlossen, in denen alle 5 Grundvariablen zur Verfügung standen (inkl. NIHSS und Zeitintervall bis zur Randomisierung, aOR 2,32, KI 1,11–4,86).

Schlussfolgerung

Hemikraniektomie nach raumforderndem malignem ischämischem Schlaganfall reduzierte die tatsächliche 1-Jahres-Sterblichkeit in dieser Metaanalyse aller großen randomisierten, kontrollierten Studien in etwa um den Faktor 3, verglichen mit der konservativen Behandlungsgruppe. Auch das klinische Ergebnis bei den überlebenden Patienten war signifikant besser. Nach einem Jahr waren 40 % in der Hemikraniektomie- und 20 % in der konservativ behandelten Gruppe ohne Hilfe einer weiteren Person gehfähig (entsprechend einem mRS von 3 oder weniger). Das Risiko, aufgrund der Hemikraniektomie zu überleben, aber schwer behindert zu sein (mRS 4–5), war größer im Vergleich zur konservativen Behandlung (wo entsprechend das Risiko zu versterben höher war).

4.2   Dekompressive Hemikraniektomie bei Patienten über 60: DESTINY-II

Studie

Jüttler E, Unterberg A, Woitzik J, et al. Hemicraniectomy in older patients with extensive middle-cerebral-artery (MCA) stroke. New Engl J Med 2014; 370: 1091–1100

Zusammenfassung

In der randomisierten, kontrollierten, multizentrischen DESTINY-II-Studie wurde untersucht, ob dekompressive Hemikraniektomie bei Patienten mit raumforderndem ischämischem Schlaganfall, die älter als 60 Jahre sind, das klinische Ergebnis nach 6 Monaten verbessert, verglichen mit einer konservativ intensivmedizinisch behandelten Kontrollgruppe. Überleben ohne schwerste Behinderung (definiert als mRS 0–4) war signifikant häufiger in der Hemikraniektomie-Gruppe als in der Kontrollgruppe (38 % versus 18 %, OR 2,91; 95-%-KI 1,06–7,49; p = 0,04).

Sponsoren der Studie

Deutsche Forschungsgemeinschaft.

Hintergrund und Fragestellung

Die Vorgängerstudien DECIMAL, DESTINY I und HAMLET sowie die gepoolte Analyse dieser drei Studien zeigten, dass dekompressive Hemikraniektomie bei Patienten mit malignem Mediainfarkt, die 60 Jahre alt oder jünger waren, mit niedriger Mortalität und einem höheren Anteil an günstigem klinischen Ergebnis assoziiert ist (Jüttler et al. 2007; Hofmeijer et al. 2009; Vahedi et al. 2007a, b) (siehe Einleitung zu Abschn. 4.1). Der Stellenwert der dekompressiven Hemikraniektomie bei älteren Patienten mit raumforderndem Infarkt blieb ungeklärt. Die DESTINY-II-Studie hatte nun das Ziel, die Frage zu klären, ob Hemikraniektomie bei älteren Patienten (> 60 Jahre) mit raumforderndem ischämischem Infarkt zu einem höheren Anteil von Überlebenden ohne schwerste Behinderung führt.

Studienteilnehmer und Intervention

Einschlusskriterien waren ein Lebensalter von über 60 Jahren, Symptome eines MCA-Infarkts, mit einem National Institutes of Health Stroke Scale Score (NIHSS-Score) > 14 bei Infarkt in der nichtdominanten Hemisphäre und NIHSS-Score > 19 bei Infarkt in der dominanten Hemisphäre sowie einem infarzierten Gehirnareal von mindestens 2/3 des betroffenen MCA-Versorgungsgebietes in der Bildgebung.

Ausgeschlossen von der Studie wurden Patienten, die vor Eintreten des MCA-Infarkts bereits eine relevante Behinderung hatten, d. h. einen mRS-Score > 1 bzw. einen Barthel-Index < 95 Punkten. Ausschlusskriterien waren des Weiteren ein GCS Score bei Eintreffen in der Notaufnahme < 6, der Nachweis einer Blutung bzw. anderer Gehirnläsionen in der Bildgebung des Kopfes, Kontraindikationen gegen eine Hemikraniektomie sowie eine Lebenserwartung von weniger als 3 Jahren bereits vor Eintreten des Indexinfarkts.

Patienten in der Interventionsgruppe wurden einer großen Hemikraniektomie (Durchmesser mind. 12 cm) mit Duraplastik unterzogen, durchgeführt innerhalb von 48 h ab Symptombeginn und höchstens 6 h nach Randomisierung. Zusätzlich wurde intensivmedizinische Versorgung (inklusive Gabe von Osmotherapie, Intubation und maschineller Beatmung) geleistet. Patienten in der Kontrollgruppe erhielten ausschließlich eine intensivmedizinische Versorgung.

Studiendesign, Endpunkte und Studiendauer

DESTINY II war eine randomisierte, kontrollierte Studie, in die zwischen August 2009 und März 2012 Patienten rekrutiert wurden. Die Studie wurde auf Empfehlung des Data & Safety Monitoring Boards vorzeitig abgebrochen aufgrund der Überlegenheit der Hemikraniektomie gegenüber der konservativen Behandlung ohne Hemokraniektomie in Bezug auf den primären Endpunkt. Primärer Endpunkt war der Anteil von Patienten mit einem mRS von 0–4 nach 6 Monaten. Sekundäre Endpunkte, gemessen nach 12 Monaten, waren die Überlebensraten in Interventions- und Kontrollgruppe, der Punktwert auf der NIHSS-Skala, der Barthel-Index-Punktwert sowie die Punktwerte auf den Lebensqualitätsskalen SF-36 und EuroQuol Self Report Visual Analog Scale sowie auf der Hamilton Depression Rating Scale.

Ergebnisse
112 Patienten wurden in die Studie randomisiert, 49 in die Hemikraniektomie- und 63 in die Kontrollgruppe. Bereits nach 82 Patienten wurde die Studie abgebrochen, da die Interimsanalyse die Überlegenheit der Hemikraniektomie gezeigt hatte. Die übrigen 30 Patienten, die in dieser Analyse nicht berücksichtigt wurden (aber in die endgültigen Ergebnisse der Publikation eingingen) waren zum Zeitpunkt des Studienstopps bereits randomisiert, hatten aber noch nicht die 6-Monats-Marke erreicht. 38 % in der Hemikraniektomie-Gruppe und 18 % in der Kontrollgruppe hatten einen mRS von 0–4 nach 6 Monaten (OR 2,91 zugunsten der Hemikraniektomie, KI 1,06–7,49). Der Anteil an Verstorbenen war etwa halb so hoch in der Hemikraniektomie- im Vergleich zur Kontrollgruppe (33 % versus 70 %), während der Anteil an Patienten mit mRS 4 und 5 mehr als doppelt so hoch war in der Hemikraniektomie- im Vergleich zur Kontrollgruppe (32 % versus 15 % bzw. 28 % versus 13 %). Die Analyse der (nicht dichotomisierten) mRS-Rangwerte in einem sequenziellen Proportional Odds Model zeigte ebenfalls einen signifikanten Unterschied zwischen Hemikraniektomie- und Kontrollgruppe. Sekundäre Endpunkte nach 12 Monaten (Anteil überlebender Patienten, mRS; NIHSS, Barthel-Index, SF-36, EQ 5D, HDRS) waren allesamt statistisch signifikant unterschiedlich zwischen den Gruppen zugunsten der Hemikraniektomie.

Schlussfolgerung
DESTINY II zeigte, dass dekompressive Hemikraniektomie bei raumfordernden Mediainfarkten auch bei über 60-jährigen Patienten lebensrettend wirkt. Der Anteil an Verstorbenen war etwa halb so hoch in der Hemikraniektomie-Gruppe im Vergleich zur Kontrollgruppe, während der Anteil an Patienten mit schwerster Behinderung (mRS 4–5) mehr als doppelt so hoch war in der Hemikraniektomie-Gruppe.

4.3 Hemikraniektomie-Studien: Was bedeutet das für die klinische Praxis?

Akzeptabler Behinderungsgrad nach dekompressiver Hemikraniektomie
Die Studienlage zeigt klar, dass die dekompressive Hemikraniektomie bei Patienten mit raumforderndem Mediainfarkt die Überlebenswahrscheinlichkeit signifikant erhöht, und das quer durch alle untersuchten Altersgruppen. Die vorliegenden und hier besprochenen Daten sind diesbezüglich eindeutig (Jüttler et al. 2007, 2014; Hofmeijer et al. 2009; Vahedi et al. 2007a, b).

Die Hauptkritik an allen bisher veröffentlichten Hemikraniektomie-Studien ist jedoch, dass die erhöhte Überlebenswahrscheinlichkeit damit erkauft wird, dass ein höherer Anteil der Überlebenden mit schwerer Behinderung nach dem Infarkt zurückbleibt (Diringer 2016). Dies ist zwar korrekt, und besonders deutlich zu sehen bei den älteren Patienten, die in die DESTINY-II-Studie eingeschlossen wurden; bei dem Argument wird allerdings häufig unterschlagen, dass die vorliegenden Studien zumindest bei den unter 61-Jährigen auch klar belegen, dass ein günstiges klinisches Ergebnis (mRS 3 oder geringer) ebenfalls wahrscheinlicher wird bei Patienten, die sich einer Hemikraniektomie unterziehen. Ein weiteres Argument für die Hemikraniektomie könnte lauten: Natürlich erhöht die Hemikraniektomie die Wahrscheinlichkeit von schwerer Behinderung bei den Überlebenden; das liegt in der Natur der Sache, da die Hemikraniektomie zwar eine Herniation des Gehirns verhindert, aber natürlich nicht den ischämischen Gewebsschaden verschwinden lässt (Ropper 2014).

Die Lösung in diesem Konflikt ist beim Patienten selbst zu suchen. Es ist eine höchst persönliche Entscheidung, ob man das Leben mit signifikanter Behinderung dem Tod vorzieht oder nicht. In einer deutschen Befragungsstudie von 355 leicht bis mittelgradig betroffenen Schlaganfallpatienten und 199 ihrer Angehörigen wurde untersucht, welcher Schweregrad an Behinderung nach hypothetischer Hemikraniektomie (die Studienteilnehmer hatten zwar Schlaganfälle, waren aber nicht ausreichend schwer betroffen, um für die Hemikraniektomie infrage zu kommen) als noch akzeptabel empfunden wurde (Neugebauer et al. 2017). Es zeigte sich, dass für 73 % der Schlaganfallpatienten ein mRS-Punktwert von 2 noch tragbar war. Etwa die Hälfte (56 %) fand einen mRS-Wert von 3 noch akzeptabel. Für ein Viertel der Betroffenen war mRS 4 und für nur 7 % ein hypothetischer mRS 5 noch erträglich. In derselben Studie zeigte sich, dass Angehörige die für ihr betroffenes Familienmitglied noch akzeptable Behinderung überschätzten, also die Leidenstoleranz ihrer Angehörigen überschätzten (Neugebauer et al. 2017). Die Hemikraniektomie-Entscheidung wird also von der Mehrheit der Patienten – zumindest in einem hypothetischen Studienszenario – nur dann mitgetragen, wenn die resultierende Behinderung gering ist (mRS 3 oder geringer). Die durch ihren tatsächlichen Schlaganfall schwerer behinderten Patienten hatten in dieser Studie interessanterweise eine Tendenz, auch eine schwerere hypothetische Behinderung nach Hemikraniektomie im Kontext eines raumfordernden Mediainfarkts zu akzeptieren. Das könnte darauf hinweisen, dass eine Behinderung an Bedrohlichkeit verliert, wenn sie tatsächlich eingetreten ist. Dazu passend, zeigten Studien zu anderen neurologischen Erkrankungen, die mit schwerer körperlicher Behinderung einhergehen – wie z. B. amyotropher Lateralsklerose –, eine Dissoziation zwischen Behinderung und Lebensqualität. Hier zeigte sich, dass die Lebensqualität trotz über die Zeit schlechter werdender körperlicher Behinderung gleich hoch blieb (Neudert et al. 2004). Zudem zeigten Befragungen von Patienten nach tatsächlich erfolgter Hemikraniektomie im Rahmen eines ischämischen Schlaganfalls, dass 77 % der Operation zustimmen würden, müsste diese Entscheidung erneut getroffen werden (Rahme et al. 2012). Die Lebensqualität der Betroffenen, wenn der Fall der Erkrankung tatsächlich eintritt, ist also schwer antizipierbar. All das macht dem Kliniker die Entscheidungsfindung nicht leicht. Die Frage pro oder kontra Hemikraniektomie muss oft akut und rasch beantwortet werden, erfordert neben neurologischem Fachwissen menschliches Feingefühl und bedarf ggf. mehrerer Angehörigengespräche. Es muss also von Fall zu

Fall abgewogen werden, selbst wenn die medizinischen Kriterien für die Intervention feststehen. Eine aktuelle, detaillierte schriftlich festgehaltene Patientenverfügung ist idealerweise der ausschlaggebende Faktor.

Patientenselektion: Zeitpunkt der Hemikraniektomie und konservative Alternativen
Die Selektion von Patienten für die Hemikraniektomie unterliegt institutioneller und nationaler Variabilität. Oft werden die Einschlusskriterien der Metaanalyse von DECIMAL, DESTINY I und HAMLET für die Selektion von Patienten auch in der klinischen Praxis angewandt, d. h. es wird bei solchen Patienten die Indikation zur Operation gestellt, die einen NIHSS von > 15 haben und einen bildgebenden Nachweis von mindestens 50 % infarziertem MCA-Versorgungsgebiet (Vahedi et al. 2007a).

Der optimale Zeitpunkt der Hemikraniektomie ist weiterhin offen. Prinzipiell gibt es zwei Strategien:

- Es erfolgt die rasche Operation innerhalb von 24 h nach Symptombeginn, im Wesentlichen vor Ausbildung des kompletten Ödems; bei dieser Strategie besteht das Risiko, auch solche Patienten einem operativen Eingriff zu unterziehen, deren Ödemausbildung gering ist und ein konservatives Management ggf. ausreichend gewesen wäre.
- Auf der anderen Seite gibt es die Abwarte-Strategie, bei der wiederholten CT-oder MRT-Untersuchungen folgend – die Ausbildung des Ödems abgewartet wird. Hier besteht die Gefahr des „Zu-lange-Wartens" und das Risiko der irreversiblen Herniation.

Die frühe Hemikraniektomie hat die bessere Evidenzgrundlage (Dasenbrock et al. 2017). In DECIMAL wurde im Durchschnitt nach 17 Studen operiert, in DESINTY I nach 24 h und in der HAMLET-Studie nach 31 h (Vahedi et al. 2007a; Jüttler et al. 2007; Hofmeijer et al. 2009). Bei DESTINY II lag der Operationszeitpunkt im Median bei 28 h nach Symptombeginn (Jüttler et al. 2014).

Empfehlungen und Leitlinien
In einer gemeinsamen Stellungnahme der deutschen Gesellschaft für Neurointensiv- und Notfallmedizin und der US-amerikanischen Neurocritical Care Society wurden 2015 Empfehlungen zur dekompressiven Hemikraniektomie nach raumforderndem Mediainfarkt publiziert (Torbey et al. 2015). Die dekompressive Hemikraniektomie wird hier als potenziell lebensrettende Maßnahme bei Patienten mit großen hemisphäriellen Infarkten empfohlen, unabhängig vom Alter des Patienten („strong recommendation", „high quality of evidence"). Insbesondere in der Altersgruppe über 60 Jahre wird empfohlen, Patienten- und Familienwünsche besonders in die Therapieentscheidung mit einzubeziehen, da hier die Wahrscheinlichkeit schwerer Behinderung bei Überlebenden höher zu sein scheint („strong recommendation", „moderate quality of evidence"). Die Datenlage ist aktuell zu schwach, um eine Empfehlung gegen Hemikraniektomie damit zu begründen, dass der Infarkt die dominante Hemisphäre betrifft („strong recommendation", „low quality of evidence"). Um

das beste neurologische Ergebnis zu erzielen, sollte die Hemikraniektomie innerhalb von 24–48 h durchgeführt werden, bevor sich Gehirnherniation einstellt („strong recommendation", „moderate quality of evidence"). Ein Kraniotomie-Durchmesser von mindestens 12 cm wird empfohlen, größere Durchmesser (14–16 cm) scheinen mit besserem klinischen Ergebnis einherzugehen („strong recommendation", „moderate quality of evidence").

Die aktuellen Empfehlungen der American Heart Association besagen, dass – obwohl der optimale Trigger für eine Hemikraniektomie-Durchführung unklar ist – verminderte Vigilanz des Patienten diesbezüglich als vernünftiges Kriterium herangezogen werden kann (class of recommendation: IIa, level of evidence: A). Bei 60 Jahre alten oder jüngeren Patienten, die sich innerhalb der ersten 48 Studen aufgrund von Ödembildung und trotz konservativer Therapie klinisch verschlechtern, ist eine Hemikraniektomie mit Duraplastik sinnvoll (class of recommendation: IIa, level of evidence: A). Bei über 60 Jahre alten Patienten ist die Empfehlung deutlich vorsichtiger formuliert. Hier heißt es sinngemäß, dass eine Hemikraniektomie in Erwägung gezogen werden kann, wenn sich eine klinische Verschlechterung innerhalb der ersten 48 h aufgrund von Gehirnödem einstellt (Class of Recommendation: IIb, Level of Evidence: B–R).

Literatur

Dasenbrock, H.H., Robertson, F.C., Vaitkevicius, H., et al.: Timing of Decompressive Hemicraniectomy for Stroke: A Nationwide Inpatient Sample Analysis. Stroke 48(3), 704–711 (2017)

Diringer, M.N.: Decompressive Hemicraniectomy in the Age of Personalized Medicine. Neurocrit Care 25(1), 1–2 (2016)

Hacke, W., Schwab, S., Horn, M., et al.: „Malignant" middle cerebral artery territory infarction: clinical course and prognostic signs. Arch Neurol 53(4), 309–315 (1996)

Hofmeijer, J., Kappelle, L.J., Algra, A., et al.: Surgical decompression for space-occupying cerebral infarction (the Hemicraniectomy After Middle Cerebral Artery infarction with Life-threatening Edema Trial [HAMLET]): a multicentre, open, randomised trial. Lancet Neurol 8(4), 326–333 (2009). https://doi.org/10.1016/S1474-4422(09)70047-X.

Jüttler, E., Schwab, S., Schmiedek, P., et al.: Decompressive Surgery for the Treatment of Malignant Infarction of the Middle Cerebral Artery (DESTINY): a randomized, controlled trial. Stroke 38(9), 2518–2525 (2007). https://doi.org/10.1161/STROKEAHA.107.485649

Jüttler, E., Unterberg, A., Woitzik, J., et al.: Hemicraniectomy in older patients with extensive middle-cerebral-artery stroke. New Engl J Med 370(12), 1091–1100 (2014)

Neudert, C., Wasner, M., Borasio, G.D.: Individual quality of life is not correlated with health-related quality of life or physical function in patients with amyotrophic lateral sclerosis. J Palliat Med 7(4), 551–557 (2004)

Neugebauer, H., Schnabl, M., Lule, D., et al.: Attitudes of Patients and Relatives Toward Disability and Treatment in Malignant MCA Infarction. Neurocrit Care 26(2), 311–318 (2017)

Rahme, R., Zuccarello, M., Kleindorfer, D., Adeoye, O.M., Ringer, A.J.: Decompressive hemicraniectomy for malignant middle cerebral artery territory infarction: is life worth living? J Neurosurg 117(4), 749–754 (2012)

Reinink, H., Jüttler, E., Hacke, W., et al.: Surgical Decompression for Space-Occupying Hemispheric Infarction: A Systematic Review and Individual Patient Meta-analysis of Randomized Clinical Trials. JAMA Neurol **78**(2), 208–216 (2021)

Ropper, A.H.: Hemicraniectomy–to halve or halve not. New Engl J Med **370**(12), 1159–1160 (2014)

Slezins, J., Keris, V., Bricis, R., et al.: Preliminary results of randomized controlled study on decompressive craniectomy in treatment of malignant middle cerebral artery stroke. Medicina (Kaunas) **48**(10), 521–524 (2012)

Torbey, M.T., Bosel, J., Rhoney, D.H., et al.: Evidence-based guidelines for the management of large hemispheric infarction : a statement for health care professionals from the Neurocritical Care Society and the German Society for Neuro-intensive Care and Emergency Medicine. Neurocrit Care **22**(1), 146–164 (2015)

Vahedi, K., Vicaut, E., Mateo, J., et al.: Sequential-design, multicenter, randomized, controlled trial of early decompressive craniectomy in malignant middle cerebral artery infarction (DECIMAL Trial). Stroke **38**(9), 2506–2517 (2007a). https://doi.org/10.1161/STROKEAHA.107.485235

Vahedi, K., Hofmeijer, J., Juettler, E., et al.: Early decompressive surgery in malignant infarction of the middle cerebral artery: a pooled analysis of three randomised controlled trials. Lancet Neurol **6**(3), 215–222 (2007b)

Zhao, J., Su, Y.Y., Zhang, Y., et al.: Decompressive hemicraniectomy in malignant middle cerebral artery infarct: a randomized controlled trial enrolling patients up to 80 years old. Neurocrit Care **17**(2), 161–171 (2012)

Interventionelle Maßnahmen zur Reduktion des Schlaganfall-Risikos

5

Hauke Schneider

Inhaltsverzeichnis

5.1 Akut- und Langzeitkomplikationen nach Endarterektomie versus Stenting bei Carotis-Stenose: CREST

> **Studie**
>
> Brott TG, Howard G, Roubin GS, et al. Long-Term Results of Stenting versus Endarterectomy for Carotid-Artery Stenosis. New Engl J Med 2016; 374: 1021–1031

H. Schneider (✉)
Oberarzt Klinik für Neurologie und Klinische Neurophysiologie, Universitätsklinikum Augsburg, Augsburg, Deutschland
E-Mail: hauke.schneider@uk-augsburg.de

© Der/die Autor(en), exklusiv lizenziert durch Springer-Verlag GmbH, DE, ein Teil von Springer Nature 2022

J. Witsch (Hrsg.), *Schlaganfall evidenzbasiert behandeln,*
https://doi.org/10.1007/978-3-662-63394-6_5

Zusammenfassung

Die randomisierte, multizentrische Studie CREST verglich bei Patienten mit asymptomatischer oder symptomatischer Karotisstenose das Karotis-Stenting (CS) und die Karotis-Endarterektomie (CEA) hinsichtlich der Sicherheit und des klinischen Nutzens zur Prophylaxe kardiovaskulärer Ereignisse (periprozeduraler Schlaganfall, Myokardinfarkt oder Versterben; postprozeduraler ipsilateraler Schlaganfall innerhalb des Beobachtungszeitraums). Für den median 2,5-jährigen Beobachtungszeitraum und die berechnete Ereignisrate nach 4 Jahren zeigten sich hinsichtlich des kombinierten Endpunktes keine Unterschiede in beiden Behandlungsgruppen; periprozedurale Schlaganfälle und Versterben traten signifikant häufiger in der CS-Gruppe auf, Myokardinfarkte fanden sich signifikant häufiger in der CEA-Gruppe. Auch innerhalb des Langzeit-Beobachtungszeitraums von 10 Jahren ergab sich kein signifikanter Unterschied für den primären, kombinierten klinischen Endpunkt in beiden Behandlungsgruppen.

Sponsoren der Studie

Rutgers, The State University of New Jersey, USA; National Institute of Neurological Disorders and Stroke (NINDS); University of Alabama at Birmingham; Abbott Vascular Solutions.

Hintergrund und Fragestellung

Arteriosklerotische Stenosen der Karotiden sind eine häufige Ursache ischämischer Schlaganfälle. Ergebnisse aus randomisierten Studien zur rekanalisierenden Behandlung von arteriosklerotischen Karotisstenosen, die vor Beginn der CREST-Studie verfügbar waren, blieben uneinheitlich hinsichtlich einer möglichen Überlegenheit der untersuchten Behandlungsstrategien (CS, CEA). Entwicklungen sowohl in der medikamentösen Schlaganfallprophylaxe als auch bei den rekanalisierenden chirurgischen und interventionellen Verfahren waren zusätzliche Argumente für weitere randomisierte Studien. Zu unterscheiden sind hierbei Behandlungsstrategien bzw. Studien zur Primärprophylaxe von ischämischen Schlaganfallen bei asymptomatischen Karotisstenosen und Studien zur Sekundärprophylaxe bei symptomatischen Karotisstenosen.

Die CREST-Studie (Carotid Revascularization Endarterectomy vs. Stenting Trial) hatte zum Ziel, den klinischen Nutzen und die Sicherheit der rekanalisierenden Verfahren, CS-CEA, randomisiert und multizentrisch zu untersuchen und hierbei die mögliche Überlegenheit eines der beiden Verfahren nachzuweisen (Brott et al. 2010) (Brott et al. 2016).

Studienteilnehmer und Intervention

Die CREST-Studie wurde in den USA und in Kanada in 117 Zentren durchgeführt. Zu Beginn der Studie wurden nur Patienten mit symptomatischer Karotisstenose eingeschlossen (Amaurosis fugax, TIA, ischämischer Schlaganfall mit geringer Behinderung); die Randomisierung sollte innerhalb von 180 Tagen nach Symptombeginn erfolgen. Als bildgebendes Selektionskriterium wurde eine Karotisstenose nach NASCET-Kriterien von sonografisch $\geq 70\%$ oder angiografisch von $\geq 50\%$ definiert; alternativ konnten Patienten mit CT-/MR-angiografischer Stenosierung von $\geq 70\%$ eingeschlossen werden, wenn die Stenosierung sonografisch 50–69 % betrug. Im Verlauf der CREST-Studie wurden auch Patienten mit asymptomatischer Karotisstenose eingeschlossen, die eine Stenosierung von sonografisch mindestens 70 % bzw. CT-/MR-angiografisch mindestens 80 % bei ergänzend sonografischem Stenosenachweis aufwiesen. Ausgeschlossen wurden u. a. Patienten mit Vorhofflimmern, zurückliegendem Myokardinfarkt sowie anatomischen Verhältnissen, die für die Anwendung eines rekanalisierenden Verfahrens nicht geeignet waren.

In den selektierten Zentren konnten die rekanalisierenden Verfahren durch studienspezifisch zertifizierte Chirurgen und Interventionalisten durchgeführt werden. Für die CEA sollten lokal etablierte Verfahren eingesetzt werden, und mindestens 48 h vor OP sollte eine Thrombozytenfunktionshemmung (TFH) begonnen werden. Das CS sollte mittels RX Acculink Stent und ggf. RX Accunet Embolie-Protektions-Device erfolgen; mindestens 48 h vor Stenting sollte eine duale TFH begonnen werden.

Studiendesign, Endpunkte und Studiendauer

CREST wurde als randomisierte, multizentrische Studie mit zentraler, verblindeter Bewertung des primären Endpunktes konzipiert. Dieser wurde definiert als kombinierter klinischer Endpunkt (periprozedural, d. h. innerhalb von 30 Tagen nach Prozedur Auftreten eines Schlaganfalls oder Myokardinfarkts oder Versterben; postprozeduraler ipsilateraler Schlaganfall innerhalb des Beobachtungszeitraums).

Die Nachbeobachtungsphase der Studienteilnehmer nach Randomisierung sollte 4 Jahre betragen mit 6-monatlichen Visiten bzw. hinsichtlich der Beurteilung der Langzeiteffekte 10 Jahre mit 12-monatlichen Visiten. Für die Langzeit-Nachbeobachtungsphase wurde als zusätzlicher primärer Endpunkt das Auftreten ipsilateraler Schlaganfälle definiert.

Ergebnisse

In die CREST-Studie wurden 2522 Patienten eingeschlossen, davon konnten 2502 in die Auswertung aufgenommen werden (CS: n = 1262, CEA: n = 1240). Eine symptomatische Stenose wiesen 1321 und eine asymptomatische Stenose 1181 Studienteilnehmer auf. Das mittlere Patientenalter betrug 69 Jahre, das Intervall zwischen Randomisierung und Behandlung betrug 6 Tage (CS) bzw. 7 Tage (CEA).

Der kombinierte primäre Endpunkt war im periprozeduralen Zeitraum in den beiden Behandlungsgruppen nicht signifikant unterschiedlich (CS 5,2 % vs. CEA 4,5 %; p = 0,38).

Bei Patienten mit CS wurden im Vergleich zu CEA-Patienten signifikant häufiger periprozedurale Schlaganfälle beobachtet (4,1 % vs. 2,3 %; Hazard Ratio [HR] 1,79 [95-%-KI 1,14–2,82]). Myokardinfarkte wurden in diesem Zeitraum hingegen signifikant häufiger in der CEA-Gruppe festgestellt.

In der Auswertung der 4-Jahresdaten ergab sich hinsichtlich des kombinierten primären Endpunktes kein signifikanter Unterschied zwischen den beiden Behandlungsgruppen (CS 7,2 % vs. CEA 6,8 %; HR 1,11 [95-%-KI 0,81–1,51]). Die Inzidenz ipsilateraler Schlaganfälle war im postprozeduralen 4-jährigen Beobachtungszeitraum in beiden Gruppen vergleichbar (CS 2,0 % vs. CEA 2,4 %, p = 0,85).

Die Analyse für den bis zu 10-jährigen Beobachtungszeitraum (Median 7,4 Jahre) ergab weiterhin keinen signifikanten Unterschied hinsichtlich des kombinierten primären Endpunktes, der in der Gruppe mit CS bei 11,8 % und in der CEA-Gruppe bei 9,9 % der Studienteilnehmer auftrat (HR 1,10 [95-%-KI 0,83–1,44]). Die postprozedurale Rate ipsilateraler ischämischer Schlaganfälle war auch im Langzeitverlauf in beiden Gruppen vergleichbar (CS: 6,9 %, CEA: 5,6 %) (HR 0,99 [95-%-KI 0,64–1,52]). Auch im Langzeitverlauf wird die beobachtete, signifikant erhöhte Rate an Schlaganfällen und periprozeduralem Versterben (sekundärer Endpunkt) der CS-Gruppe im Vergleich zur CEA-Gruppe vor allem durch die periprozedurale Komplikationsrate bestimmt. Zwischen Patientengruppen mit symptomatischer und asymptomatischer Stenose bzw. männlichen und weiblichen Studienteilnehmern fanden sich keine Unterschiede hinsichtlich der primären Endpunkte. Altersspezifische Effekte waren in der Langzeit-Beobachtungsphase nicht nachweisbar.

Schlussfolgerung

Die Analysen der CREST-Studie zeigen, dass bei symptomatischen und asymptomatischen Karotisstenosen die Schlaganfallprophylaxe mittels CS und CEA unter Berücksichtigung des gewählten kombinierten klinischen Endpunktes gleichwertig ist. Die Rate an postprozeduralen Schlaganfällen ist im Langzeitverlauf – hier median 7,4 Jahre – für beide Verfahren nicht signifikant unterschiedlich und im Vergleich zu früheren randomisierten Studien teilweise deutlich geringer. Die in der periprozeduralen Phase erhöhte Rate an Schlaganfällen und Versterben bei Patienten mit CS im Vergleich zu CEA-Patienten bestimmt auch die im Langzeitverlauf beobachtete erhöhte Rate beider Ereignisse.

5.2 Langzeitergebnis nach intrakranieller Angioplastie mit Stenting versus konservative Behandlung: SAMMPRIS

Studie

Derdeyn CP, Chimowitz MI, Lynn MJ, et al. Aggressive medical treatment with or without stenting in high-risk patients with intracranial artery stenosis (SAMMPRIS): the final results of a randomised trial. Lancet 2014; 383: 333–341

Zusammenfassung

Die SAMMPRIS-Studie verglich bei Patienten mit symptomatischer intrakranieller Stenose randomisiert die endovaskuläre Stenttherapie mit einer intensivierten medikamentösen Sekundärprophylaxe hinsichtlich der Reduktion erneuter Schlaganfallereignisse.

Die Studie wurde vorzeitig beendet, da sich in der Stentgruppe eine höhere Rate an frühen ischämischen Schlaganfällen und intrakraniellen Blutungen zeigte. Die finale Auswertung, die 551 Patienten mit einer mittleren Beobachtungsdauer von 32 Monaten umfasste, bestätigte die Überlegenheit einer aggressiven medikamentösen Therapie im Vergleich zum Stenting intrakranieller Stenosen. Ein Endpunktereignis (Schlaganfall, Versterben) trat im Beobachtungszeitraum bei 15 % der Patienten mit aggressiver Sekundärprophylaxe und bei 23 % der mittels Stent behandelten Patienten auf (p = 0,025), intrakranielle Blutungen traten in der Stentgruppe ebenfalls signifikant häufiger auf.

Sponsoren der Studie

NINDS, Industriepartner (u. a. Bereitstellung von Wingspan-Stents, Thrombozyten-funktionshemmern, Rosuvastatin).

Hintergrund und Fragestellung

Daten der WASID-Studie wiesen auf ein relativ hohes Risiko hin für Rezidiv-Schlaganfälle bei Patienten mit symptomatischen intrakraniellen Stenosen unter sekundärprophylakti-scher ASS-Therapie (Wahrscheinlichkeit von 15 % für ischämische Infarkte im abhängigen Stromgebiet innerhalb von 2 Jahren). Entwickelt wurden daher spezifische Stentsysteme zur Behandlung intrakranieller Stenosen, z. B. der Wingspan-Stent. Zum Zeitpunkt der SAMMPRIS-Studienkonzeption lagen wenige Fallserien zum Stenting bei Patienten mit symptomatischer intrakranieller Stenose vor. Daten aus randomisierten Studien hinsichtlich eines möglichen sekundärprophylaktischen Nutzens des intrakraniellen Stentings für diese Patientengruppe waren nicht verfügbar. Die SAMMPRIS-Studie hatte daher zum Ziel, den sekundärprophylaktischen Nutzen und die Risiken der Stentbehandlung im Vergleich zur intensivierten medikamentösen Sekundärprophylaxe zu untersuchen.

Studienteilnehmer und Intervention

Geplant war der Einschluss von 764 Patienten im Alter von 30–80 Jahren mit TIA oder gering behinderndem Schlaganfall, aufgetreten innerhalb von 30 Tagen vor Einschluss, sowie mit ≥ 70 %iger intrakranieller, symptomatischer Stenosierung. Ausgeschlossen wurden u. a. Patienten mit Tandemstenosen und nichtatheromatösen Stenosen.

Patienten in beiden Gruppen erhielten eine duale TFH (ASS, Clopidogrel) für 90 Tage nach Einschluss sowie anschließend eine ASS-Monotherapie. Zielparameter der kardiovaskulären Risikoreduktion waren ein systolischer Blutdruck < 140 mmHg und ein Low density lipoprotein (LDL)-Cholesterin < 1,81 mmol/l. Alle Patienten wurden regelmäßig individuell zu einem gesunden Lebensstil informiert und motiviert.

Bei Patienten der Stentgruppe wurde durch Neurointerventionalisten mit Erfahrung aus mindestens 20 intrakraniellen Behandlungen ein Wingspan-Stent im Bereich der intrakraniellen Stenose platziert. Diese Patienten erhielten eine Initialdosis von 600 mg Clopidogrel 6–24 h vor Stentimplantation.

Studiendesign, Endpunkte und Studiendauer

SAMMPRIS wurde konzipiert als multizentrische, randomisierte Studie mit verblindeter klinischer Evaluation von Schlaganfallereignissen und zentraler Bewertung weiterer Endpunktereignisse. Verglichen wurden die Ergebnisse einer intensivierten sekundärprophylaktischen Therapie mit Ergebnissen eines zusätzlichen intrakraniellen Stentings (Randomisierung 1:1).

Primärer Endpunkt war das Eintreten eines der folgenden klinischen Ereignisse:

- Schlaganfall oder Versterben innerhalb von 30 Tagen nach Einschluss;
- ischämischer Schlaganfall später als 30 Tage im Versorgungsgebiet des stenosierten Gefäßes;
- jeglicher Schlaganfall oder Versterben später als 30 Tage nach interventioneller Behandlung.

Geplant war eine Beobachtungsdauer von mindestens 12 und maximal 36 Monaten nach Einschluss.

Ergebnisse

Die SAMMPRIS-Studie wurde vorzeitig beendet, nachdem 551 Studienteilnehmer eingeschlossen waren, da eine Zwischenanalyse eine erhöhte Rate an Endpunktereignissen in der Stentgruppe gezeigt hatte (Chimowitz et al. 2011). Die symptomatischen Stenosen waren in der SAMMPRIS-Kohorte wie folgt lokalisiert: intrakranielle Arteria carotis interna 21 %, Arteria cerebri media 44 %, Arteria vertebralis und Arteria basilaris 35 %.

Die finale Analyse ergab für den medianen Nachbeobachtungszeitraum von 32 Monaten eine Endpunktrate von 15 % in der Gruppe mit intensivierter Sekundärprophylaxe und eine Rate von 23 % in der Stentgruppe. Die Ereignisrate war in der Stentgruppe nach einem Jahr mit 7 % bzw. nach 3 Jahren mit 9 % jeweils signifikant höher als in der Gruppe ohne Stenting. Diese Unterschiede werden überwiegend durch periinterventionelle Komplikationen der Stentgruppe definiert; im späteren postinterventionellen Verlauf waren die Endpunkt-Ereignisraten mit ca. 10 % in beiden Gruppen vergleichbar. Neben ischämischen Schlaganfällen traten intrakranielle Blutungen bei Patienten der Stentgruppe (13 %) signifikant häufiger auf als in der Kontrollgruppe (4 %). Eine prädefinierte Subgruppenanalyse ergaben keine Hinweise auf spezifische Effekte in den Behandlungsgruppen in Bezug auf das Patientenalter, die Lokalisation der Stenose oder eine vorbestehende Thrombozytenfunktionshemmung. Die überwiegende Mehrzahl der Patienten in beiden Behandlungsgruppen erreichte die vorgegebenen Zielparameter zur Reduktion des kardioavaskulären Risikos.

Schlussfolgerung
Die SAMMPRIS-Studie zeigte, dass bei Patienten mit symptomatischer intrakranieller Gefäßstenose ≥ 70 % eine intensive medikamentöse Sekundärprophylaxe einschließlich einer 3-monatigen dualen TFH mittels ASS und Clopidogrel signifikant effektiver ist, Schlaganfälle und Versterben zu verhindern, als eine intensive Sekundärprophylaxe mit zusätzlichem intrakraniellen Stenting. Zu berücksichtigen ist u. a., dass überwiegend Patienten mit intrakraniellen Stenosen im vorderen Kreislauf in die SAMMPRIS-Studie eingeschlossen wurden und die Patienten der Kohorte relativ jung waren. Die Studie konnte zeigen, dass eine aggressive Modifikation kardiovaskulärer Risikofaktoren im Rahmen der Studie umsetzbar war.

5.3 Extra- auf intrakranieller Bypass bei Patienten mit symptomatischem arteriosklerotischem Verschluss der Arteria carotis interna: COSS

Studie
Powers WJ, Clarke WR, Grubb RL, Jr., et al. Extracranial-intracranial bypass surgery for stroke prevention in hemodynamic cerebral ischemia: the Carotid Occlusion Surgery Study randomized trial. Jama 2011; 306: 1983–1992

Zusammenfassung

Die COSS-Studie untersuchte randomisiert, ob bei Patienten mit symptomatischem Verschluss der Arteria carotis interna im Vergleich zur einer konservativen Sekundärprophylaxe durch die Anlage eines extra- auf intrakraniellen Gefäßbypasses das Risiko für weitere ischämische Infarkte reduziert werden kann. Nach einem Rekrutierungszeitraum von 8 Jahren mit Einschluss von 195 Patienten wurde die Studie beendet; das ursprüngliche Rekrutierungsziel von 372 Patient wurde nicht erreicht. Der kombinierte primäre Endpunkt umfasste frühe Schlaganfall- und Todesereignisse (< Tag 30) sowie ipsilaterale Schlaganfälle innerhalb von 2 Jahren. Im Beobachtungszeitraum von 2 Jahren zeigte sich für den kombinierten Endpunkt in der Bypass-Gruppe eine Ereignisrate von 21 % und in der Kontrollgruppe eine Rate von 23 %. Zusammenfassend fand sich in der COSS-Studie kein Vorteil durch die Anlage eines extra- auf intrakraniellen Bypasses bei Patienten mit symptomatischem Karotis-Verschluss im Vergleich zur konservativen Therapie.

Sponsoren der Studie
NINDS.

Hintergrund und Fragestellung

Die Anlage einer Anastomose zwischen einem extrakraniellen und einem intrakraniellen Gefäß bei Patienten mit symptomatischer Stenose oder Verschluss eines hirnversorgenden Gefäßes kann zu einer verbesserten zerebralen Perfusion beitragen. Die in den 1980er-Jahren publizierte Studie der extracranial/intracranial (EC/IC) Bypass Study Group untersuchte randomisiert den sekundärprophylaktischen Nutzen eines Bypasses zwischen Arteria temporalis superficialis und Arteria cerebri media im Vergleich zur medikamentösen Sekundärprophylaxe (EC/IC Bypass Study Group 1985). Trotz einer nachweislich sehr hohen Rate an persistierend offenen Anastomosen zeigte sich kein Vorteil für operativ versorgte Patienten im Vergleich zur Kontrollgruppe. Kritikpunkte an der Studie waren u. a. die Heterogenität der Gefäßpathologien und die teils als unzureichend eingeschätzte Selektion von Patienten mit hohem Schlaganfall-Rezidivrisiko (Waters 2020). Die COSS-Studie hatte zum Ziel, mittels Positronen-Emissions-Tomographie (PET) selektionierte Patienten mit symptomatischem Karotisverschluss einzuschließen, die eine kompromittierte Hämodynamik distal des Verschlusses aufwiesen. Bei diesen Patienten sollte der sekundärprophylaktische Nutzen der Anlage eines extra- auf intrakraniellen Bypasses im Vergleich zur medikamentösen Prophylaxe randomisiert untersucht werden.

Studienteilnehmer und Intervention
In die COSS-Studie wurden Patienten im Alter von 18–85 Jahren eingeschlossen, die u. a. folgende Kriterien aufwiesen:

- bildgebender Nachweis eines ein- oder beidseitigen Verschlusses der Arteria carotis interna,
- TIA-/Schlaganfallsymptomatik korrelierend zum Karotis-Versorgungsgebiet,
- Auftreten der Symptomatik innerhalb von 120 Tagen vor geplanter PET-Untersuchung.

Mittels PET wurde als Hämodynamikparameter die Ratio der ipsilateralen und kontralateralen Sauerstoff-Extraktionsfraktion bestimmt; Patienten mit einer Ratio von > 1,130 konnten in die Studie eingeschlossen werden.

Bei Patienten in der Bypass-Gruppe wurde ipsilateral zum Karotisverschluss mikrochirurgisch eine Anastomose angelegt mittels eines Astes der Arteria temporalis superficialis zu einem kortikalen Ast der Arteria cerebri media. Bei allen Studienteilnehmern sollte eine TFH erfolgen, und es sollten definierte Zielparameter für kardiovaskuläre Risikofaktoren erreicht werden.

Studiendesign, Endpunkte und Studiendauer
COSS wurde konzipiert als randomisierte (1:1), multizentrische und offene Studie mit verblindeter Bewertung der Endpunktereignisse. Die Studie rekrutierte Patienten in 49 Zentren in den USA und Kanada im Zeitraum von 2002 bis 2010. Der primäre, kombinierte Endpunkt der Studie umfasste das Auftreten folgender Ereignisse:

- Schlaganfall oder Versterben innerhalb von 30 Tagen nach Operation oder Randomisierung bei konservativ behandelten Patienten;
- ipsilateraler Schlaganfall innerhalb von 2 Jahren.

Die Patienten der Bypass-Gruppe wurden postoperativ nach 30–60 Tagen erneut mittels PET untersucht. Der Beobachtungszeitraum für die Studienteilnehmer betrug maximal 24 Monate mit Visiten in 3-Monats-Intervallen. Ziel war der Einschluss von 372 Patienten, angenommen wurde eine Effektgröße von 16 % zugunsten der Bypass-Gruppe.

Ergebnisse
Eine Interimsanalyse nach Einschluss von 195 Patienten ergab, dass eine Fortführung der Studie bei fehlenden Hinweisen auf Unterschiede in den Behandlungsgruppen nicht aussichtsreich war, sodass die Rekrutierung vorzeitig beendet wurde. Das mittlere Patientenalter betrug 58 Jahre, der Zeitraum bis zum Studieneinschluss betrug im Mittel 72 Tage (Bypass-Gruppe) bzw. 75 Tage; die Patienten der Bypass-Gruppe wurden innerhalb von median 7 Tagen nach Einschluss operiert. Die kardiovaskulären Risikofaktoren waren bis zum Ende

der Studie in beiden Gruppen vergleichbar gut eingestellt, eine TFH erhielten jeweils 94 % der Patienten.

Klinische Endpunktereignisse traten im Beobachtungszeitraum in der Bypass-Gruppe bei 21 % (95-%-KI 12,8–29,2 %) der Patienten auf, in der konservativ behandelten Gruppe bei 22,7 % (95-%-KI 13,9–31,6 %). Innerhalb der ersten 30 Tage wurden in der Bypass-Gruppe bei 14 von 97 Patienten (14,4 %) neue Schlaganfälle beobachtet und in der Kontrollgruppe bei 2 von 98 Patienten (2,0 %). Hinsichtlich sekundärer Endpunkte ergaben sich keine signifikanten Unterschiede in den Behandlungsgruppen.

Bei operierten Patienten zeigte sich der Bypass im Rahmen des letzten Follow-ups zu 96 % perfundiert. Die Ratio der Sauerstoffextraktion verbesserte sich bei operierten Patienten deutlich.

Schlussfolgerung

Die Anlage eines extra- auf intrakraniellen Bypasses bei Patienten mit symptomatischem Karotisverschluss war in der COSS-Studie einer medikamentösen Therapie nicht überlegen in Bezug auf die Vermeidung erneuter Schlaganfälle. Die Rate an Endpunktereignissen war in der Frühphase bis Tag 30 in der Bypass-Gruppe deutlich höher als in der konservativ behandelten Kontrollgruppe. Allerdings war dies nicht auf Anastomosenverschlüsse zurückzuführen; die Anastomosen zeigten sich bis zum Ende des Beobachtungszeitraums zu 96 % persistierend offen. Ein Grund für das neutrale Ergebnis der Studie war auch die niedriger als erwartet beobachtete Rezidivrate ischämischer Ereignisse in der Kontrollgruppe, die auf eine verbesserte Einstellung kardiovaskulärer Risikofaktoren zurückzuführen ist.

5.4   Was bedeutet das für die klinische Praxis?

Endovaskuläre und operative Behandlung extrakranieller Karotisstenosen

Die Prävalenz von asymptomatischen Karotisstenosen ≥ 50 % (nach NASCET-Kriterien) betrug in populationsbasierten Studien bei > 70-jährigen Patienten 12,5 % (Männer) bzw. 6,9 % (Frauen); höhergradige Stenosen (≥ 70 % nach NASCET) fanden sich in 1,7 % der Patienten (de Weerd et al. 2009). Geschätzt wird, dass ca. 15 % der ischämischen Schlaganfälle durch eine stenosierende Makroangiopathie der extrakraniellen Karotiden (>50 % nach NASCET) bedingt sind (Flaherty et al. 2013). Das jährliche Risiko einer ipsilateralen zerebralen Ischämie bei Patienten mit einer Karotisstenose von ≥ 50 % nahm in den letzten Jahren auf 1 % ab und betrug bei höhergradigen Stenosen 2,4 % pro Jahr (Halliday et al. 2010; Raman et al. 2013). Diese Reduktion wird v. a. auf eine verbesserte medikamentöse Therapie zur Schlaganfallprophylaxe zurückgeführt.

Die Ergebnisse der CREST-Studie weisen zwar auf eine Gleichwertigkeit der rekanalisierenden Verfahren (CS und CEA) bei asymptomatischer und symptomatischer Karotisstenose hin, allerdings sind die in der periprozeduralen Frühphase beobachteten Komplikationsraten differenziert zu bewerten (häufiger persistierende Behinderung nach Schlaganfall nach CS vs. häufiger Myokardinfarkt nach CEA).

Für Patienten mit asymptomatischer Stenose der Arteria carotis sollte gemäß aktueller deutscher und europäischer Leitlinien eine CEA erwogen werden, wenn die Stenose ≥ 60 % beträgt, ein normales OP-Risiko vorliegt und ein erhöhtes Schlaganfallrisiko besteht (z. B. männlich, rascher Stenoseprogress, bildgebender Nachweis klinisch stummer Infarkte oder Mikroembolien). Die Empfehlungsstärke ist für das CS geringer, diese kann aber in o. g. Konstellation als Alternative erwogen werden. Als Voraussetzung wird angesehen, dass die Lebenserwartung der Patienten bei mindestens 5 Jahren liegt und die Komplikationsraten für beide Methoden in den durchführenden Zentren bei maximal 2 % bzw. 3 % während des stationären Aufenthaltes liegen (Eckstein et al. 2020; Aboyans et al. 2018). Diese Definitionen sind im Vergleich zur CREST-Studie strenger aufgrund der in der Praxis kürzeren stationären Aufenthaltsdauer der Patienten; der periprozedurale Beobachtungszeitraum der CREST-Studie lag bei 30 Tagen. Die zu den Ergebnissen der CREST-Studie diskrepante Leitlinienempfehlung, Patienten mit ≥ 50–60 %iger asymptomatischer Stenose nicht für eine rekanalisierende Therapie zu erwägen, berücksichtigt als Expertenkonsens die Effekte einer verbesserten medikamentösen Schlaganfallprophylaxe.

Bei hochgradiger, symptomatischer Karotisstenose (≥ 70 %) mit retinaler Ischämie, TIA oder klinisch geringer betroffenen Patienten wird in deutschen und europäischen Leitlinien die frühelektive CEA empfohlen (Tag 3–14 nach Ereignis). Unter Berücksichtigung u. a. der Ergebnisse der CREST-Studie sollte auch bei geringerer Stenosierung (50–69 %) eine CEA durchgeführt werden, sofern ein normales OP-Risiko besteht. Die Empfehlungsstärke für das CS ist auch hier geringer; dieses kann alternativ erwogen werden (Expertenmeinung); insbesondere bei Männern > 70 Jahren wird primär die CEA empfohlen. Vorausgesetzt werden periprozedurale Komplikationsraten (Schlaganfall/Versterben) für die rekanalisierenden Verfahren von maximal 4 % (stationär) bzw. 6 % (periprozedural bis Tag 30) (Eckstein et al. 2020; Aboyans et al. 2018).

Behandlung symptomatischer intrakranieller Stenosen
Die Prävalenz intrakranieller arterieller Stenosen (≥50 %) betrug in der selektierten, englischen OXVASC-Kohorte 17,6 % (Hurford et al. 2020). Patienten mit symptomatischen intrakraniellen Stenosen weisen ein erhöhtes Risiko für Rezidiv-Schlaganfälle auf, insbesondere bei hochgradiger Stenosierung ≥ 70 % (Chiemowitz et al. 2005; Hurford et al. 2020). Die Ergebnisse der SAMMPRIS-Studie belegen, dass bei symptomatischer intrakranieller Stenosierung ≥ 70 % eine intensivierte medikamentöse Sekundärprophylaxe der endovaskulären Therapie mittels Wingspan-Stent überlegen ist; vergleichbare Ergebnisse zeigten sich in der VISSIT-Studie, bei der ein Ballon-expandierender Stent eingesetzt wurde (Zaidat et al. 2015). Aktuelle Kohortenstudien weisen darauf hin, dass das Schlaganfall-Rezidivrisiko bei intrakranieller Stenosierung unter einer intensivierten Sekundärprophylaxe auch außerhalb

klinischer Studien und im Vergleich zu früheren Kohorten deutlich reduziert ist (OXVASC-Kohorte: 5,6 % Rezidivrate innerhalb von 2 Jahren). Dies stützt die Generalisierbarkeit der SAMMPRIS-Ergebnisse.

Patienten mit symptomatischen intrakraniellen Stenosen sollen daher gemäß den Ergebnissen der SAMMPRIS-Studie nach dem Indexereignis für 90 Tage intensiviert sekundärprophylaktisch mittels dualer TFH (ASS und Clopidogrel, anschließend Monotherapie) sowie mit hochdosiertem Statin behandelt werden. Zusätzlich sollen bei diesen Patienten ein intensiviertes Monitoring und eine konsequente Einstellung kardiovaskulärer Risikofaktoren erfolgen. Eine endovaskuläre Behandlung symptomatischer intrakranieller Stenosen sollte bei primärem Schlaganfallereignis nicht durchgeführt werden. Zu erwägen ist eine EVT jedoch, sollte es unter o. g. intensivierter Sekundärprophylaxe zu erneuten ischämischen Ereignissen im Versorgungsgebiet des stenosierten Gefäßes kommen.

Unklar ist, ob bei symptomatischen intrakraniellen Stenosen durch eine spätere endovaskuläre Intervention (> 30 Tage nach Ereignis) eine Reduktion der periprozeduralen Komplikationsraten erreicht werden kann. Diese Fragestellung soll im Rahmen von weiterer randomisierten Studien untersucht werden (Wang et al. 2020).

Bypass-Operation bei Patienten mit symptomatischem Verschluss der extrakraniellen Arteria carotis

Die randomisierte, multizentrische COSS-Studie konnte trotz aufwendiger Patientenselektion mittels PET nicht den Nachweis erbringen, dass eine extra- auf intrakranielle Bypass-Anlage das Risiko eines erneuten Schlaganfalls bei Patienten mit symptomatischem Karotisverschluss reduziert. Dass die Bypass-Anlage technisch effektiv ist, legen sowohl die nachweislich verbesserten Hämodynamikparameter wie auch die Anastomosenfunktion nahe. Entscheidend scheint u. a. das patientenspezifische perioperative Risiko zu sein, das zur hohen Anzahl früher Rezidivereignisse in der Bypass-Gruppe beitrug.

Zusammenfassend kann bei Patienten mit symptomatischem Karotisverschluss eine operative Sekundärprophylaxe mittels extra- auf intrakranieller Bypass-Anlage nicht empfohlen werden. Zu erwägen ist die Maßnahme als individueller Heilversuch bei Hochrisikopatienten, die trotz intensivierter medikamentöser Sekundärprophylaxe rezidivierende, symptomatische, hämodynamische Infarkte ipsilateral zum Karotisverschluss entwickeln und die ein normales operatives Risiko aufweisen.

Literatur

Aboyans V., Ricco J.B., Bartelink M.E.L., Björck M., Brodmann M., Cohnert T., Collet J.P., Czerny M., De Carlo M., Debus S., Espinola-Klein C., Kahan T., Kownator S., Mazzolai L., Naylor A.R., Roffi M., Röther J., Sprynger M, Tendera M., Tepe G., Venermo M., Vlachopoulos C., Desormais I.: ESC Scientific Document Group. 2017 ESC Guidelines on the Diagnosis and Treatment of Peripheral Arterial Diseases. Eur Heart J. **39**(9), 763–816 (2018)

Brott, T.G., Hobson, R.W., 2nd., Howard, G., et al.: Stenting versus endarterectomy for treatment of carotid-artery stenosis. New Engl J Med **363**, 11–23 (2010)

Brott, T.G., Howard, G., Roubin, G.S., et al.: Long-Term Results of Stenting versus Endarterectomy for Carotid-Artery Stenosis. New Engl J Med **374**, 1021–1031 (2016)

Chimowitz M.I., Lynn M.J., Howlett-Smith H., et al.: Warfarin-Aspirin Symptomatic Intracranial Disease Trial Investigators. Comparison of warfarin and aspirin for symptomatic intracranial arterial stenosis. New Engl J Med. **352**(13), 1305–1316 (2005)

Chimowitz M.I., Lynn M.J., Derdeyn C.P. et al.: SAMMPRIS Trial Investigators. Stenting versus aggressive medical therapy for intracranial arterial stenosis. New Engl J Med. 2011 Sep 15; 365(11): 993–1003 Erratum in: New Engl J Med. **367**(1), 93 (2012)

Derdeyn, C.P., Chimowitz, M.I., Lynn, M.J., et al.: Aggressive medical treatment with or without stenting in high-risk patients with intracranial artery stenosis (SAMMPRIS): The final results of a randomised trial. Lancet **383**, 333–341 (2014)

Eckstein H.H. et al. : S3-Leitlinie zur Diagnostik, Therapie und Nachsorge der extracraniellen Carotisstenose. https://www,awmf,org/leitlinien/detail/ll/004-028,html. Zugegriffen: 3. Febr. 2020

EC/IC Bypass Study Group. : Failure of extracranial-intracranial arterial bypass to reduce the risk of ischemic stroke. Results of an international randomized trial. New Engl J Med. **313**(19), 1191–200 (1985)

Flaherty, M.L., Kissela, B., Khoury, J.C., Alwell, K., Moomaw, C.J., Woo, D., Khatri, P., Ferioli, S., Adeoye, O., Broderick, J.P., Kleindorfer, D. Carotid artery stenosis as a cause of stroke. Neuroepidemiology 40(1). 36-41 (2013).

Halliday, A., Harrison, M., Hayter, E., et al.: 10-year stroke prevention after successful carotid endarterectomy for asymptomatic stenosis (ACST-1): A multicentre randomised trial. Lancet **376**, 1074–1084 (2010)

Hurford R., Wolters F.J., Li L., Lau K.K., Küker W., Rothwell P.M.: Oxford Vascular Study Phenotyped Cohort. Prevalence, predictors, and prognosis of symptomatic intracranial stenosis in patients with transient ischaemic attack or minor stroke: A population-based cohort study. Lancet Neurol. **19**(5), 413–421 (2020)

Powers, W.J., Clarke, W.R., Grubb, R.L., Jr., et al.: Extracranial-intracranial bypass surgery for stroke prevention in hemodynamic cerebral ischemia: The Carotid Occlusion Surgery Study randomized trial. JAMA **306**, 1983–1992 (2011)

Raman, G., Moorthy, D., Hadar, N., Dahabreh, I.J., O'Donnell, T.F., Thaler, D.E., Feldmann, E., Lau, J., Kitsios, G.D.: Management strategies for asymptomatic carotid stenosis: a systematic review and meta-analysis. Ann Intern Med. **158**(9), 676–685 (2013)

Wang T., Luo J., Wang X., Yang K., Jadhav V., Gao P., Ma Y., Zhao N., Jiao L.: Endovascular therapy versus medical treatment for symptomatic intracranial artery stenosis. Cochrane Database Syst Rev. 8(8), CD013267 (2020)

Waters, M.F.: Surgical Approaches to Stroke Risk Reduction. Continuum (Minneap Minn). **26**(2), 457–477 (2020)

de Weerd, M., Greving, J.P., de Jong, A.W., Buskens, E., Bots, M.L.: Prevalence of asymptomatic carotid artery stenosis according to age and sex: systematic review and metaregression analysis. Stroke **40**(4), 1105–1113 (2009)

Zaidat O.O., Fitzsimmons B.F., Woodward B.K., et al.: VISSIT Trial Investigators. Effect of a balloon-expandable intracranial stent vs medical therapy on risk of stroke in patients with symptomatic intracranial stenosis: the VISSIT randomized clinical trial. JAMA. **313**(12), 1240–1248 (2015)

PFO-Verschluss nach kryptogenem Schlaganfall

6

Thomas Liman

Inhaltsverzeichnis

6.1   CLOSE

Studie

Mas JL, Derumeaux G, Guillon B, et al. Patent Foramen Ovale Closure or Anticoagulation vs. Antiplatelets after Stroke. New Engl J Med 2017; 377: 1011–1021.

Zusammenfassung

In der multizentrischen, randomisierten, offenen CLOSE-Studie wurde untersucht, welche der folgenden Strategien bei Patienten mit einem kryptogenem Schlaganfall

T. Liman (✉)
Klinik für Neurologie, Charité Universitätsmedizin Berlin, Charité Campus Mitte, Berlin, Deutschland
E-Mail: thomas.liman@charite.de

© Der/die Autor(en), exklusiv lizenziert durch Springer-Verlag GmbH, DE, ein Teil von Springer Nature 2022
J. Witsch (Hrsg.), *Schlaganfall evidenzbasiert behandeln*,
https://doi.org/10.1007/978-3-662-63394-6_6

innerhalb der letzten 6 Monaten und einem offenen/persistierenden Foramen ovale (PFO) mit Vorhofseptumaneurysma oder großem interatrialen Rechts-Links-Shunt zu einer geringeren Rate an Schlaganfallrezidiven führt: ein PFO-Verschluss plus TFH versus TFH alleine sowie TFH alleine oder orale Antikoagulation (OAK). Über einen Beobachtungszeitraum von über 5 Jahren führte ein PFO-Verschluss plus TFH zu einer deutlich geringeren Schlaganfallhäufigkeit als eine TFH alleine. Ob ein Effekt einer TFH alleine versus OAK auf das Risiko eines erneuten Schlaganfalls vorliegt, konnte in dieser Studie nicht abschließend geklärt werden.

Sponsoren der Studie
Assistance Publique - Hôpitaux de Paris

Hintergrund und Fragestellung

In Fall-Kontroll-Studien konnte gezeigt werden, dass eine kryptogener Schlaganfall häufiger mit einem offenen Foramen ovale (PFO) assoziiert ist, insbesondere bei jüngeren Patienten (unter 55 Jahre) mit einem Vorhofseptumaneurysma oder einem relevanten Rechts-Links-Shunt. (Cabanes et al. 1993; Alsheikh-Ali et al. 2009; Mas et al. 2001).

Obwohl es plausibel erscheint, dass bei o.g. Schlaganfallpatienten ein PFO-Verschluss zu einer Reduktion des Schlaganfallrisikos führt, konnten mehrere randomisierte Studien, die in den Jahren 2012/2013 publiziert wurden, keinen Vorteil eines PFO-Verschlusses im Vergleich zur medikamentösen Therapie nachweisen. (Furlan et al. 2012; Carroll et al. 2013; Meier et al. 2013).

Die CLOSE-Studie hatte nun zum Ziel, den Effekt eines PFO-Verschlusses plus TFH versus TFH alleine sowie TFH versus OAK auf das Schlaganfall-Rezidivrisiko zu untersuchen. Hierzu wurden höchstens 60 Jahre alte Patienten mit kürzlich stattgehabtem, kryptogenem Schlaganfall und einem PFO mit Vorhofseptumaneurysma oder relevantem Rechts-Links-Shunt untersucht.

Studienteilnehmer und Intervention

Einschlusskriterien waren ein Lebensalter von mindestens 16 bis maximal 60 Jahren und ein ischämischer Schlaganfall innerhalb der letzten 6 Monate, bei dem trotz ausführlicher Diagnostik keine Ursache gefunden wurde (kryptogener Schlaganfall). Weiteres Einschlusskriterium war das Vorhandensein eines PFO mit Vorhofseptumaneurysma oder großem Rechts-Links-Shunt. Ein großer Shunt wurde definiert als Übertritt von mehr als 30 Kontrastmittelbläschen in den linken Vorhof innerhalb von 3 Herzzyklen. Ein ischämischer

Schlaganfall wurde definiert als Vorliegen akuter fokal-neurologischer Symptome mit korrespondierendem, bildgebendem Nachweis eines Hirninfarktes unabhängig von der Dauer der Symptome.

Der PFO-Verschluss erfolgte innerhalb von 3 Wochen nach Randomisierung und wurde durch erfahrene interventionelle Kardiologen durchgeführt. Das benutzte PFO-Verschluss-Device musste durch ein kardiologisches Komitee genehmigt werden. Alle Patienten mit PFO-Verschluss erhielten zunächst Doppelplättchenhemmung mit ASS 75 mg/Tag plus Clopidogrel 75 mg/Tag für 3 Monate gefolgt von TFH-Monotherapie. Patienten, die in die OAK Gruppe randomisiert wurden, erhielten Vitamin-K-Antagonisten (VKA) mit Ziel INR 2–3 oder direkte OAK.

Studiendesign, Endpunkte und Studiendauer
CLOSE war eine prospektive, 1:1:1-randomisierte (PFO-Verschluss und TFH versus TFH-Monotherapie versus OAK), multizentrische, offene Überlegenheitsstudie. Die Patienten wurden wie folgt randomisiert:

- Randomisierungsgruppe 1:
  - einen PFO-Verschluss mit anschließender TFH (Details siehe oben),
  - eine alleinige TFH mit ASS oder Clopidogrel oder ASS plus Dipyridamol,
  - eine antikoagulative Therapie (Details siehe oben);
- Randomisierungsgruppe 2: Patienten mit Kontraindikationen gegen OAK erhielten entweder einen PFO-Verschluss oder TFH-Monotherapie;
- Randomisierungsgruppe 3: Patienten mit Kontraindikationen gegen PFO-Verschluss erhielten entweder TFH-Monotherapie oder OAK.

Die Studie wurde an 32 Standorten in Frankreich und an 2 Standorten in Deutschland durchgeführt. Die Follow-up-Untersuchung erfolgte alle 6 Monate über einen Zeitraum von mindestens 5 Jahren, danach erfolgte eine telefonische Nachverfolgung. Das Ergebnis des PFO-Verschlusses wurde 6–12 Monate nach der Intervention mittels Kontrastmittel-Echokardiografie kontrolliert.

Der primäre Endpunkt war das Auftreten eines fatalen oder nicht-fatalen Schlaganfalls. Sekundäre Endpunkte waren u. a. ein kombinierter Endpunkt aus ischämischem Schlaganfall, transitorisch ischämischer Attacke (TIA) und/oder systemischer Embolie. Sicherheitsendpunkte waren interventions- oder blutungsbedingte Komplikationen.

Ergebnisse
Es wurden von Dezember 2008 bis Dezember 2016 663 Patienten eingeschlossen, davon gehörten 524 in die Randomisierungsgruppe 1 (R1), 129 in die Randomisierungsgruppe 2 (R2) und 10 in die Randomisierungsgruppe 3 (R3). Insgesamt erhielten 173 (R1) + 65 (R2) Patienten einen PFO-Verschluss, 180 (R1) + 7 (R3) Patienten eine Antikoagulation und 171 (R1) + 64 (R2) + 3 (R3) eine TFH. Die mittlere Nachverfolgungszeit war 5,4 Jahre

in der PFO-Verschlussgruppe und 5,2 Jahre in der TFH-Gruppe. 86 % erhielten ASS in der TFH-Gruppe.

Schwere prozedurale Komplikationen traten bei 14 der 238 PFO-Patienten auf (5,9 %), insbesondere Vorhofflattern bzw. -flimmern bei 11 Patienten. Zu vordefinierten schweren Therapienebenwirkungen („serious adverse events", u. a. akuter Bauch- oder Kopfschmerz, Herzinfarkt, epileptischer Anfall etc.) kam es bei 35,7 % der PFO-Patienten und 33,2 % der Patienten mit TFH (p = 0,56).

PFO-Verschluss versus TFH (R1 und R2) In der *Intention-to-treat-Analyse* konnte bei keinem Patienten der PFO-Gruppe (n = 238) ein Schlaganfall nachgewiesen werden. In der TFH-Gruppe (n = 235) ereignete sich bei 14 Patienten ein Schlaganfallrezidiv (Hazard Ratio [HR] 0,03 mit KI [95-%-KI] 0,0–0,26; p < 0,001); darunter fanden sich 9 Rezidive bei 74 Patienten mit PFO und Vorhofseptumaneurysma. In der Per-protocol-Analyse (440 Patienten) trat bei keinem der 217 PFO- und bei 14 der 223 Patienten mit TFH ein Schlaganfall auf (HR 0,04, 95-%-KI 0,0–0,3; p < 0,001). Der sekundäre kombinierte Endpunkt aus Schlaganfall, TIA oder systemischer Embolie trat seltener in der PFO- als in der TFH-Gruppe auf (3,4 % vs. 8,9 %; p = 0,01). Die Häufigkeit von u. a. TIA, Sterblichkeit, Embolie, schwerem Schlaganfall (mit n = 1 und mRS > 2) und den „serious adverse events" unterschied sich nicht zwischen den Gruppen. Bei 11 Patienten der PFO-Gruppe und bei 2 Patienten der TFH-Gruppe trat ein neues Vorhofflimmern oder -flattern auf (4,5 % vs. 0,9 %; p = 0,02). Die Schätzung der Rezidivrate nach Kaplan–Meier für 5 Jahre lag bei 4,9 % in der TFH Gruppe.

TFH versus OAK (R1 + R3) In der Intention-to-treat-Kohorte wurde bei 3 Patienten der Antikoagulationsgruppe und bei 7 Patienten der TFH-Gruppe ein Schlaganfall nachgewiesen. In der Per-protocol-Analyse (307 Patienten) wurde bei 2 Patienten der OAK-Gruppe und bei 7 Patienten der TFH-Gruppe ein Schlaganfall nachgewiesen. Eine statistische Signifikanz zwischen den Gruppen konnte aufgrund fehlender statistischer Power nicht berechnet werden. Die Schätzung der Rezidivrate nach Kaplan–Meier für 5 Jahre lag in der TFH-Gruppe bei 3,8 % und in der OAK-Gruppe bei 1,5 %.

Schlussfolgerung

Die CLOSE-Studie zeigte, dass bei PFO-Verschluss mit anschließender TFH in einer selektierten Gruppe von Patienten mit kryptogenen Schlaganfällen und einem Alter von 16–60 Jahre sowie einem PFO mit großem Rechts-Links-Shunt oder Vorhofseptumaneurysma die Rezidivrate deutlich niedriger ist als bei einer Monotherapie mit einem TFH. Die 5-Jahres-Rezidivrate war 4,9 % niedriger in der Gruppe mit PFO-Verschluss plus TFH im Vergleich zur TFH-Monotherapie.

6.2   REDUCE

Studie

Sondergaard L, Kasner SE, Rhodes JF, et al. Patent Foramen Ovale Closure or Antiplatelet Therapy for Cryptogenic Stroke. New Engl J Med 2017; 377: 1033–1042.

Zusammenfassung

In der randomisierten, multizentrischen REDUCE-Studie wurde untersucht, ob bei unter 60-jährigen Patienten mit kryptogenem Schlaganfall und einem offenen/persistierenden Foramen ovale (PFO) ein PFO-Verschluss kombiniert mit einer TFH das Risiko eines erneuten Schlaganfalles im Vergleich zu einer TFH-Monotherapie reduzieren kann. Während eines Beobachtungszeitraumes von über 3 Jahren kam es in der Gruppe der Patienten mit PFO-Verschluss plus TFH zu deutlich weniger erneuten Schlaganfällen als in der Gruppe der Patienten mit TFH-Monotherapie, bei einer allerdings deutlich erhöhten Rate an Komplikationen wie Vorhofflimmern.

Sponsoren der Studie
Gore Medical

Hintergrund und Fragestellung

Ein PFO ist eine mögliche Ursache für einen kryptogenen Schlaganfall im Sinne eines paradox-embolischen Ereignisses. (Khairy et al. 2003; Srivastava und Payment 1997; Overell et al. 2000) Allerdings konnten drei in den Jahren 2012 und 2013 durchgeführte klinische Studien keine signifikante Risikoreduktion in der primären Intention-to-treat-Analyse aufzeigen, obwohl sekundäre Auswertungen auf einen möglichen Vorteil des PFO-Verschlusses hinweisen (Furlan et al. 2012; Carroll et al. 2013; Meier et al. 2013).

Das Ziel der REDUCE-Studie war es, die Wirksamkeit und Sicherheit eines PFO-Verschlusses plus TFH im Vergleich zur TFH-Monotherapie in der Prävention eines erneuten (klinischen oder bildgebenden) Hirninfarktes bei Patienten mit PFO und kryptogenem Schlaganfall zu untersuchen.

Studienteilnehmer und Intervention

Einschlusskriterien waren ein Alter von 18–59 Jahre, ein kryptogener ischämischer Schlaganfall innerhalb von 180 Tagen vor Randomisierung und das Vorhandensein eines PFO mit Rechts-Links-Shunt. Ischämischer Schlaganfall war definiert als ein akutes fokalneurologisches Defizit mit entweder passenden klinischen Symptomen über mehr als 24 h (oder bis zum Tod) oder Nachweis eines Infarktes in der MRT- oder CT-Bildgebung des Gehirns. Identifizierbare Ursachen des Schlaganfalles wie z. B. kardiale Emboliequellen (inklusive Vorhofflimmern), Gerinnungsstörungen, die eine OAK erfordern, symptomatische Karotisstenosen (mehr als 50 %) oder Dissektionen mussten vorher ausgeschlossen werden, um den Schlaganfall als kryptogen zu klassifizieren. Ausschlusskriterien waren unkontrollierbarer Diabetes mellitus oder Bluthochdruck, Autoimmunerkrankung, Alkoholoder Drogenabusus und Indikationen für eine OAK.

Die Größe des Rechts-Links-Shunts wurde mittels transösophagealer Echokardiografie anhand des Übertritts von Kontrastmittelbläschen („micro bubbles") in Ruhe oder unter Valsalva in den linken Vorhof klassifiziert („micro bubbles": 0 = kein Shunt, 1–5 = kleiner Shunt, 6–25 = mittlerer Shunt, > 25 = großer Shunt).

Der PFO-Verschluss erfolgte mittels „Helex Septal Occluder" Device oder „Cardioform Septal Occluder" Device innerhalb von 90 Tagen nach Randomisierung. Alle Patienten in der PFO-Verschlussgruppe wurden mit 300 mg Clopidogrel als Loading Dose vor oder direkt nach der Intervention behandelt sowie nachfolgend mit Clopidogrel 75 mg/Tag für 3 Tage gefolgt von einer TFH-Monotherapie für mindestens die Dauer der Studie. TFH-Monotherapie durfte aus ASS 75 mg/Tag bis 320 mg/Tag, oder ASS plus Dipyridamol (50 -100 mg plus 225–400 mg/Tag) oder Clopidogrel 75 mg/Tag bestehen.

Studiendesign, Endpunkte und Studiendauer

REDUCE war eine prospektive, 2: 1-randomisierte, kontrollierte, multizentrische Studie an 63 Zentren in den USA, Skandinavien, Dänemark, Großbritannien und Kanada. Patienten mit kryptogenem Schlaganfall und PFO wurden in einem Verhältnis von 2: 1 entweder in die PFO-Verschlussgruppe plus TFH oder in die TFH-Monotherapiegruppe randomisiert. Patienten wurden für mindestens 2 Jahre und maximal 5 Jahre nachverfolgt. Follow-up-Untersuchungen wurden nach 1, 6, 12, 18, 24, 36, 48 und 60 Monaten durchgeführt. Eine Echokardiografie erfolgte in der PFO-Verschlussgruppe nach 1, 12 und 24 Monaten. Eine Verlaufsbildgebung mittels MRT des Gehirns wurde bei allen Patienten nach 2 Jahren durchgeführt.

Die Studie hatte zwei koprimäre Endpunkte. Der erste koprimäre Endpunkt war die fehlende klinische Evidenz eines erneuten Schlaganfalles, ausgedrückt durch die Schlaganfall-Rezidivrate (Definition Schlaganfall: siehe oben). Der zweite Endpunkt war das Auftreten neuer zerebraler Infarkte in der Verlaufs-MRT.

Ergebnisse

Von Dezember 2008 bis Februar 2015 wurden insgesamt 664 Patienten mit einem mittleren Alter von 45 Jahren eingeschlossen: 441 Patienten in die PFO-Verschlussgruppe und 223 Patienten in die TFH-Monotherapiegruppe. Die mittlere Dauer vom Schlaganfallereignis bis zur Randomisierung betrug 102 Tage. Die mittlere Follow-up-Dauer betrug 3,2 Jahre. Ein erfolgreicher PFO-Verschluss erfolgte bei 408 Patienten nach im Median 28 Tagen nach Randomisierung. Insgesamt hatten ungefähr 10 % aller Patienten einen kleinen Shunt, 40 % einen mittleren Shunt und 40 % einen großen Shunt.

Bezüglich des ersten koprimären Endpunktes traten insgesamt 6 (1,4 %) neue Schlaganfälle in der PFO-Verschlussgruppe sowie 12 (5,4 %) neue Schlaganfälle in der TFH-Monotherapiegruppe auf (HR für Schlaganfallrezidiv 0,23, 95-%-KI 0,09–0,62; p = 0,002).

In Bezug auf den zweiten koprimären Endpunkt (neue Schlaganfälle: klinische sowie stumme, bildgebende Infarkte) kam es zu 22 (5,7 %) Rezidiven in der PFO-Verschlussgruppe und zu 20 (11,3 %) neuen Schlaganfällen in der TFH-Monotherapiegruppe (RR 0,51, 95-%-KI 0,29–0,91; p = 0,04).

Schwere therapiebezogene Nebenwirkungen traten bei 102 Patienten (23,1 %) in der PFO-Verschlussgruppe sowie bei 62 Patienten (23,1 %) der TFH-Gruppe auf (p = 0,22). Bei signifikant mehr Patienten der PFO-Verschlussgruppe kam es zu einem neuen Vorhofflimmern oder -flattern im Vergleich zur TFH-Gruppe (6,6 % versus 0,4 %, p < 0,001); 83 % der Vorhofflimmer/-flatter-Ereignisse traten innerhalb von 45 Tagen nach der Prozedur auf und über 60 % remittierten nach 2 Wochen. Von diesen war bei einem Patienten das Schlaganfallrezidiv durch das neues postprozedurales Vorhofflimmern ausgelöst. Keine signifikanten Unterschiede zwischen den beiden Gruppen gab es bei der Häufigkeit schwerer Blutungen, tiefer Beinvenenthrombosen oder Lungenembolien.

Schlussfolgerung

Die REDUCE-Studie zeigte, dass bei Patienten mit kryptogenen Schlaganfällen und einem Alter unter 60 Jahren ein PFO-Verschluss plus Plättchenhemmung zu einer deutlichen Reduktion von stummen oder symptomatischen Re-Infarkten führt im Vergleich zu Mono-TFH. Der PFO-Verschluss führte jedoch zu einer signifikant höheren Rate von neu aufgetretenen Episoden mit Vorhofflimmern oder -flattern.

6.3   RESPECT

Studie
Saver JL, Carroll JD, Thaler DE, et al. Long-Term Outcomes of Patent Foramen
Ovale Closure or Medical Therapy after Stroke. New Engl J Med 2017; 377: 1022–
1032.

Zusammenfassung
In der prospektiven, randomisierten, kontrollierten Multicenterstudie RESPECT
wurde untersucht, ob bei 18- bis 60-jährigen Patienten mit einem offe-
nen/persistierendem Foramen ovale (PFO) und einem ischämischen, kryptogenen
Schlaganfall ein PFO-Verschluss (bis maximal 270 Tage nach Indexereignis) im
Vergleich zur alleinigen medikamentösen Therapie zu einer Reduktion von neuen,
nichtfatalen oder fatalen ischämischen Schlaganfällen oder früher Sterblichkeit bis
45 Tage nach Randomisierung führt. In der Langzeitbeobachtung der RESPECT-
Studie mit einer mittleren Follow-up-Zeit von 5,9 Jahren wurde nun nachgewiesen,
dass ein PFO-Verschluss plus TFH zu deutlich weniger neuen Schlaganfällen führt
als eine rein medikamentöse Therapie.

Sponsoren der Studie
St. Jude Medical

Hintergrund und Fragestellung

Ungefähr 20–30 % aller Schlaganfälle haben ein ungeklärte Ursache. (Hart et al. 2014)
Beobachtungsstudien konnten einen deutlichen Zusammenhang zwischen kryptogenen
Schlaganfällen und dem Vorhandensein eines PFO aufzeigen. (Alsheikh-Ali et al. 2009)
Diese Beobachtungen suggerieren, dass ein hoher Anteil der ätiologisch nicht zugeordneten
Schlaganfälle möglicherweise aufgrund einer paradoxen Embolie durch das PFO entstehen.
Allerdings konnte in drei früheren klinischen Studien kein Vorteil eines perkutanen PFO-
Verschlusses im Vergleich zur medikamentösen Therapie nachgewiesen werden (Furlan
et al. 2012; Carroll et al. 2013; Meier et al. 2013).

Die Ergebnisse der RESPECT-Studie mit ca. 2 Jahren Follow-up wurden bereits veröffentlicht. (Carroll et al. 2013) Um den Langzeiteffekt eines PFO-Verschlusses auf das
Schlaganfall-Rezidivrisiko zu untersuchen, wurden nun die Ergebnisse der Langzeitnach-
untersuchung berichtet.

Studienteilnehmer und Intervention

Eingeschlossen wurden Patienten mit kryptogenem, ischämischem Schlaganfall, die zwischen 18 und 60 Jahre alt waren und bei denen ein PFO in der transösophagealen Echokardiografie nachgewiesen worden war. Eine Randomisierung hatte innerhalb von 270 Tagen nach dem Index-Schlaganfall zu erfolgen. Ausschlusskriterien waren Schlaganfallursachen, die plausibler erschienen als eine paradoxe Embolie wie z. B. eine kardiale Emboliequelle.

In der PFO-Verschlussgruppe wurde ein Amplatzer PFO Occluder verwendet. Der PFO-Verschluss musste innerhalb von 21 Tagen nach Randomisierung erfolgen. Nach Implantation erhielten die Patienten ASS 81–325 mg/Tag plus Clopidogrel täglich für 1 Monat gefolgt von einer ASS-Monotherapie für 5 Monate. Danach wurde die weitere antithrombotische Therapie den lokalen Zentren überlassen. In der medikamentösen Vergleichsgruppe standen den Patienten 4 Therapieoptionen zur Verfügung: ASS, Warfarin, Clopidogrel oder ASS plus Dipyridamol.

Die Shunt-Größe wurde auf einer Standardskala bewertet (Grad 0: keine „micro bubbles", Grad 1: 1–9, Grad 2: 10–20, Grad 3: > 20 „micro bubbles"). Kerut et al. (2001) Ein atriales Septumaneurysma wurde als eine Septumabweichung von 10 mm oder mehr definiert.

Studiendesign, Endpunkte und Studiendauer

RESPECT war eine prospektive, offene, randomisierte, kontrollierte, multizentrische Studie an 69 Zentren in den USA und Kanada. Bei Patienten mit kryptogenem Schlaganfall und PFO erfolgte im Zeitraum von 270 Tagen nach Schlaganfall entweder ein PFO-Verschluss oder eine medikamentöse Therapie. Follow-up-Untersuchungen erfolgten nach 1, 6, 12, 18 und 24 Monaten, anschließend einmal jährlich.

Der primäre Endpunkt war ein kombinierter Endpunkt aus erneutem, nichttödlichem ischämischem Schlaganfall, tödlichem ischämischem Schlaganfall oder frühem Tod nach Randomisierung (innerhalb der ersten 45 Tage nach Randomisierung oder in der PFO-Gruppe bis 30 Tage nach PFO-Verschluss).

Ergebnisse

Von August 2003 bis Dezember 2011 wurden 980 Patienten eingeschlossen. Das mittlere Alter betrug 46 Jahre. Einen PFO-Verschluss erhielten 499 Patienten, eine alleinige medikamentöse Therapie 481. Der primäre Endpunkt (= Schlaganfall oder Tod) trat bei 18 der 499 Patienten mit PFO-Verschluss und bei 28 Patienten der 481 Patienten der Medikamentengruppe auf. Dies entspricht 0,58 versus 1,07 Ereignissen pro 100 Patientenjahre (Hazard Ratio [HR] 0,55, 95-%-KI 0,31- 0,99; p = 0,046). Ein wiederkehrender ischämischer Schlaganfall unbestimmter Ursache trat bei 10 Patienten in der PFO-Verschlussgruppe und bei 23 Patienten in der medizinisch-therapeutischen Gruppe auf (HR 0,38; 95-%-KI 0,18–0,79; p = 0,007). Ein Schlaganfallrezidiv unklarer Ursache trat bei 10 Patienten in der PFO-Verschlussgruppe und bei 23 Patienten in der Medikamentengruppe auf.

Die Ergebnisse von Subgruppenanalysen deuteten darauf hin, dass der Nutzen des PFO-Verschlusses im Vergleich zur medizinischen Therapie bei Patienten mit einem atrialen Septumaneurysma und großem Shunt (Grad 3, > 20 Mikrobläschen) möglicherweise größer war. Bei 40,3 % der Patienten der PFO-Verschlussgruppe und 36,0 % der Medikamentengruppe traten schwere Therapienebenwirkungen auf, wobei tiefe Venenthrombosen und Lungenembolien in der PFO-Gruppe häufiger vorkamen. Es verstarben 7 Patienten in der PFO- und 11 Patienten in der Medikamentengruppe, alle innerhalb der ersten 45 Tage nach Randomisierung. Die Häufigkeit von Vorhofflimmern war nicht signifikant unterschiedlich zwischen den beiden Therapiegruppen (0,48 bzw. 0,34 pro 100 Patientenjahre; p = 0,36).

Schlussfolgerung

Das Langzeit-Follow-up der RESPECT-Studie zeigte, dass bei Patienten mit einem PFO, die zum Zeitpunkt eines kryptogenen ischämischen Schlaganfalls 18–60 Jahre alt waren, der PFO-Verschluss unter Verwendung des Amplatzer PFO Occluder mit einer geringeren Rate an Schlaganfallrezidiven einhergeht als die medikamentöse Therapie allein. Der PFO-Verschluss war allerdings mit einer höheren Rate an venösen Thromboembolien verbunden als die alleinige medikamentöse Therapie.

6.4   PFO-Studien: Was bedeutet das für die klinische Praxis?

Zusammengefasst konnte in drei großen klinischen Studien – der CLOSE-, der REDUCE- und der RESPECT-Studie – gezeigt werden, dass der PFO-Verschluss beim kryptogenen Schlaganfall bei unter 60-jährigen Patienten insgesamt zu einer Reduktion des Schlaganfall-Rezidivrisikos, insbesondere bei Patienten mit relevantem Rechts-Links-Shunt oder Vorhofseptumaneurysma, führt.

Im Gegensatz zu den älteren klinischen PFO-Schlaganfallstudien aus den Jahren 2012 und 2013 (Furlan et al. 2012; Carroll et al. 2013; Meier et al. 2013), die allenfalls einen Trend für einen interventionellen PFO-Verschluss aufzeigen konnten, zeichneten sich die neueren Studien aus dem Jahr 2017 dadurch aus, dass insgesamt strengere Einschlusskriterien gewählt wurden wie z. B. Nachweis eines relevanten Rechts-Links-Shunts in der CLOSE-Studie oder Ausschluss von lakunären Schlaganfällen in der REDUCE-Studie, sowie dass die Beobachtungszeit insgesamt länger war. (Saver et al. 2017; Søndergaard et al. 2017; Mas et al. 2017).

In einer Metaanalyse aus 3 randomisierten PFO-Studien, die einen PFO-Verschluss plus TFH versus TFH-Monotherapie bei kryptogenem Schlaganfall untersuchten, betrug die Rezidivrate bei einem mittleren Follow-up von 3,8 Jahren und insgesamt 1257 Patienten 13 pro 1000 Patientenjahre in der PFO-Verschlussgruppe versus 100 pro 1000 Patientenjahre in der TFH-Gruppe. Die OR für einen ischämischen Schlaganfall betrug standardisiert auf 5 Jahre 0,12 mit einem KI von 0,04–0,27 zugunsten des PFO-Verschlusses. (Mir 2018) Einen Nutzen des PFO-Verschlusses für eine TIA als Outcome konnte in diesem systematischen Review mit Metaanalyse nicht nachgewiesen werden.

Eine Metaanalyse aller 4 „neueren", 2017/2018 publizierten Studien (Saver et al. 2017; Søndergaard et al. 2017; Mas et al. 2017) (Lee et al. 2018) zeigte, dass ein PFO-Verschluss mit einer HR von 0,41 (95-%-KI 032–0,73) für einen erneuten Schlaganfall assoziiert ist mit einer absoluten Risikoreduktion von 3,4 % über 5 Jahre. (Messé et al. 2020).

Bezüglich der *number needed to treat* (NNT) berichten Saver und Kollegen, dass für alle Patienten aus randomisierten Studien mit PFO-Verschluss plus TFH im Vergleich zu TFH-Monotherapie die NNT zur Verhinderung eines ischämischen Schlaganfalls durch den PFO-Verschluss über 5 Jahre bei 24 liegt. Bei Patienten mit PFO und Vorhofseptumaneurysma liegt die NNT bei 13 für 5 Jahre und bei Patienten mit mindestens mittelgroßem Shunt bei 18. (Saver et al. 2018).

Insgesamt war das jährliche Schlaganfallrisiko in den 6 großen randomisierten Studien im medikamentösen Arm mit einer Ereignisrate von 1,2 % eher gering. (Furlan et al. 2012; Meier et al. 2013; Saver et al. 2017, 2018; Søndergaard et al. 2017; Mas et al. 2017; Lee et al. 2018) Man sollte allerdings bedenken, dass es sich hier um Patienten handelt, die im Durchschnitt noch 30–40 Jahre Lebenserwartung vor sich haben, sodass das Risiko vermutlich als relevant einzuschätzen ist.

Darüber hinaus zeigten die o.g. klinischen Studien, dass eine Intervention in 87–96 % der Fälle je nach Art des Okkluders zu einem effektiven PFO-Verschluss führte. Das Auftreten eines peri- oder postprozeduralen Vorhofflimmerns (VHF) war mit ca. 3,2 % die häufigste Komplikation, die aber in den meisten Fällen selbstlimitierend war und in den ersten 4–6 Wochen nach Intervention auftrat. (Saver et al. 2018) Eine Metaanalyse aller 4 „neueren" klinischen Studien zeigte eine erhöhte Rate für das Auftreten jeglicher Art von Vorhofflimmern mit einem RR von 3,12 (95-%-KI 1,71–5,68) bei PFO-Verschluss sowie einer jährlichen absoluten Risikosteigerung für nichtperiprozedurales Vorhofflimmern von 0,33 %. (Messé et al. 2020).

Andere schwere periprozedurale Komplikationen wie retroperitoneale Blutung (1,01 %), perikardiale Tamponade (0,17 %) oder kardiale Perforation (0,06 %) waren in 1780 untersuchten Fällen mit PFO-Verschluss eher selten. (Saver et al. 2018).

6.4.1 Leitlinien und Empfehlungen

Die Deutsche Gesellschaft für Kardiologie, die deutsche Schlaganfallgesellschaft und die Deutsche Gesellschaft für Neurologie haben 2018 eine gemeinsame Leitlinie herausgebracht mit dem Titel „Kryptogener Schlaganfall und offenes Foramen ovale". (Diener et al. 2018).

Für die klinische Praxis sind hier folgende Empfehlungen gegeben:

1. Bei Patienten zwischen 16 und 60 Jahren mit einem kryptogenen ischämischen Schlaganfall und einem PFO mit moderatem oder ausgeprägtem Rechts-Links-Shunt ist ein interventioneller PFO-Verschluss zu empfehlen. (Empfehlungsgrad A, Evidenzebene I)

2. Bei Patienten mit einem kryptogenen ischämischen Schlaganfall und PFO, die einen PFO-Verschluss ablehnen, gibt es keine Hinweise für eine Überlegenheit einer OAK gegenüber einer Behandlung mit einem TFH. Daher sollte die Sekundärprävention mit ASS oder Clopidogrel erfolgen. (Empfehlungsgrad B, Evidenzebene II)

3. Nach einem interventionellen PFO-Verschluss wird eine duale TFH mit ASS 100 mg/Tag plus Clopidogrel 75 mg/Tag für 1–3 Monate empfohlen, gefolgt von einer 12- bis 24-monatigen Monotherapie mit ASS 100 mg oder Clopidogrel 75 mg. Bei Patienten mit zusätzlicher Manifestation einer Arteriosklerose wird eine Dauertherapie mit TFH empfohlen. (Empfehlungsgrad B, Evidenzebene IIb)

4. Perikardtamponaden sowie Lungenembolien sind beschriebene schwere Komplikationen während und nach Implantation eines Okkluders. Die Ereignisse sind aber so selten, dass sie den Empfehlungsgrad für die Implantation nicht beeinflussen sollten. (Empfehlungsgrad A, Evidenzebene Ia)

5. Disc-Okkluder erwiesen sich als überlegen in Sicherheit und Effektivität gegenüber nicht zirkulär scheibenförmigen Okkludern. (Empfehlungsgrad A, Evidenzebene Ia)

Weiterhin wird empfohlen, dass für die Klassifizierung „kryptogener Schlaganfall" die Kriterien des „Embolic Stroke of Undetermined Source" (ESUS) (Hart et al. 2014) angewendet werden sollen mit

- Nachweis einer zerebralen Ischämie mittels CT oder MRT und Ausschluss lakunärer Infarkte,
- Ausschluss einer > 50 % Stenose der hirnversorgenden Arterien,
- Ausschluss von kardialen Emboliequellen wie Vorhofflimmern und
- Ausschluss anderer, seltener Schlaganfallmechanismen wie z. B. Vaskulitis oder Dissektion.

In einem Update der Leitlinien der American Academy of Neurology (AAN) Anfang 2020 werden die Empfehlungen nach Vorliegen von weiteren systematischen Reviews nach 2018 etwas vorsichtiger formuliert. (Messé et al. 2020) Hier heißt es, dass zunächst unbedingt darauf geachtet werden soll, dass vor PFO-Verschluss eine umfassende und komplette Umfelddiagnostik zum Ausschluss anderer Schlaganfallmechanismen wie Vorhofflimmern etc. durchgeführt wurde. Weiterhin sollten Schlaganfallpatienten mit PFO dahin gehend beraten werden, dass ein PFO bei etwa 1 von 4 Erwachsenen in der Allgemeinbevölkerung auftritt und dass es im Einzelfall schwer sein kann, mit Sicherheit festzustellen, ob der Schlaganfall tatsächlich durch das PFO verursacht wurde. Bei Patienten mit PFO und ESUS, die jünger als 60 Jahre sind, kann dann ein PFO-Verschluss empfohlen werden. Vorher sollte allerdings eine ausführliche Diskussion über die potenziellen Vorteile (absolute Rezidivreduktion des Schlaganfallrisikos um 3,4 % nach 5 Jahren) und die Risiken (periprozedurale Komplikationsrate von 3,9 % und erhöhte absolute Rate von nichtperiprozeduralem Vorhofflimmern von 0,33 % pro Jahr) erfolgen.

Für Patienten mit TIA oder „stummen" Infarkten sowie Patienten mit kryptogenem Schlaganfall und relevantem PFO *über* 60 Jahre ist die Datenlage unklar. Auch liegen derzeit keine klinischen Studien vor, die direkt untersucht haben, ob ein PFO-Verschluss auch einer medikamentösen Therapie mit „neueren" direkten Antikoagulanzien (DOAC) überlegen ist.

Literatur

Alsheikh-Ali, A.A., Thaler, D.E., Kent, D.M.: Patent foramen ovale in cryptogenic stroke: incidental or pathogenic? Stroke **40**, 2349–2355 (2009)

Cabanes, L., et al.: Atrial septal aneurysm and patent foramen ovale as risk factors for cryptogenic stroke in patients less than 55 years of age. A study using transesophageal echocardiography. Stroke **24**, 1865–1873 (1993)

Carroll, J.D., et al.: Closure of patent foramen ovale versus medical therapy after cryptogenic stroke. N. Engl. J. Med. **368**, 1092–1100 (2013)

Diener, H.-C., et al.: Kryptogener Schlaganfall und offenes Foramen ovale. Nervenarzt (2018). https://doi.org/10.1007/s00115-018-0609-y

Furlan, A.J., et al.: Closure or medical therapy for cryptogenic stroke with patent foramen ovale. N. Engl. J. Med. **366**, 991–999 (2012)

Hart, R.G., et al.: Embolic strokes of undetermined source: the case for a new clinical construct. Lancet Neurol. **13**, 429–438 (2014)

Kerut, E.K., Norfleet, W.T., Plotnick, G.D., Giles, T.D.: Patent foramen ovale: a review of associated conditions and the impact of physiological size. J. Am. Coll. Cardiol. **38**, 613–623 (2001)

Khairy, P., O'Donnell, C.P., Landzberg, M.J.: Transcatheter closure versus medical therapy of patent foramen ovale and presumed paradoxical thromboemboli. Ann. Intern. Med. **139**, 753 (2003)

Lee, P.H., et al.: Cryptogenic Stroke and High-Risk Patent Foramen Ovale: The DEFENSE-PFO Trial. J. Am. Coll. Cardiol. **71**, 2335–2342 (2018)

Mas, J.L., et al.: Recurrent cerebrovascular events associated with patent foramen ovale, atrial septal aneurysm, or both. N. Engl. J. Med. **345**, 1740–1746 (2001)

Mas, J.-L. et al. Patent Foramen Ovale Closure or Anticoagulation vs. Antiplatelets after Stroke. N. Engl. J. Med. **377**, 1011–1021 (2017).

Meier, B., et al.: Percutaneous closure of patent foramen ovale in cryptogenic embolism. N. Engl. J. Med. **368**, 1083–1091 (2013)

Messé, S.R., et al.: Practice advisory update summary: patent foramen ovale and secondary stroke prevention. Neurology **94**, 876–885 (2020)

Mir, H. et al. Patent foramen ovale closure, antiplatelet therapy or anticoagulation in patients with patent foramen ovale and cryptogenic stroke: a systematic review and network meta-analysis incorporating complementary external evidence. BMJ Open. **8**, e023761 (2018).

Overell, J.R., Bone, I., Lees, K.R.: Interatrial septal abnormalities and stroke: a meta-analysis of case-control studies. Neurology **55**, 1172–1179 (2000)

Saver, J.L., et al.: Long-Term Outcomes of Patent Foramen Ovale Closure or Medical Therapy after Stroke. N. Engl. J. Med. **377**, 1022–1032 (2017)

Saver, J.L., Mattle, H.P., Thaler, D.: Patent Foramen Ovale Closure Versus Medical Therapy for Cryptogenic Ischemic Stroke: A Topical Review. Stroke **49**, 1541–1548 (2018)

Søndergaard, L., et al.: Patent Foramen Ovale Closure or Antiplatelet Therapy for Cryptogenic Stroke. N. Engl. J. Med. **377**, 1033–1042 (2017)

Srivastava, T.N., Payment, M.F.: Paradoxical embolism—thrombus in transit through a patent foramen ovale. N. Engl. J. Med. **337**, 681–681 (1997)

Sekundärprävention: Thrombozytenfunktionshemmung (TFH)

Gian Marco De Marchis, Lilian Kriemler und David Seiffge

Inhaltsverzeichnis

G. M. De Marchis (✉) · L. Kriemler
Klinik für Neurologie & Stroke Center, Universitätsspital Basel, Basel, Schweiz
E-Mail: gian.demarchis@usb.ch

L. Kriemler
E-Mail: lilian.kriemler@unibas.ch

D. Seiffge
Klinik für Neurologie, Inselspital, Universitätsspital Bern, Bern, Schweiz
E-Mail: david.seiffge@insel.ch

© Der/die Autor(en), exklusiv lizenziert durch Springer-Verlag GmbH, DE, ein Teil von
Springer Nature 2022
J. Witsch (Hrsg.), *Schlaganfall evidenzbasiert behandeln*,
https://doi.org/10.1007/978-3-662-63394-6_7

7.1   Monoprophylaxe: Aspirin, Clopidogrel, Ticagrelor

Lilian Kriemler und Gian Marco De Marchis

7.1.1 Aspirin: Kombinierte Analyse der CAST- und IST-Studien

Studie
Chen ZM, Sandercock P, Pan HC, et al. Indications for early aspirin use in acute ischemic stroke: A combined analysis of 40 000 randomized patients from the chinese acute stroke trial and the international stroke trial. On behalf of the CAST and IST collaborative groups. Stroke 2000; 31: 1240–1249

Zusammenfassung
In dieser kombinierten Analyse der Studien Chinese Acute Stroke Trial (CAST) und International Stroke Trial (IST) wurde untersucht, ob eine frühe Gabe von Aspirin nach ischämischem Schlaganfall bei bestimmten Patientengruppen wirksam ist und ob Aspirin bei allen Patienten mit einem akuten ischämischen Schlaganfall sinnvoll ist. Die Sekundärprävention mit Aspirin reduzierte bei ischämischen Schlaganfällen sowohl in der Gesamtkohorte als auch in Subgruppenanalysen das Rezidiv- und Mortalitätsrisiko signifikant. Demnach kann bei allen Patienten mit einem ischämischen Schlaganfall – ohne Kontraindikationen – eine Prophylaxe mit Aspirin erwogen werden.

Sponsoren der Studie
Clinical Trial Service Unit and Epidemiological Studies Unit (Z.M.C., H.C.P., R.C., R.P.), Nuffield Department of Clinical Medicine, Radcliffe Infirmary, Oxford, UK; Department of Clinical Neurosciences (P.S., C.C., C.W.), Western General Hospital, Edinburgh, UK; and Hypertension Unit (L.S.L., J.X.X.), Fuwai Hospital, Chinese Academy of Medical Sciences, Beijing, People's Republic of China

Hintergrund und Fragestellung

In der Sekundärprävention scheint die Langzeittherapie mit Aspirin von Vorteil zu sein, um das erneute Auftreten eines Schlaganfalls zu verhindern und das Überleben zu verbessern. In dieser Studie wurde eine Subgruppenanalyse der Chinese Acute Stroke Trial (CAST) (Chen 1997) und der International Stroke Trial (IST) (Group ISTC 1997) durchgeführt. CAST und IST hatten zuvor gezeigt, dass eine tägliche Einnahme von Aspirin innerhalb von 48 h nach Symptombeginn zu einer Reduktion der Rezidivrate führt und zu einer Verbesserung des funktionellen Outcomes beiträgt. CAST und IST wurden in Kombination analysiert, um den Effekt von Aspirin in Subgruppen zu untersuchen und die Generalisierbarkeit des Nutzens in der Sekundärprävention aufzuzeigen. Ziel dieser Studie war es außerdem, zu ermitteln, ob bestimmte Patientencharakteristika dazu führen, dass Aspirin eine bessere Wirkung zeigt.

Studienteilnehmer und Intervention

Das Design beider Studien – CAST und IST – war ähnlich. In diese Studien wurden nur Patienten eingeschlossen, welche sich innerhalb von 48 h nach Symptombeginn vorstellten. Ein CT war nur für komatöse Patienten erforderlich.

In CAST erhielt die Interventionsgruppe 160 mg Aspirin täglich für 4 Wochen und die Kontrollgruppe ein Placebo. In IST wurden täglich 300 mg Aspirin für 2 Wochen verabreicht, die Kontrollgruppe nahm kein Placebo ein. Des Weiteren wurde bei der Hälfte der IST-Interventionsgruppe zusätzlich subkutanes Heparin verabreicht.

Patientendaten wie Alter, Geschlecht, Bewusstseinslage, Vorhofflimmern, CT-Befunde, systolischer Blutdruck, Zeitintervall zwischen Beginn der Symptomatik und dem Eintreffen im Krankenhaus sowie das klinische Schlaganfallsyndrom (lakunär oder andere) wurden von beiden Studien gesammelt und kombiniert untersucht.

Studiendesign, Endpunkte und Studiendauer

IST war eine randomisierte Studie – ohne Placebokontrolle –, welche im Zeitraum von Januar 1991 bis Mai 1996 insgesamt 19 435 Patienten einschloss. CAST war eine randomisierte, placebokontrollierte Studie, welche zwischen November 1993 und März 1997 insgesamt 21 106 Patienten einschloss. Die Ergebnisse wurden in einer *Intention-to-treat-Analyse* ausgewertet.

Diese Metaanalyse untersuchte in 28 Subgruppen das Schlaganfall-Rezidivrisiko, hämorrhagische Schlaganfälle (inkl. der hämorrhagischen Transformation), Schlaganfall unklarer Ursache, Tod mit oder ohne weiteren Stroke und die Gesamtmortalität. Überdies wurden alle nichtzerebralen Blutungen, welche eine Transfusion benötigten oder zum Tod führten, ebenfalls betrachtet.

Ergebnisse

Bei allen Patienten konnte die frühe Gabe von Aspirin nach dem Index-Schlaganfall eine signifikante Risikoreduktion bezüglich eines erneuten ischämischen Schlaganfalls bewirken. In der Subgruppenanalyse konnte man zeigen, dass die proportionale Reduktion in beiden

Gruppen bei ungefähr 30 % lag. Indessen konnte kein Effekt auf das weitere Auftreten von Schlaganfällen unklarer Ursache festgestellt werden – weder bei allen Patienten noch in der Subgruppenanalyse.

Betrachtet man die hämorrhagischen Schlaganfälle, so fällt auf, dass das Risiko in allen Subgruppen durch die Einnahme von Aspirin leicht erhöht war, was jedoch statistisch nicht signifikant war. Es konnte ein allgemein erhöhtes Blutungsrisiko festgestellt werden – 0,7 % in der Aspirin-Gruppe versus 0,5 % in der Kontrollgruppe. Insbesondere bei Patienten, welche zusätzlich zu Aspirin eine Heparintherapie erhielten, war die Gefahr einer Blutung gesteigert – 1,8 % unter Aspirin plus Heparin und 0,9 % unter Heparin allein. Die Subgruppenanalyse zeigte, dass Patienten über 75 Jahre, komatöse Patienten und Patienten mit Vorhofflimmern ein erhöhtes Blutungsrisiko aufwiesen. Ferner war die Gabe von Aspirin bei Patienten ohne erneuten Schlaganfall mit einer Mortalitätsreduktion assoziiert.

Schlussfolgerung
Diese kombinierte Analyse der CAST- und IST-Studien zeigte, dass eine prompte Gabe von Aspirin eine Reduktion sowohl der Schlaganfall-Rezidivrate als auch der Mortalität bewirkt. Bei allen Patienten mit Symptomen und Anzeichen eines ischämischen Schlaganfalls sollte – nach Ausschluss eines hämorrhagischen Schlaganfalls und Kontraindikationen – eine Sekundärprävention mit Aspirin in Betracht gezogen werden.

7.1.2 Aspirin in der Primär- und Sekundärprävention

Lilian Kriemler und Gian Marco De Marchis

Studie
Baigent C, Blackwell L, Collins R, et al. Aspirin in the primary and secondary prevention of vascular disease: collaborative meta-analysis of individual participant data from randomized trials. Lancet 2009; 373: 1849–1860

Zusammenfassung

Bereits vor dieser Studie war bekannt, dass niedrig dosiertes Aspirin einen erheblichen Vorteil in der sekundären Prävention bei Patienten mit vaskulären Verschlusskrankheiten erbringt. Die hier besprochene Metaanalyse hatte nun zum Ziel, die Risiken und Nutzen von Low-dose-Aspirin in der Primärprävention zu untersuchen. Aspirin wies sowohl in der primären als auch in der sekundären Prävention eine Reduktion der Inzidenz von ischämischen Schlaganfällen auf, erhöhte allerdings die Häufigkeit des Auftretens von hämorrhagischen Schlaganfällen. Insbesondere in der Primärprävention ist die Abwägung zwischen Risikoreduktion und erhöhter Blutungsneigung von zentraler Bedeutung.

Sponsoren der Studie

UK Medical Research Council, British Heart Foundation, Cancer Research UK, und die European Communitiy Biomed Programme

Hintergrund und Fragestellung

In der Sekundärprävention reduziert Aspirin das Risiko für schwere vaskuläre Ereignisse signifikant und ist – trotz des erhöhten Blutungsrisikos – fester Bestandteil derselben. Für die Primärprävention ist die Balance zwischen Prophylaxe und Risiko weniger eindeutig. Die vorliegende Metaanalyse untersuchte die Vorteile und Risiken einer Primär- und Sekundärprävention mit Aspirin.

Studienteilnehmer und Intervention

Sowohl für die Auswahl der Primärpräventionsstudien als auch für die Sekundärpräventionsstudien galt, dass sie nur in die Analyse eingeschlossen wurden, wenn sie randomisiert Aspirin mit einer Kontrolle verglichen und keine weiteren TFH verabreicht wurden.

Für die Studien zur Primärprävention wurden alle Personen mit einer vaskulären Verschlusskrankheit in der Vorgeschichte ausgeschlossen. Zudem wurden nur Studien mit einem Umfang von mindestens 1000 Patienten und einer Mindesttherapiedauer von 2 Jahren eingeschlossen.

Studien der Sekundärprävention wurden eingeschlossen, wenn sie Patienten mit einem stattgehabten Myokardinfarkt (6 Studien) oder Patienten mit einem Schlaganfall beziehungsweise einer transienten ischämischen Attacke (TIA) (10 Studien) involvierten. Insgesamt wurden 6 Studien zur Primär- und 16 zur Sekundärprävention analysiert.

Studiendesign, Endpunkte und Studiendauer

Die Studie verglich in einer *Intention-to-treat-Analyse* das Auftreten eines Erstereignisses bei allen Patienten, welche Aspirin erhielten, mit den Patienten der Kontrollgruppe.

Die primären Endpunkte waren ein schweres vaskuläres Ereignis, definiert als Myokardinfarkt, jeglicher Schlaganfall (ischämisch oder hämorrhagisch) oder Tod vaskulärer Ursache. Zudem wurden Tod jeglicher Ursache und eine größere (transfusionsbedürftige) extrakranielle Blutung als primäre Sicherheitsendpunkte festgelegt.

Ergebnisse

In den Studien zur Primärprävention betrug die Ereignisrate unter Aspirin 0,51 % pro Jahr, verglichen mit 0,57 % pro Jahr in der Kontrollgruppe, entsprechend einer kleinen absoluten Risikoreduktion von 0,06 %. In der Subgruppenanalyse beider Studienformen konnte kein signifikanter Mehrwert der Aspirin-Einnahme gezeigt werden.

Aspirin wies sowohl in den Studien zur Primärprävention als auch in den Studien zur Sekundärprävention eine erhöhte Inzidenz von hämorrhagischen Schlaganfällen auf. Gleichzeitig konnte aber bei beiden auch eine Reduktion der Inzidenz von ischämischen Schlaganfällen gezeigt werden (Abb. 7.1).

Betrachtet man isoliert die Primärprävention, so konnte kein Effekt von Aspirin auf das Auftreten eines Schlaganfalls festgestellt werden. Dahingegen reduzierte Aspirin in der Sekundärprävention signifikant das Vorkommen aller Schlaganfall-Subtypen (hämorrhagisch, ischämisch, unbekannt).

Da Aspirin keine signifikante Wirkung auf fatale vaskuläre Ereignisse aufwies, konnte auch keine globale Reduktion der vaskulären Mortalität in der Primärprävention belegt werden. Zudem konnte keine Signifikanz in der Reduktion der Mortalität aufgrund nicht-vaskulärer Ursachen oder aufgrund unbekannter Ursachen nachgewiesen werden.

In den Studien zur Primärprävention erhöhte Aspirin das Risiko für schwere gastrointestinale oder extrakranielle Blutungen um die Hälfte.

Schlussfolgerung

Als Primärprävention konnte Aspirin keine signifikante Reduktion der vaskulären Mortalität erzielen, obwohl die absolute Risikoreduktion vergleichbar ist mit der der Sekundärprävention. Patienten, welche bereits an einer vaskulären Verschlusskrankheit leiden, haben einen signifikanten Nutzen bezüglich der Reduktion sowohl fataler als auch nicht-fataler Ereignisse.

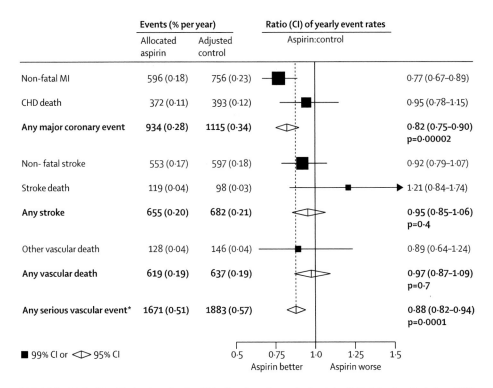

	Events (% per year)		Ratio (CI) of yearly event rates	
	Allocated aspirin	Adjusted control	Aspirin:control	
Non-fatal MI	596 (0·18)	756 (0·23)		0·77 (0·67–0·89)
CHD death	372 (0·11)	393 (0·12)		0·95 (0·78–1·15)
Any major coronary event	934 (0·28)	1115 (0·34)		0·82 (0·75–0·90) p=0·00002
Non- fatal stroke	553 (0·17)	597 (0·18)		0·92 (0·79–1·07)
Stroke death	119 (0·04)	98 (0·03)		1·21 (0·84–1·74)
Any stroke	655 (0·20)	682 (0·21)		0·95 (0·85–1·06) p=0·4
Other vascular death	128 (0·04)	146 (0·04)		0·89 (0·64–1·24)
Any vascular death	619 (0·19)	637 (0·19)		0·97 (0·87–1·09) p=0·7
Any serious vascular event*	1671 (0·51)	1883 (0·57)		0·88 (0·82–0·94) p=0·0001

■ 99% CI or ◁▷ 95% CI

0·5   0·75   1·0   1·25   1·5
Aspirin better   Aspirin worse

Abb. 7.1 Vaskuläre Ereignisse in der Primärprävention mit Aspirin (MI: Myokardinfarkt; CHD: koronare Herzkrankheit) (Baigent et al. 2009) (Aspirin in the primary and secondary prevention of vascular disease: collaborative meta-analysis of individual participant data from randomized trials. Lancet, 2009)

7.1.3 Ticagrelor versus Aspirin in der Sekundärprävention

Lilian Kriemler und Gian Marco De Marchis

Studie
Johnston SC, Amarenco P, Albers GW, et al. Ticagrelor versus Aspirin in Acute Stroke or Transient Ischemic Attack. New Engl J Med 2016; 375: 35–43

Zusammenfassung
Die SOCRATES-Studie untersuchte, inwieweit Ticagrelor Mortalität und Schlaganfallrisiko nach einem zerebrovaskulären Ereignis reduziert, verglichen mit der

etablierten Prophylaxe mit Aspirin. Ticagrelor zeigte keinen Vorteil, ebenso war das Blutungsrisiko vergleichbar mit dem unter Aspirin-Gabe.

Sponsoren der Studie
AstraZeneca

Hintergrund und Fragestellung

Auch unter optimierter Sekundärprophylaxe mit Aspirin liegt die Rate an Rezidiv-Schlaganfällen zwischen 10 und 15 % in den ersten 90 Tagen nach einem ischämischen Schlaganfall (Baigent et al. 2009). Ticagrelor ist ein potenter Thrombozytenfunktions-hemmer, der den $P2Y_{12}$-Rezeptor bindet und inhibiert. Die SOCRATES-Studie verglich Ticagrelor mit Aspirin im Hinblick auf die Effektivität, vaskuläre Ereignisse zu verhindern.

Studienteilnehmer und Intervention

Einschlusskriterien waren entweder ein Schlaganfall mit einem NIHSS 5 oder eine TIA mit einem ABCD2-Score ≥ 4 sowie eine symptomatische intrakranielle oder extrakranielle Stenose. Eine Bildgebung (CT oder MRT) war erforderlich, um eine Blutung auszuschlie-ßen. Weitere Ausschlusskriterien waren Thrombolyse, eine geplante Antikoagulation oder eine bevorstehende Revaskularisationstherapie sowie kardioembolische Ursachen für den Schlaganfall. Die Interventionsgruppe erhielt Ticagrelor und ein Aspirin-Placebo für 90 Tage (Ticagrelor-Ladedosis 180 mg, gefolgt von 90 mg 2-mal täglich). Die Kontrollgruppe erhielt 90 Tage lang Aspirin und ein Ticagrelor-Placebo (Aspirin-Ladedosis 300 mg, gefolgt von 100 mg täglich).

Studiendesign, Endpunkte und Studiendauer

SOCRATES war eine multizentrische, randomisierte Doppelblindstudie, welche im Zeit-raum von Januar 2014 bis Oktober 2015 an 674 Zentren in 33 Ländern durchgeführt wurde und insgesamt 13.199 Patienten einschloss.

Der primäre Endpunkt wurde als die Zeit bis zum ersten Auftreten eines zusam-mengesetzten („composite") Endpunkts – Schlaganfall (ischämisch oder hämorrhagisch), Myokardinfarkt oder Tod – definiert. Der sekundäre Endpunkt war die Zeit bis zum Auftre-ten eines ischämischen Schlaganfalls. Allerdings sollte dieser Endpunkt nur dann geprüft werden, wenn eine signifikante Differenz zwischen den beiden Gruppen bestand. Der Sicherheitsendpunkt betrachtete die Zeit bis zum ersten Auftreten eines schwerwiegenden Blutungsereignisses.

Ergebnisse

442 Patienten (6,7 %) der Ticagrelor-Gruppe und 497 Patienten (7,5 %) der Aspirin-Gruppe erreichten den primären Endpunkt (HR 0,89, CI 0,78–1,01; p = 0,07). Die Analysen der sekundären Endpunkte wurden – da keine signifikante Differenz zwischen den Gruppen bestand – als explorativ betrachtet und nicht um Rückschlüsse auf die Signifikanz zu ziehen. Betrachtet man den ischämischen Schlaganfall, so trat dieser in 385 Patienten (5,8 %) der Interventionsgruppe und in 441 Patienten (6,7 %) der Kontrollgruppe auf (HR 0,87, CI 0,76–1,00). Das Risiko für schwerwiegende Blutungen war in beiden Gruppen ähnlich (0,5 % in der Ticagrelor-Gruppe bzw. 0,6 % in der Aspirin-Gruppe).

Schlussfolgerung

In der Sekundärprophylaxe nach ischämischem Schlaganfall stellte Ticagrelor in dieser Studie keine bessere Alternative zu Aspirin dar. Die Rezidivrate sowie die Blutungsrate waren in beiden Gruppen vergleichbar hoch.

7.1.4 Aspirin versus Clopidogrel in der Sekundärprävention: Die CAPRIE-Studie

Lilian Kriemler und Gian Marco De Marchis

Studie

CAPRIE Steering Committee. A randomised, blinded, trial of clopidogrel versus aspirin in patients at risk of ischaemic events (CAPRIE). Lancet 1996; 348: 1329–1339.

Zusammenfassung

Ziel der CAPRIE-Studie war es, das damals neu auf den Markt gekommene Clopidogrel mit der etablierten Prophylaxe mit Aspirin zu vergleichen. CAPRIE prüfte, inwieweit Clopidogrel eine Risikoreduktion herbeiführt. In dieser randomisierten, kontrollierten Doppelblindstudie wurde gezeigt, dass der Einsatz von Clopidogrel das Risiko eines erneuten Schlaganfalls reduziert. Clopidogrel war Aspirin überlegen, sowohl bezüglich der Verminderung des Risikos als auch in Hinblick auf die Sicherheit. Unter Aspirin traten mehr gastrointestinale Blutungen auf.

Sponsoren der Studie
Sanofi und Bristol-Myers Squibb

Hintergrund und Fragestellung

Vorangegangene Studien zeigten, dass eine Thrombozytenfunktionshemmung das Auftreten von ischämischen Schlaganfällen, Myokardinfarkten und die vaskulär bedingte Mortalität reduzieren kann (Collaboration 1988). Dennoch war die Wirksamkeit von Clopidogrel im Hinblick auf ischämische Schlaganfälle und Herzinfarkte unklar. Clopidogrel ist ein Prodrug, welches erst nach seiner hepatischen Metabolisierung die Bindung von ADP an den Thrombozytenrezeptor P2Y$_{12}$ hemmt. Dadurch entfällt die nachfolgende Aktivierung des GPIIb/IIIa-Komplexes.

Ziel dieser Studie war es, den Nutzen von Clopidogrel – im Vergleich zu Aspirin – in der Risikoreduktion nach einem arteriosklerotischen Ereignis zu prüfen.

Studienteilnehmer und Intervention

Patienten mit einem ischämischen Schlaganfall, Myokardinfarkt oder einer peripher-arteriellen Gefäßerkrankung konnten eingeschlossen werden. Ausschlusskriterien waren ein Alter unter 21 Jahre, bekannte hepatische oder renale Insuffizienz und eine unkontrollierte arterielle Hypertonie. Weiterhin wurden Patienten mit einer Thrombozytopenie oder Neutropenie in der Anamnese, mit einer bekannten Gerinnungsstörung oder systemischen Blutungen ausgeschlossen. Ebenso wurden Patienten ausgeschlossen, bei welchen der Einsatz von oralen Antikoagulanzien erforderlich war.

Die Patienten der beiden Studienarme erhielten entweder 75 mg Clopidogrel oder 325 mg Aspirin.

Studiendesign, Endpunkte und Studiendauer

„CAPRIE" war eine randomisierte, kontrollierte Doppelblindstudie, welche zwischen März 1992 und Februar 1995 insgesamt 19'185 Patienten an 384 Zentren in 16 Ländern rekrutierte. Clopidogrel wurde mit Aspirin verglichen.

Der primäre Endpunkt setzte sich zusammen aus ischämischem Schlaganfall, Myokardinfarkt und Tod aufgrund einer vaskulären Ursache. Ferner wurden sekundäre Endpunkte wie vaskulär bedingter Tod und Tod anderer Ursache untersucht. Zusätzlich analysierte man zum einen die Kombination aus ischämischem Schlaganfall, Myokardinfarkt, Amputation und vaskulär bedingtem Tod und zum anderen eine Zusammensetzung aus sowohl ischämischem als auch hämorrhagischem Schlaganfall, Myokardinfarkt und Tod anderer Ursache.

Abb. 7.2 Kumulatives Risiko von ischämischem Schlaganfall, Myokardinfarkt und Tod durch eine vaskuläre Ursache (CAPRIE Steering Committee. A randomised, blinded, trial of clopidogrel versus aspirin in patients at risk of ischaemic events (CAPRIE). Lancet, 1996)

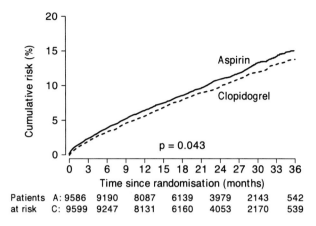

Ergebnisse

Zur Auswertung der Ergebnisse wurde sowohl eine *Intention-to-treat-* als auch eine As-treated-Analyse durchgeführt. Insgesamt erreichten 939 Patienten der Clopidogrel-Gruppe und 1021 Patienten der Aspirin-Gruppe den primären Endpunkt. Daraus resultierte eine relative Risikoreduktion von 8,7 % (95-%-KI 0,3–16,5, p = 0,043) (Abb. 7.2). Auch die Ergebnisse der sekundären Endpunkte wiesen ähnliche Daten auf, wobei hier keine Signifikanz festgestellt wurde. Bei Patienten mit einem Schlaganfall oder einer peripheren arteriellen Verschlusskrankheit (pAVK) als qualifizierendes Ereignis schien der Nutzen von Clopidogrel hoch zu sein, insbesondere, wenn zusätzlich ein Myokardinfarkt in der Vorgeschichte bestand. Dahingegen war die Prophylaxe mit Clopidogrel bei Patienten mit einem Myokardinfarkt als Indexereignis unterlegen, wenn auch nicht statistisch signifikant.

Die *As-treated*-Analyse wies kongruente Ergebnisse auf, mit einer relativen Risikoreduktion von 9,4 %.

Die Studie charakterisierte auch das Nebenwirkungsprofil von Clopidogrel näher. Es zeigte sich, dass Clopidogrel signifikant mehr Hautausschläge und schwere Diarrhöen verursachte. Hingegen war das Risiko für intrakranielle sowie für gastrointestinale Blutungen in der Aspirin-Gruppe erhöht, wobei nur Letzteres statistisch signifikant war.

Schlussfolgerung

Clopidogrel ist ein effektiver Thrombozytenfunktionshemmer und in der Sekundärprävention nach arteriosklerotischen Ereignissen einer Prophylaxe mit Aspirin überlegen. Zudem konnte – im Vergleich zu Aspirin – keine erhöhte Blutungstendenz von Clopidogrel nachgewiesen werden.

7.2   Duale Thrombozytenfunktionshemmung mit Aspirin und Dipyridamol

David Seiffge

7.2.1 Die European-Stroke-Prevention-Studie

Studie
Diener HC, Cunha L, Forbes C, Sivenius J, Smets P, Lowenthal A. European Stroke Prevention Study. 2. Dipyridamole and acetylsalicylic acid in the secondary prevention of stroke J Neurol Sci 1996; 143: 1–13

Zusammenfassung
In dieser Studie wurde die Wirksamkeit von (1) Aspirin 2×25 mg, (2) Dipyridamol 2×200 mg, (3) Aspirin 2×25 mg + Dipyridamol 2×200 mg im Vergleich mit (4) Placebo gezeigt. Die Risikoreduktion betrug 18 % (Aspirin alleine), 16 % (Dipyridamol alleine) und 37 % (Kombination Aspirin und Dipyridamol).

Sponsoren der Studie
Boehringer Ingelheim

Hintergrund und Fragestellung
Kleinere Studien hatten zuvor bereits die Kombination aus Aspirin und Dipyridamol untersucht, jedoch keinen statistisch signifikanten Nutzen feststellen können. In einer Vorgängerstudie (ESPS 1, 1987) wurde die Kombination aus Dipyridamol (3×75 mg) und Aspirin (3×330 mg) mit Placebo verglichen und zeigte eine 38 %ige Reduktion des Auftretens des primären Endpunktes (Group E 1987). Es fehlte jedoch ein direkter Vergleich der Monotherapie mit der Kombinationstherapie. Die ESPS-2-Studie untersuchte nun die Wirksamkeit von Aspirin und Dipyridamol allein und in Kombination zur Verhinderung eines erneuten Schlaganfalls oder Todes.

Studienteilnehmer und Intervention
Es wurden insgesamt 6602 Studienteilnehmer nach Schlaganfall oder TIA eingeschlossen und in einen der 4 Arme randomisiert.

1. Aspirin 2×25 mg,
2. Dipyridamol 2×200 mg,
3. Aspirin 2×25 mg + Dipyridamol 2×200 mg und
4. Placebo.

Studiendesign, Endpunkte und Studiendauer
In dieser Studie wurden die Patienten in die oben erwähnten Arme randomisiert. Die Studienteilnehmer wurden 2 Jahre lang nachverfolgt. Der primäre Endpunkt war Schlaganfall, Tod oder ein kombinierter Endpunkt aus Schlaganfall und Tod. Während der Studiendauer wurden die Ergebnisse der EAFT-Studie (Wirksamkeit von Warfarin bei Vorhofflimmern) publiziert, und die Therapie bei Patienten mit Vorhofflimmern, welche bereits in ESPS-2 eingeschlossen waren, konnte auf eine Antikoagulation gewechselt werden.

Die Studienteilnehmer wurden 2 Jahre lang nachverfolgt. Der primäre Endpunkt war Schlaganfall, Tod oder ein kombinierter Endpunkt aus Schlaganfall und Tod. Während der Studiendauer wurden die Ergebnisse der EAFT-Studie (Wirksamkeit von Warfarin bei Vorhofflimmern) publiziert, und die Therapie bei Patienten mit Vorhofflimmern, welche bereits in ESPS-2 eingeschlossen waren, konnte auf eine Antikoagulation gewechselt werden.

Ergebnisse
Im paarweisen Vergleich waren alle Interventionsarme mit einem signifikanten Nutzen verbunden: Das Schlaganfallrisiko wurde durch Aspirin um 18 %, durch Dipyridamol um 16 % und durch die Kombination von Aspirin und Dipyridamol um 37 % gesenkt. Das Risiko für Schlaganfall und Tod wurde durch Aspirin um 13 %, durch Dipyridamol um 15 % und durch die Kombination von Aspirin und Dipyridamol um 25 % gesenkt. Alle Interventionsarme führten zu einem erhöhten Blutungsrisiko.

Schlussfolgerung
Aspirin 2×50 mg und Dipyridamol 2×200 mg waren als Monotherapie gleich effektiv bei der Verhinderung von neuen Schlaganfällen und in der Kombination noch effektiver. Auch eine geringe Dosis von Aspirin erhöht bereits das Blutungsrisiko.

7.2.2 ESPRIT

David Seiffge

Studie
Halkes PH, van Gijn J, Kappelle LJ, Koudstaal PJ, Algra A. Aspirin plus dipyridamole versus aspirin alone after cerebral ischaemia of arterial origin (ESPRIT): randomised controlled trial. Lancet 2006; 367: 1665–1673.

Zusammenfassung
In dieser Studie wurde die Kombination von Aspirin (30-325 mg pro Tag) mit und ohne Dipyridamol (2 × 200 mg pro Tag) untersucht. Die Kombinationstherapie war der Monotherapie überlegen (HR 0,8, 95-%-KI 0,66–0,98). Die Dipyridamol-Gabe war häufig von Kopfschmerzen begleitet.

Sponsoren der Studie
Council of Singapore (NMRC/0702/2002, NMRC/0936/2005); European Commission (QLK6-CT-2002–02.332); Janivo Foundation, Netherlands; The French Ministry of Health (Grant PHRC/1998); AEGON N V, Netherlands, The Netherlands Heart Foundation (grant 97.026); Thrombosis Foundation, Netherlands (grant 2002.1); UK Stroke Association (grant 24/96); University Medical Center Utrecht, Netherlands.

Hintergrund und Fragestellung

Kleinere Vorstudien und die ESPS-2-Studie lieferten widersprüchliche Ergebnisse zur Wirksamkeit von Dipyridamol in der Kombination mit Aspirin. Auch die Ergebnisse von Metaanalysen und eines Cochrane Reviews waren nicht eindeutig. Das Ziel der ESPRIT-Studie war, diese Unklarheiten bezüglich der Wirksamkeit einer Kombinationstherapie zu klären.

Studienteilnehmer und Intervention

In diese Studie wurden Patienten mit einem ischämischen Schlaganfall oder einer TIA innerhalb der letzten 6 Monate eingeschlossen. Patienten mit einer kardialen Emboliequelle oder einer hochgradigen Stenose der A. carotis interna, welche revaskularisiert werden muss, wurden ausgeschlossen. Insgesamt wurden 2763 Patienten eingeschlossen.

Studiendesign, Endpunkte und Studiendauer

ESPRIT war eine randomisierte, kontrollierte Studie mit zwei Armen: Aspirin alleine verglichen mit Aspirin + Dipyridamol. Die Aspirin-Dosis war nicht vorgegeben und lag zwischen 25 und 325 mg pro Tag. Dipyridamol wurde in einer Dosis von 2×200 mg pro Tag verabreicht. Der primäre Endpunkt war die Kombination aus vaskulärem Tod, ischämischem Schlaganfall, Herzinfarkt oder relevanter Blutung. Patienten wurden nach dem ersten Auftreten eines Endpunktes zensiert. Die Nachverfolgung der Patienten betrug im Median 3,5 Jahre.

Ergebnisse

In der Gruppe mit Aspirin traten 173 Endpunkte auf (13 %) und in der Gruppe mit Aspirin und Dipyridamol 216 (16 %), was zu einer 20 %igen Reduktion führte (Hazard Ration [HR] 0,80, 95-%-KI 0,66–0,98). Die Autoren fassten ihre Ergebnisse mit den Ergebnissen der Vorstudien in einer Metaanalyse zusammen und fanden ebenfalls eine Reduktion des Risikos von 18 % (HR 0,82, 95-%-KI 0,74–0,91).

Schlussfolgerung

Die Ergebnisse von ESPRIT sowie der Vorgängerstudien zeigten eine signifikante Wirkung der Kombinationstherapie von Aspirin und Dipyridamol zur Verhinderung erneuter Schlaganfälle bei Patienten nach Schlaganfall oder TIA.

7.2.3 Welche Subgruppen profitieren von dualer Thrombozytenfunktionshemmung mit Aspirin und Dipyridamol? – Eine Metaanalyse

David Seiffge

Studie

Halkes PH, Gray LJ, Bath PM, et al. Dipyridamole plus aspirin versus aspirin alone in secondary prevention after TIA or stroke: a meta-analysis by risk. J Neurol Neurosurg Psychiatry 2008; 79: 1218–1223

Zusammenfassung

Während die alleinige Sekundärprophylaxe mit Aspirin zu einer relativen Risikoreduktion von 18 % führte, erreichte die Kombination von Dipyridamol und Aspirin eine Reduktion von 23,1 % (Diener et al. 1996). Die vorliegende Studie untersuchte diesen Zusammenhang in Subgruppenanalysen, mit dem Ziel, Patienten zu identifizieren, die am meisten von Dipyridamol und Aspirin profitieren. Insgesamt zeigte sich ein Vorteil der Kombinationstherapie gegenüber der alleinigen Prophylaxe mit Aspirin, was sich in allen Subgruppen abbildete, unabhängig vom jeweiligen Risikoprofil.

Sponsoren der Studie
Keine Angabe

Hintergrund und Fragestellung

Ergebnisse der European/Australasian Stroke Prevention in Reversible Ischemia Trial (ESPRIT) (Halkes et al. 2006) und der European Stroke Prevention Study (EPSP2) (Diener et al. 1996) wiesen darauf hin, dass eine Kombinationstherapie mit Aspirin und Dipyridamol einer alleinigen Prophylaxe mit Aspirin überlegen sei. Das Ziel dieser Metaanalyse war es, diesen Effekt genauer zu untersuchen und Patienten zu identifizieren, welche am meisten von dieser Kombinationstherapie profitieren würden. Darüber hinaus sollte geprüft werden, ob das vaskuläre Risiko vor dem Indexereignis (*Baseline*) die Effizienz dieser Prävention beeinflussen würde.

Studienteilnehmer und Intervention

Die Analyse schloss nur Studien ein, welche randomisiert und kontrolliert die Wirksamkeit von Dipyridamol in der Sekundärprävention ermittelt hatten. Diese Studien untersuchten die Prophylaxe nach einer TIA oder nach einem leichten ischämischen Schlaganfall. Hierbei wurde jeweils die Kombinationstherapie – bestehend aus Dipyridamol und Aspirin – mit der alleinigen Gabe von Aspirin verglichen.

Studiendesign, Endpunkte und Studiendauer

In diese Metaanalyse wurden insgesamt 5 große Studien mit rund 7612 Patienten eingeschlossen. Annähernd die Hälfte der Patienten (n = 3800) erhielt eine Kombination aus Dipyridamol und Aspirin, während die andere Hälfte (n = 3812) nur Aspirin einnahm. Der primäre Endpunkt war zusammengesetzt aus Tod durch eine vaskuläre Ursache, nicht-fatalem Schlaganfall und nicht-fatalem Myokardinfarkt. Der sekundäre Endpunkt war zusammengesetzt aus Tod durch jegliche Ursache, Schlaganfall und Myokardinfarkt.

Ergebnisse

Den primären Endpunkt erreichten insgesamt 475 Patienten (12,5 %) der Kombinations-gruppe und 579 Patienten (15,2 %) der Kontrollgruppe. Dies resultierte in einer HR von 0,82 (95-%-KI 0,72–0,92) zugunsten der Kombinationsbehandlung und in einer NNT von 100 pro Jahr. Betrachtet man isoliert das Wiederauftreten eines Schlaganfalls, so erreichten 341 Patienten (9 %) der Interventionsgruppe und 429 (11,3 %) Patienten der Kontrollgruppe den Endpunkt, mit einer HR von 0,78 (95 %-KI 0,68–0,90). Die Resultate der Subgruppen-analyse wiesen keine Unterschiede zwischen den einzelnen Gruppen auf. Indessen konnte keine signifikante Diskrepanz in den Analysen zum Risikoprofil festgestellt werden.

Schlussfolgerung

Die Sekundärprävention mit Dipyridamol und Aspirin ist einer alleinigen Prophylaxe mit Aspirin bei Patienten mit einer TIA oder einem ischämischen Schlaganfall arteriellen Ursprungs überlegen. Diese Resultate waren unabhängig von Subgruppen und Risikoprofil. Die NNT in dieser Metaanalyse beträgt 100 pro Jahr, was etwa der NNT für Aspirin versus Placebo entspricht. Limitierend für die Kombinationstherapie mit Dipyridamol ist das häu-fige Auftreten von Kopfschmerzen, die bei einem unter 10 Patienten zu einem vorzeitigen Abbruch der Sekundärprophylaxe führte (Halkes et al. 2006).

7.3 Duale Thrombozytenfunktionshemmung mit Aspirin und Clopidogrel

David Seiffge

7.3.1 Aspirin und Clopidogrel bei Patienten mit lakunärem Infarkt: SPS3

Studie

Benavente OR, Hart RG, McClure LA, Szychowski JM, Coffey CS, Pearce LA. Effects of clopidogrel added to aspirin in patients with recent lacunar stroke. New Engl J Med 2012; 367: 817–825

Zusammenfassung

In dieser randomisierten, kontrollierten Doppelblindstudie wurde bei 3020 Patienten mit lakunärem Schlaganfall der Effekt einer dualen Thrombozytenfunktionshem-mung (Aspirin 325 mg + Clopidogrel 75 mg) mit einer Monotherapie mit Aspirin

325 mg verglichen. Nach 3,4 Jahren Beobachtungszeit fand sich kein statistisch signifikanter Unterschied zwischen beiden Studienarmen für alle Schlaganfälle oder nur ischämische Schlaganfälle. Unter dualer Thrombozytenfunktionshemmung waren die Rate an schweren Blutungen und die Mortalität statistisch signifikant erhöht.

Sponsoren der Studie
National Institute of Neurological Disorders and Stroke und weitere (siehe Originalpublikation).

Hintergrund und Fragestellung
Lakunäre Infarkte sind eine spezielle Untergruppe des Schlaganfalls, deren Ätiologie maßgeblich im Rahmen einer Mikroangiopathie gesehen wird. In dieser speziellen Subpopulation wurde die Rolle der dualen Thrombozytenfunktionshemmung noch nicht definiert.

Studienteilnehmer und Intervention
In diese randomisierte, kontrollierte, doppelblinde Studie wurden 3020 Patienten mit einem lakunären Schlaganfall (Durchmesser 2,0 cm oder kleiner) eingeschlossen. Alle Patienten erhielten eine MRT, um den Infarkt darzustellen. Die Randomisierung musste innerhalb der ersten 180 Tage nach dem Index-Schlaganfall erfolgen. Im Rahmen der Studie wurden zwei Behandlungsarme untersucht: eine Monotherapie mit Aspirin 325 mg pro Tag im Vergleich zu einer dualen Therapie mit Aspirin 325 mg + 75 mg Clopidogrel pro Tag.

Studiendesign, Endpunkte und Studiendauer
Die Patienten wurden 1:1 randomisiert. Der primäre Endpunkt war ein Schlaganfallrezidiv, was sowohl ischämische als auch hämorrhagische Infarkte einschloss.

Ergebnisse
Insgesamt wurden 3020 Patienten eingeschlossen und mit einer durchschnittlichen Beobachtungsdauer von 3,4 Jahren nachverfolgt. Die Rate an Schlaganfällen betrug 2,7 % pro Jahr (n = 138) bei Patienten unter Monotherapie mit Aspirin und 2,5 % pro Jahr (n = 125) bei Patienten mit einer dualen Therapie mit Aspirin und Clopidogrel (HR 0,92, 95-%-KI 0,72–1,16). Auch die Rate an behindernden Schlaganfällen (definiert als ein mRS von 4 oder höher 3–6 Monate nach Ereignis) war nicht statistisch signifikant unterschiedlich (HR 1,06; 95-%-KI 0,69–1,64). Das Risiko einer schweren Blutung war fast doppelt so hoch unter der dualen Therapie verglichen mit der Monotherapie (1,1 % pro Jahr vs. 2,1 % pro Jahr).

Schlussfolgerung

Insgesamt zeigte sich somit kein statistisch signifikanter Nutzen für eine duale Therapie aus Aspirin 325 mg und Clopidogrel 75 mg pro Tag über eine Monotherapie. Wichtig ist, dass die Dosierung von Aspirin (325 mg pro Tag) sehr hoch war und die Therapiedauer der dualen Thrombozytenfunktionshemmung mehrere Jahre andauerte.

7.3.2 Aspirin und Clopidogrel bei Patienten mit hohem Schlaganfall-Rezidivrisiko: MATCH

David Seiffge

Studie
Diener HC, Bogousslavsky J, Brass LM, et al. Aspirin and clopidogrel compared with clopidogrel alone after recent ischaemic stroke or transient ischaemic attack in high-risk patients (MATCH): randomised, double-blind, placebo-controlled trial. Lancet 2004; 364: 331–337.

Zusammenfassung
In der MATCH-Studie wurde eine Monotherapie mit Clopidogrel mit einer dualen Thrombozytenfunktionshemmung mit Aspirin und Clopidogrel bei Patienten mit einem Schlaganfall und einem zusätzlichen Risikofaktor verglichen. Die duale Therapie zeigte keine signifikante Überlegenheit im Vergleich zur Monotherapie bei gleichzeitig erhöhtem Risiko lebensbedrohlicher Blutungen.

Sponsoren der Studie
Sanofi-Synthelabo and Bristol Myers Squibb

Hintergrund und Fragestellung
Einzelne Studien haben eine Überlegenheit einer Monotherapie von Clopidogrel über Aspirin zur Sekundärprophylaxe nach Schlaganfall gezeigt (CAPRIE). Die MATCH-Studie wollte untersuchen, ob eine duale Thrombozytenfunktionshemmung aus Clopidogrel (75 mg pro Tag) und Aspirin (75 mg pro Tag) gegenüber einer Monotherapie mit Clopidogrel (75 mg pro Tag) einen zusätzlichen Nutzen bringt.

Tab. 7.1 Definition
Sicherheitsendpunkt Blutung

Lebensbedrohliche Blutung	Schwere Blutung
Fatale Blutung Intrakranielle Blutung Hämoglobinabfall ≥ 50 g/l Einsatz von kreislaufstabilisierenden Medikamenten Transfusion von ≥ 4 Bluteinheiten	Behindernde Blutung mit Spätkomplikationen Intraokuläre Blutungen mit Visusverlust Transfusion von ≤ 3 Bluteinheiten

Studienteilnehmer und Intervention

In diese Studie wurden Patienten mit einem Schlaganfall innerhalb der letzten 3 Monate und einem zusätzlichen Risikofaktor (Schlaganfall, Herzinfarkt, Angina pectoris, Diabetes mellitus oder pAVK in der Vorgeschichte) eingeschlossen. In der Studie wurde eine Monotherapie mit Clopidogrel (75 mg pro Tag) mit einer dualen Thrombozytenfunktionshemmung aus Aspirin und Clopidogrel (je 75 mg pro Tag) verglichen.

Studiendesign, Endpunkte und Studiendauer

Die Patienten wurden 1:1 randomisiert, die Behandlung war doppelt verblindet. Der primäre Endpunkt war ein zusammengesetzter Endpunkt aus ischämischem Schlaganfall, Herzinfarkt oder vaskulärem Tod oder Hospitalisation für ein vaskuläres Ereignis (z. B. instabile Angina pectoris). Die Studiendauer betrug 18 Monate. Sicherheitsendpunkte waren lebensbedrohliche oder schwere Blutungen (Tab. 7.1).

Ergebnisse

Insgesamt wurden 7599 Patienten eingeschlossen. Primäre Endpunktereignisse traten bei 596 Patienten (15,7 %) in der Gruppe mit Aspirin und Clopidogrel auf, verglichen mit 636 Patienten (16,7 %) in der Gruppe mit Clopidogrel-Monotherapie (relative Risikoreduktion 6,4 %, 95-%-KI −4,6 bis 16,3 %). Lebensbedrohliche Blutungen traten deutlich häufiger unter dualer Therapie auf (2,6 %) als unter Monotherapie (1,3 %). Auch schwere Blutungen waren häufiger unter einer dualen Therapie, aber die Mortalität unterschied sich zwischen den Gruppen nicht.

Schlussfolgerung

Zusammenfassend zeigte sich keine signifikante Überlegenheit für eine duale Therapie aus Clopidogrel und Aspirin gegenüber einer Monotherapie mit Clopidogrel bei gleichzeitig erhöhtem Risiko für schwere Blutungen.

7.3.3 Aspirin und Clopidogrel versus Aspirin in der Prävention von arteriosklerotischen Ereignissen: CHARISMA

Lilian Kriemler und Gian Marco De Marchis

Studie
Bhatt DL, Fox KA, Hacke W, et al. Clopidogrel and aspirin versus aspirin alone for the prevention of atherothrombotic events. New Engl J Med 2006; 354: 1706–1717

Zusammenfassung
Diese Studie untersuchte die Wirkung einer doppelten Thrombozytenfunktionshemmung in einer Population mit einem hohen Risiko für arteriosklerotische Ereignisse. Die Ergebnisse wiesen darauf hin, dass eine duale Thrombozytenfunktionshemmung auf Dauer der alleinigen Therapie mit Aspirin nicht überlegen ist, da neben der fehlenden Wirksamkeit auch das Blutungsrisiko erhöht wird.

Sponsoren der Studie
Sanofi-Aventis und Bristol-Myers Squibb

Hintergrund und Fragestellung
Da Aspirin ausschließlich die Aktivität der Cyclooxygenasen 1 und 2 inhibiert, bleibt der Adenosindiphosphat-P2Y12-Rezeptor der Thrombozyten unbeeinflusst. Ebenda kann Clopidogrel eingesetzt werden.

In dieser Studie wurde die duale TFH mittels ASS und Clopdogrel mit ASS als Monotherapie in einer Population mit einem hohen kardiovaskulären Risiko verglichen.

Studienteilnehmer und Intervention
Einschlusskriterien waren Alter über 45 Jahre und einer der folgenden Gegebenheiten: multiple arteriosklerotische Risikofaktoren, koronare Herzkrankheit, zerebrovaskuläre Erkrankungen oder eine symptomatische periphere arterielle Verschlußkrankheit (pAVK).

Ausschlusskriterien waren die Einnahme einer oralen Antikoagulation oder eine Langzeitmedikation mit nichtsteroidalen Antirheumatika. Des Weiteren wurden Patienten ausgeschlossen, bei welchen eine Indikation für eine Therapie mit Clopidogrel bestand, beispielsweise ein kürzliches akutes Koronarsyndrom, oder Patienten mit einer geplanten Rekanalisierungstherapie.

Beide Studienarme erhielten ASS – die Tagesdosis variierte zwischen 75 mg und 162 mg – sowie ein Placebo oder Clopidogrel mit einer Tagesdosis von 75 mg.

Studiendesign, Endpunkte und Studiendauer

CHARISMA war eine prospektive, randomisierte, kontrollierte Doppelblindstudie, welche an mehreren Zentren in 32 Ländern in einem Zeitraum von Oktober 2002 bis November 2003 stattfand. Insgesamt wurden 15.603 Patienten in die Studie eingeschlossen.

Der primäre Endpunkt war definiert als Auftreten eines Myokardinfarkts, Schlaganfalls (jeglicher Ätiologie) oder Tod aufgrund einer kardiovaskulären Ursache. Der sekundäre Endpunkt war zusammengesetzt aus Myokardinfarkt, Schlaganfall, Tod aufgrund vaskulärer Ursache und Hospitalisation wegen einer instabilen Angina pectoris, einer TIA oder wegen einer Revaskularisierungstherapie. Der primäre Sicherheitsendpunkt bestand aus einer moderaten oder schweren Blutung, entsprechend der GUSTO-Definition (*Global Utilization of Streptokinase and Tissue Plasminogen Activator for Occluded Coronary Arteries*) (Investigators 1993). Ebenso wurden fatale Blutungen sowie intrakranielle Blutungen als Sicherheitsendpunkte dokumentiert.

Ergebnisse

Der primäre Endpunkt trat bei 6,8 % der Patienten der Interventionsgruppe und bei 7,3 % der Kontrollgruppe ein, was nicht statistisch signifikant war. Betrachtet man den sekundären Endpunkt – einen zusammengesetzten Endpunkt der primären Outcomes – so trat dieser in 16,7 % der Fälle der Interventionsgruppe und 17,9 % der Kontrollgruppe ein. Hierbei ließ sich eine statistische Signifikanz feststellen ($p = 0,04$).

Das Risiko für eine moderate Blutung war in der Interventionsgruppe mit 2,1 % signifikant erhöht, verglichen mit 1,3 % in der Kontrollgruppe. Die Rate an schweren Blutungen sowie an intrakraniellen Hämorrhagien unterschied sich nicht.

Schlussfolgerung

Patienten mit einer bestehenden arteriosklerotischen Erkrankung oder mit einem hohen Risiko für die Entwicklung einer solchen haben keinen signifikanten Vorteil von einer dauerhaften doppelten Thrombozytenfunktionshemmung mit Clopidogrel und Aspirin verglichen mit Aspirin alleine. Überdies war das Blutungsrisiko unter der dualen Thrombozytenfunktionshemmung erhöht.

7.3.4 ASS und Dipyridamol versus Clopidogrel: PRoFESS

Lilian Kriemler und Gian Marco De Marchis

Studie

Sacco RL, Diener HC, Yusuf S, et al. Aspirin and extended-release dipyridamole versus clopidogrel for recurrent stroke. New Engl J Med 2008; 359: 1238–1251.

Zusammenfassung

Die PRoFESS-Studie verglich die Wirksamkeit und Sicherheit einer Kombinationstherapie mit Aspirin und Dipyridamol mit einer alleinigen Therapie mit einer alleinigen Therapie mit Clopidogrel bei Patienten mit einem nicht-kardioembolischen Schlaganfall. In beiden Gruppen war die Schlaganfallrezidivrate ähnlich hoch, wobei die Blutungsrate in der Kombinationstherapie-Gruppe deutlich erhöht war.

Sponsoren der Studie

Boehringer Ingelheim

Hintergrund und Fragestellung

Studien wie ESPS2 und ESPRIT zeigten, dass die Kombinationstherapie aus Aspirin und Dipyridamol einer alleinigen Gabe von Aspirin überlegen ist. Obwohl die Kombination von zwei Thrombozytenfunktionshemmern mit unterschiedlichen Wirkmechanismen in der Vorbeugung von rezidivierenden Schlaganfällen effektiver sein kann als einer der beiden allein, kann es zu vermehrten Blutungen kommen. Die PRoFESS-Studie verglich daher die relative Wirksamkeit und Sicherheit von Aspirin plus *extended-release* Dipyridamol mit der von Clopidogrel.

Studienteilnehmer und Intervention

Einschlusskriterien waren ein Alter über 55 Jahre und ein kürzlich stattgehabter nicht-kardioembolischer, ischämischer Schlaganfall (innerhalb der letzten 90 Tage). Zusätzlich mussten die Patienten zwei weitere Risikofaktoren aufweisen (Diabetes mellitus, Bluthochdruck, Rauchen, Übergewicht, vaskuläre Ereignisse in der Vorgeschichte oder eine Dyslipidämie). Eine zerebrale Bildgebung war Voraussetzung, um eine Blutung auszuschließen. Weitere Ausschlusskriterien waren eine geplante oder bereits stattfindende Antikoagulation, eine eingeschränkte Nieren- oder Leberfunktion und Kontraindikationen

Tab. 7.2 Studiendesign PRoFESS. (Adaptiert von Diener et al. Cerebrovascular Disease, 2007) (Diener et al. 2007)

	Dipyridamol + Aspirin	Clopidogrel
Telmisartan 80 mg	DP + ASA Clopidogrel Placebo Telmisartan	Clopidogrel DP + ASA Placebo Telmisartan
Placebo	DP + ASA Clopidogrel Placebo Telmisartan Placebo	Clopidogrel DP + ASA Placebo Telmisartan Placebo

DP: Dipyridamol, ASA: Aspirin

gegen eines der eingesetzten Studienmedikamente. Um die Rekrutierung voranzutreiben, wurden nach Einschluss von etwa einem Drittel der Patienten die Kriterien angepasst. So durften auch jüngere Patienten und Patienten, bei denen der Schlaganfall zwischen 90 und 120 Tage zurücklag, eingeschlossen werden.

Die Patienten erhielten jeweils 25 mg Aspirin plus 200 mg *extended-release* Dipyridamol zweimal täglich oder 75 mg Clopidogrel einmal täglich (Tab. 7.2). In der gleichen Studie wurde auch der Einfluss von Telmisartan auf vaskuläre Ereignisse geprüft. Hierzu erhielten die Patienten entweder 80 mg Telmisartan oder Placebo.

Studiendesign, Endpunkte und Studiendauer

PRoFESS war eine randomisierte, doppelblinde, 2 × 2-faktorielle Studie, welche zwischen September 2003 und Februar 2008 20.332 Patienten aus 35 Ländern rekrutierte.

Der primäre Endpunkt war ein erneuter Schlaganfall – ischämisch oder hämorrhagisch. Der sekundäre Endpunkt setzte sich aus Schlaganfall, Myokardinfarkt und Tod durch eine vaskuläre Ursache zusammen. Sicherheitsendpunkt waren Blutungsereignisse.

Ergebnisse

Insgesamt erreichten 9,0 % der Dipyridamol/Aspirin-Gruppe und 8,8 % der Clopidogrel-Gruppe den primären Endpunkt. Hierbei unterschieden sich die Gruppen nur insofern, dass unter Dipyridamol und Aspirin signifikant mehr intrakranielle Blutungen auftraten (1,4 % versus 1,0 %). Des Weiteren ließ sich kein Unterschied im sekundären Outcome feststellen. Allerdings brachen deutlich mehr Patienten in der Dipyridamol/Aspirin-Gruppe aufgrund von Nebenwirkungen die Therapie ab (16,4 % versus 10,6 %). Zu den häufigsten unerwünschten Wirkungen gehörten Kopfschmerzen.

Schlussfolgerung

Diese Studie zeigte, dass eine doppelte Thrombozytenfunktionshemmung mit Aspirin und Dipyridamol einer alleinigen Therapie mit Clopidogrel nicht überlegen ist. Gesamthaft gab es mehr intrakranielle Blutungsereignisse und mehr Nebenwirkungen unter der Kombinationstherapie.

7.3.5 Clopidogrel und ASS bei Minor Stroke und transienter ischämischer Attacke: CHANCE

Lilian Kriemler und Gian Marco De Marchis

Studie
Wang Y, Wang Y, Zhao X, et al. Clopidogrel with aspirin in acute Minor Stroke or transient ischemic attack. New Engl J Med 2013; 369: 11–19

Zusammenfassung
Die CHANCE-Studie verglich die Kombination von ASS mit Clopidogrel gegenüber ASS und Placebo bezüglich des Rezidivrisikos in einer chinesischen Patientenpopulation. Die Kombinationstherapie reduzierte das Schlaganfallrisiko signifikant in den ersten 90 Tagen nach dem Ereignis, während das Blutungsrisiko nicht wesentlich erhöht wurde.

Sponsoren der Studie
Ministry of Science and Technology of the People's Republic of China

Hintergrund und Fragestellung

Allein in China gibt es jährlich 3 Mio. neue Schlaganfälle – 30 % davon *Minor Strokes* (Wang et al. 2007; Zhao et al. 2008). Des Weiteren liegt das Risiko eines Rezidivs innerhalb von 3 Monaten nach dem Ereignis bei etwa 10–20 % (Kleindorfer et al. 2005; Coull et al. 2004).

Aspirin und Clopidogrel inhibieren synergistisch die Thrombozytenaggregation und sind bereits Bestandteil der Sekundärprävention bei Patienten mit einem akuten Koronarsyndrom. Die CHANCE-Studie verglich bei Patienten mit einer Hochrisiko-TIA oder einem *Minor*

Stroke den Einfluss der früh begonnenen Kombinationstherapie auf die Rezidivreduktion gegenüber einer Aspirin-Kontrollgruppe.

Studienteilnehmer und Intervention

Einschlusskriterien waren entweder ein Schlaganfall, definiert als NIHSS ≤ 3, oder eine TIA mit einem ABCD2-Score ≥ 4. Ausschlusskriterien waren eine Thrombolyse, eine klare Indikation für eine Antikoagulation (z. B. Vorhofflimmern), sowie jegliche Kontraindikationen für Aspirin oder Clopidogrel. Des Weiteren wurden Patienten mit einer intrakraniellen Blutung in der Vorgeschichte ausgeschlossen. Die Interventionsgruppe erhielt Clopidogrel und Aspirin (Clopidogrel: Ladedosis 300 mg, gefolgt von 75 mg täglich für 90 Tage plus Aspirin 75 mg täglich für die ersten 21 Tage). Die Kontrollgruppe erhielt ein Placebo und Aspirin 75 mg täglich für 90 Tage.

Studiendesign, Endpunkte und Studiendauer

CHANCE war eine randomisierte, kontrollierte Doppelblindstudie, welche im Zeitraum von Oktober 2009 bis Juli 2012 an 114 Zentren in China durchgeführt wurde.

Der primäre Endpunkt wurde als neuer Schlaganfall – ischämisch oder hämorrhagisch – innerhalb von 90 Tagen nach dem Erstereignis definiert. Der primäre Sicherheitsendpunkt war eine moderate bis schwere Blutung, entsprechend der GUSTO-Definition (*Global Utilization of Streptokinase and Tissue Plasminogen Activator for Occluded Coronary Arteries*) (Investigators 1993). Eine schwere Blutung wurde als intrakranielle oder zum Tode führende Blutung definiert sowie auch als Blutung, welche hämodynamisch instabil ist und eine entsprechende Therapie benötigt (Volumengabe, Transfusion, chirurgische Intervention). Des Weiteren wurde ein zusammengesetzter Endpunkt aus Schlaganfall (ischämisch und hämorrhagisch), Myokardinfarkt oder Tod aufgrund vaskulärer Ursache als sekundäres Outcome analysiert.

Ergebnisse

Im Rahmen einer *Intention-to-treat-Analyse* wurden alle Ergebnisse der 5170 eingeschlossenen Patienten ausgewertet und untersucht. Bei 212 Patienten (8,2 %) der Interventionsgruppe und 303 Patienten (11,7 %) der Kontrollgruppe trat der primäre Endpunkt ein. Legt man nun das Augenmerk auf den ischämischen Schlaganfall, so erlitten 204 Patienten (7,9 %) der Interventionsgruppe und 295 Patienten (11,4 %) der Kontrollgruppe einen Schlaganfall. Die Risikoreduktion konnte in allen Subgruppen aufgezeigt werden. Die Anzahl hämorrhagischer Schlagfälle hingegen unterschied sich nicht zwischen den Gruppen (je 8 Patienten; 0,3 %). Ferner zeigten die Ergebnisse des zusammengesetzten sekundären Outcomes eine signifikante Risikoreduktion in der Interventionsgruppe.

Betrachtet man das Blutungsrisiko, so konnte eine geringe Differenz zwischen den Gruppen festgestellt werden – 2,3 % in der Gruppe Clopidogrel + Aspirin versus 1,6 % in der Kontrollgruppe – welche jedoch keine statistische Signifikanz aufwies.

Schlussfolgerung

Die CHANCE-Studie zeigte, dass in einer chinesischen Population die befristete Kombination aus Clopidogrel und Aspirin – innerhalb von 24 h nach dem Index-Schlaganfall begonnen – in den ersten 90 Tagen nach einem *Minor Stroke* oder einer TIA der alleinigen Prophylaxe mit Aspirin überlegen ist.

7.3.6 Clopidogrel und Aspirin bei Patienten mit ischämischem Schlaganfall oder transienter ischämischer Attacke: POINT

Lilian Kriemler und Gian Marco De Marchis

Studie
Johnston SC, Easton JD, Farrant M, et al. Clopidogrel and Aspirin in Acute Ischemic Stroke and High-Risk TIA. New Engl J Med 2018; 379: 215–225

Zusammenfassung
Das hohe Rezidivrisiko nach einer TIA oder einem Schlaganfall erfordert eine rasche und effektive Sekundärprophylaxe. Im Folgenden werden Nutzen und Risiko einer doppelten Thrombozytenfunktionshemmung – bestehend aus Clopidogrel plus Aspirin – als sekundäre Präventionsmaßnahme in der Frühphase nach *Minor Stroke* oder TIA untersucht.

Übersicht
Sponsoren der Studie
    National Institute of Neurological Disorders and Stroke und Sanofi

Hintergrund und Fragestellung
Das Risiko für einen ischämischen Schlaganfall innerhalb von 90 Tagen nach einer TIA oder nach einem *Minor Stroke* beträgt zwischen 3 und 15 % (Coull et al. 2004; Johnston et al. 2000; Giles und Rothwell 2007; Wu et al. 2007; Amarenco et al. 2016). Die randomisierte, kontrollierte Doppelblindstudie POINT untersuchte die Rezidivrate unter dualer Thrombozytenfunktionshemmung –Aspirin und Clopidogrel – im Vergleich zu einer Aspirin-Kontrollgruppe.

Studienteilnehmer und Intervention

Einschlusskriterien waren Alter über 18 Jahre, Möglichkeit der Randomisierung innerhalb von 12 h ab Symptombeginn, *High-Risk*-TIA mit einer kompletten Remission des neurologischen Defizits vor Randomisierung und einem ABCD2-Score von 4 oder mehr, sowie Patienten mit einem *Minor Stroke* mit residualer Symptomatik und einem NIHSS von 3 oder weniger Punkten. Überdies mussten *Stroke-Mimics* und Blutungen mittels CT oder MRT ausgeschlossen worden sein.

Zudem wurden Patienten mit einer TIA ausgeschlossen, die ein isoliertes Taubheitsgefühl, isolierten Schwindel oder eine isolierte visuelle Symptomatik aufwiesen. Auch wurden Patienten ausgeschlossen, bei welchen eine Thrombolyse oder eine endovaskuläre Therapie indiziert war, sowie Patienten mit bereits geplanter Antikoagulation aufgrund kardiovaskulärer Erkrankungen oder Vorhofflimmern.

Beide Studiengruppen erhielten Aspirin – je nach Zentrum variierte die Dosis zwischen 50 mg und 325 mg – sowie ein Placebo (Kontrollgruppe) oder Clopidogrel (Interventionsgruppe) mit einer Ladedosis von 600 mg am ersten Tag und darauf folgend 75 mg täglich.

Studiendesign, Endpunkte und Studiendauer

In diese randomisierte, kontrollierte Doppelblindstudie wurden im Zeitraum Mai 2010 bis Dezember 2017 4881 Patienten in 269 Zentren in 10 verschiedenen Staaten eingeschlossen.

Der primäre Endpunkt setzte sich aus ischämischem Schlaganfall, Myokardinfarkt oder Tod aufgrund einer ischämisch-vaskulären Ursache zusammen. Der primäre Sicherheitsendpunkt war eine schwere Blutung, definiert als symptomatische intrakranielle Blutung, intraokuläre Blutung mit Visusverlust, Gebrauch von ≥ 2 Einheiten Erythrozytenkonzentrat oder Vollblut, Aufnahme ins Krankenhaus oder eine Verlängerung des Krankenhausaufenthaltes, sowie Tod durch eine Blutung.

Ergebnisse

Zur Auswertung wurde eine *Intention-to-treat-Analyse* sowie eine *As-treated*-Analyse des primären Endpunkts durchgeführt. Den primären Endpunkt erreichten 121 Patienten (5,0 %) in der Gruppe Clopidogrel + Aspirin und 160 Patienten (6,5 %) in der Aspirin-Gruppe. Betrachtet man den ischämischen Schlaganfall isoliert, so trat dieser bei 112 Patienten (4,6 %) der Interventionsgruppe und 155 Patienten (6,3 %) der Kontrollgruppe auf. Blutungen waren häufiger in der Kombinationsgruppe, insbesondere im Zeitraum zwischen 8 und 90 Tagen nach Indexereignis.

Schlussfolgerung

Im Unterschied zur chinesischen Studie CHANCE stammte die Studienpopulation mehrheitlich aus den USA. In dieser US-amerikanischen Kohorte (75 % Weiße, 20 % Schwarze, und nur 3 % Asiaten) war eine befristete duale Thrombozytenfunktionshemmung mit

Aspirin und Clopidogrel überlegen im Vergleich zu Aspirin allein. Das optimale Nutzen-Risiko-Verhältnis ist auf die ersten 21–30 Tage beschränkt, danach überwiegen die Blutungskomplikationen. Eine Metaanalyse aus CHANCE und POINT kam zu einem ähnlichen Schluss – die ideale Dauer einer dualen Thrombozytenfunktionshemmung lag hier zwischen 10 und 21 Tagen, begonnen unmittelbar nach einem ischämischen Schlaganfall oder einer TIA. (Hao et al. 2018).

7.4 Duale Thrombozytenfunktionshemmung mit ASS und Ticagrelor: THALES

Lilian Kriemler und Gian Marco De Marchis

Studie
Johnston SC, Amarenco P, Denison H, et al. The Acute Stroke or Transient Ischemic Attack Treated with Ticagrelor and Aspirin for Prevention of Stroke and Death (THALES) trial: Rationale and design. Int J Stroke 2019; 14: 745–751

Zusammenfassung
In der randomisierten, kontrollierten, multizentrischen THALES-Studie wurde untersucht, ob die Kombination von Aspirin mit Ticagrelor gegenüber Aspirin und Placebo die Mortalität sowie das Schlaganfallrisiko reduzieren. Patienten mit einem ischämischen Schlaganfall oder einer TIA gehörten zur Studienpopulation. Aspirin zusammen mit Ticagrelor reduzierte zwar die Mortalität und das Schlaganfallrisiko, erhöhte allerdings signifikant die Rate an schweren und intrakraniellen Blutungen.

Sponsoren der Studie
AstraZeneca

Hintergrund und Fragestellung
Ticagrelor ist ein Thrombozytenfunktionshemmer, welcher den $P2Y_{12}$-Rezeptor blockiert und somit eine ähnliche Wirkungsweise wie Clopidogrel aufweist. Clopidogrel – ein *Prodrug* – wird hepatisch zu einem aktiven Metaboliten durch einen enzymatischen Prozess aktiviert, welcher bei 25 % der weißen Bevölkerung und 60 % der asiatischen Bevölkerung

beeinträchtigt ist: Clopidogrel hat bei diesen Patienten wahrscheinlich reduzierte bzw. gar keine Wirkung.

Die Vorgängerstudie – SOCRATES – verglich Ticagrelor mit Aspirin beim ischämischen Schlaganfall. Ticagrelor erwies sich gegenüber Aspirin nicht als überlegen. Eine Subgruppenanalyse von SOCRATES konnte aber zeigen, dass Patienten, welche 7 Tagen vor Randomisierung bereits mit Aspirin vorbehandelt wurden, besonders von der Kombination mit Ticagrelor profitierten. Die THALES-Studie wurde unternommen mit dem Ziel, den Einfluss einer raschen dualen Ticagrelor-Aspirin-Gabe mit Aspirin-Placebo zu vergleichen.

Studienteilnehmer und Intervention

Einschlusskriterien waren ein Lebensalter von mindestens 40 Jahren mit entweder einem ischämischen Schlaganfall und NIHSS $\leq$ 5 oder einer TIA und ABCD2-Score von 6–7 Punkten. Hauptausschlusskriterien waren eine endovaskuläre Rekanalisierungstherapie in der Akutphase, gegebene Indikation für eine Antikoagulation (z. B. bei Vorhofflimmern) oder eine intrazerebrale Blutung in der Vorgeschichte.

Unmittelbar nach der Randomisierung erhielten die Patienten eine Ladedosis Aspirin 300 mg zusammen mit entweder Ticagrelor 180 mg oder einem Placebo. Die Erhaltungsdosis war Aspirin 75–100 mg täglich mit jeweils Ticagrelor 90 mg oder Placebo 12-stündlich.

Studiendesign, Endpunkte und Studiendauer

THALES war eine randomisierte, kontrollierte Studie, die zwischen Januar 2018 und Oktober 2019 Patienten rekrutierte. Die Endpunkte wurden über 30 Tage nach Randomisierung erfasst. Primärer Endpunkt waren Tod oder Schlaganfall – ischämisch oder hämorrhagisch. Sekundäre Endpunkte waren ein ischämischer Schlaganfall und Behinderung (mRS > 1). Primärer Sicherheitsendpunkt war eine schwere Blutung, definiert als eine intrakranielle oder zum Tode führende Blutung.

Ergebnisse

11'016 Patienten wurden in die Studie randomisiert, 5523 in die Ticagrelor-Aspirin-Gruppe und 5493 in die Placebo-Aspirin-Gruppe. Mehr als 90 % der Patienten hatte einen ischämischen Schlaganfall als qualifizierendes Ereignis. Der primäre Endpunkt – Tod oder Schlaganfall – trat bei 5,4 % der Patienten der Ticagrelor-Aspirin-Gruppe auf verglichen mit 6,5 % in der Aspirin-Gruppe (HR 0,83 zugunsten von Ticagrelor-Aspirin, CI 0,71–0,96).

Das Risiko eines ischämischen Schlaganfalls war signifikant geringer unter Ticagrelor-Aspirin, während die Behinderungsrate mit rund 24 % in beiden Gruppen nahezu identisch war. Dennoch traten sowohl schwere als auch intrakranielle Blutungen in der Ticagrelor-Aspirin-Gruppe dreimal so häufig auf.

Schlussfolgerung

Bei Patienten mit einem ischämischen Schlaganfall und NIHSS $\leq$ 5 Punkte oder TIA und ABCD2-Score von 6–7 Punkten senkte die Kombination aus Aspirin und Ticagrelor zwar das Risiko eines ischämischen Schlaganfalls im Vergleich zu Aspirin (number needed to treat 83), ging aber mit einer signifikant höheren Hirnblutungsrate einher.

7.5 Was bedeutet das für die klinische Praxis?

Lilian Kriemler, Gian Marco De Marchis und David Seiffge

Ein Fünftel aller ischämischen Schlaganfälle sind Rezidive (Benjamin et al. 2019). Fünf Jahre nach einem ischämischen Schlaganfall oder einer TIA wurde eine Rezidivrate von 41 % festgestellt (Chen et al. 2020). Aus diesen Zahlen wird die Dringlichkeit und Notwendigkeit einer adäquaten Sekundärprävention deutlich. Neben *Life-Style*-Modifikation, Blutdruck- und Diabeteseinstellung sowie der Senkung der Serumlipidwerte ist die Blutverdünnung ein wichtiger Pfeiler in der Sekundärprophylaxe.

Aus den CHANCE- und POINT-Studien geht hervor, dass bei Patienten mit *high risk* TIA (ABCD Score 4 oder größer) oder leichtem Schlaganfall (NIHSS 3 oder geringer) die kurzfristige duale Gabe von Aspirin und Clopidogrel – die mit einer Ladedosis innerhalb von 12–24 h nach dem Ereignis begonnen und über 21–30 Tage Wochen fortgesetzt wird – die Häufigkeit wiederkehrender Schlaganfälle reduziert; ein günstiger Effekt, der in diesem frühen Zeitraum das erhöhte Blutungsrisiko unter dualer Thrombozytenfunktionshemmung noch überwiegt.

Von einer dualen Thrombozytenfunktionshemmung über einen längeren Zeitraum hinweg wird aktuell abgeraten, da das Blutungsrisiko erhöht wird, was den günstigen Effekt auf die Prävention eines ischämischen Schlaganfalls klar übersteigt. Ebenso soll von einer Dreifach-Therapie abgesehen werden, da auch hier die Blutungsrate den Vorteil stark übersteigt (Bath et al. 2018). In der klinischen Praxis können nicht-neurologische Erkrankungen (z. B. koronare Herzerkrankung mit Stents) eine duale Thrombozytenfunktionshemmung, zuweilen auch langfristig, nötig machen. Aus neurologischer Sicht muss das oft toleriert werden (nach entsprechender Risiko-Nutzen-Abwägung); es ist aber klar, dass basierend auf der aktuellen Studienlage eine langfristige duale Thrombozytenfunktionshemmung neurologisch nicht indiziert ist.

Somit wird nach der zeitlich begrenzten doppelten Thrombozytenfunktionshemmung die Weiterführung mit einer singulären Therapie empfohlen. Aspirin ist hier Mittel der ersten Wahl, wobei Clopidogrel oder Aspirin-Dipyridamol etwas effektiver sind und je nach klinischer Konstellation in Betracht gezogen werden können. Zu beachten ist hier, dass Clopidogrel die Umwandlung zu seinem aktiven Metaboliten durch hepatische Cytochrom-P450-Enzyme erfordert, um die gewünschte plättchenhemmende Wirkung zu erbringen. Polymorphismen im CYP2C19-Gen wurden als starke Prädiktoren für ein Nicht-Ansprechen identifiziert. Tatsächlich konnte gezeigt werden, dass *Loss-of-Function*-Mutationen in diesem Enzym mit einem geringeren Schutz vor Rezidiv-Schlaganfällen assoziiert sind (Wang et al. 2016). Hier könnte Ticagrelor einen Ersatz darstellen. Entsprechende Untersuchungen der Clopidogrel-Pharmakogenetik konnten allerdings keinen signifikanten Unterschied in der Risikoreduktion zwischen der Genotyp-kontrollierten Auswahl der Sekundärprophylaxe und der konventionellen Gabe von Clopidogrel zeigen (Pereira et al. 2020).

Die aktuellen Empfehlungen der European Stroke Organisation empfehlen eine doppelte TFH bei allen Patienten mit einem nicht-kardioembolischen Schlaganfall (NIHSS ≤3: ASS + Clopidogrel, NIHSS 4+5: ASS + Ticagrelor) für 3 Wochen. Bei allen anderen Patienten reicht eine Monotherapie aus.

Literatur

Amarenco, P., Lavallée, P.C., Labreuche, J., et al.: One-year risk of stroke after transient ischemic attack or minor stroke. N. Engl. J. Med. **374**(16), 1533–1542 (2016)

Baigent, C., Blackwell, L., Collins, R., et al.: Aspirin in the primary and secondary prevention of vascular disease: collaborative meta-analysis of individual participant data from randomised trials. Lancet **373**(9678), 1849–1860 (2009)

Bath, P.M., Woodhouse, L.J., Appleton, J.P., et al.: Antiplatelet therapy with aspirin, clopidogrel, and dipyridamole versus clopidogrel alone or aspirin and dipyridamole in patients with acute cerebral ischaemia (TARDIS): a randomised, open-label, phase 3 superiority trial. The Lancet. **391**(10123), 850–859 (2018)

Benjamin, E.J., Muntner, P., Alonso, A., et al.: Heart Disease and Stroke Statistics-2019 Update: A Report From the American Heart Association. Circulation **139**(10), e56–e528 (2019 März)

CAPRIE Steering Committee: A randomised, blinded, trial of clopidogrel versus aspirin in patients at risk of ischaemic events (CAPRIE). Lancet **348**, 1329–1339 (1996)

Chen, Z.-M.: CAST: randomised placebo-controlled trial of early aspirin use in 20 000 patients with acute ischaemic stroke. The Lancet. **349**(9066), 1641–1649 (1997)

Chen, Y., Wright, N., Guo, Y., et al.: Mortality and recurrent vascular events after first incident stroke: a 9-year community-based study of 0· 5 million Chinese adults. Lancet Glob. Health **8**(4), e580–e590 (2020)

Collaboration, A.T.: Secondary prevention of vascular disease by prolonged antiplatelet treatment. Br Med J (Clin Res Ed). **296**(6618), 320–331 (1988)

Coull, A., Lovett, J., Rothwell, P.: Population based study of early risk of stroke after transient ischaemic attack or minor stroke: implications for public education and organisation of services. BMJ **328**(7435), 326 (2004)

Diener, H.-C., Sacco, R., Yusuf, S.: Rationale, design and baseline data of a randomized, double-blind, controlled trial comparing two antithrombotic regimens (a fixed-dose combination of extended-release dipyridamole plus ASA with clopidogrel) and telmisartan versus placebo in patients with strokes: the Prevention Regimen for Effectively Avoiding Second Strokes Trial (PRoFESS). Cerebrovasc. Dis. **23**(5–6), 368–380 (2007)

Diener H., Cunha L., Forbes C., Sivenius J., Smets P., Lowenthal A.: European Stroke Prevention Study 2. Dipyridamole and acetylsalicylic acid in the secondary prevention of stroke. Journal of the neurological sciences **143**(1–2), 1–13 (1996)

Giles, M.F., Rothwell, P.M.: Risk of stroke early after transient ischaemic attack: a systematic review and meta-analysis. The Lancet Neurology. **6**(12), 1063–1072 (2007)

Group E: The European Stroke Prevention Study (ESPS): principal end-points. The Lancet. **330**(8572), 1351–1354 (1987)

Group ISTC: The International Stroke Trial (IST): A randomised trial of aspirin, subcutaneous heparin, both, or neither among 19 435 patients with acute ischaemic stroke. The Lancet. **349**(9065), 1569–1581 (1997)

Halkes, P., Van Gijn, J., Kappelle, L., Koudstaal, P., Algra, A.: Aspirin plus dipyridamole versus aspirin alone after cerebral ischaemia of arterial origin (ESPRIT): randomised controlled trial. Lancet **367**(9523), 1665–1673 (2006)

Hao Q., Tampi M., O'Donnell M., Foroutan F., Siemieniuk R.A., Guyatt G.: Clopidogrel plus aspirin versus aspirin alone for acute minor ischaemic stroke or high risk transient ischaemic attack: systematic review and meta-analysis. bmj **363** (2018)

Investigators, G.: An international randomized trial comparing four thrombolytic strategies for acute myocardial infarction. N. Engl. J. Med. **329**(10), 673–682 (1993)

Johnston, S.C., Gress, D.R., Browner, W.S., Sidney, S.: Short-term prognosis after emergency department diagnosis of TIA. JAMA **284**(22), 2901–2906 (2000)

Kleindorfer, D., Panagos, P., Pancioli, A., et al.: Incidence and short-term prognosis of transient ischemic attack in a population-based study. Stroke **36**(4), 720–723 (2005)

Pereira, N.L., Farkouh, M.E., So, D., et al.: Effect of genotype-guided oral P2Y12 inhibitor selection vs conventional clopidogrel therapy on ischemic outcomes after percutaneous coronary intervention: the TAILOR-PCI randomized clinical trial. JAMA **324**(8), 761–771 (2020)

Wang, Y.L., Wu, D., Liao, X., Zhang, W., Zhao, X., Wang, Y.J.: Burden of stroke in China. Int. J. Stroke **2**(3), 211–213 (2007)

Wang, Y., Zhao, X., Lin, J., et al.: Association between CYP2C19 loss-of-function allele status and efficacy of clopidogrel for risk reduction among patients with minor stroke or transient ischemic attack. JAMA **316**(1), 70–78 (2016)

Wu, C.M., McLaughlin, K., Lorenzetti, D.L., Hill, M.D., Manns, B.J., Ghali, W.A.: Early risk of stroke after transient ischemic attack: a systematic review and meta-analysis. Arch. Intern. Med. **167**(22), 2417–2422 (2007)

Zhao, D., Liu, J., Wang, W., et al.: Epidemiological transition of stroke in China: twenty-one–year observational study from the Sino-MONICA-Beijing Project. Stroke **39**(6), 1668–1674 (2008)

Sekundärprophylaxe: Statine

8

Jan F. Scheitz

Inhaltsverzeichnis

8.1   Statine zur Sekundärprävention nach Schlaganfall: SPARCL

> **Studie**
> Amarenco P, Bogousslavsky J, Callahan A, 3rd, et al. High-dose atorvastatin after stroke or transient ischemic attack. New Engl J Med 2006; 355: 549–559

J. F. Scheitz (✉)
Klinik für Neurologie mit Experimenteller Neurologie und Center for Stroke Research Berlin,
Charité Universitätsmedizin Berlin, Berlin, Deutschland
E-Mail: jan.scheitz@charite.de

© Der/die Autor(en), exklusiv lizenziert durch Springer-Verlag GmbH, DE, ein Teil von
Springer Nature 2022
J. Witsch (Hrsg.), *Schlaganfall evidenzbasiert behandeln*,
https://doi.org/10.1007/978-3-662-63394-6_8

Zusammenfassung

In der randomisierten, placebokontrollierten, multizentrischen SPARCL-Studie wurde untersucht, ob eine Hochdosis-Statinbehandlung bei Patienten mit Schlaganfall oder TIA in den vorangegangenen 6 Monaten und ohne bekannte koronare Herzerkrankung die Inzidenz von Rezidiv-Schlaganfällen reduziert. In der Hochdosis-Statingruppe traten während eines Beobachtungszeitraumes von etwa 5 Jahren weniger Schlaganfälle auf als in der Placebogruppe (absolute Risikoreduktion 2,2 %, relative Risikoreduktion 16 %).

Sponsoren der Studie
Pfizer Inc.

Hintergrund und Fragestellung

Es war bereits bekannt, dass eine Behandlung mit 3-Hydroxy-3-Methylglutaryl-Coenzym-A-Reduktase-Hemmern (Statinen) das Schlaganfallrisiko in Patientenpopulationen mit koronarer Herzerkrankung oder hohem vaskulären Risiko reduzieren kann (Amarenco et al. 2004). Zudem hatten Metaanalysen gezeigt, dass das Ausmaß der Risikoreduktion mit dem Ausmaß der LDL-Cholesterinreduktion positiv korreliert (Amarenco et al. 2004). Für Patienten mit Schlaganfall war jedoch noch nicht gezeigt worden, ob eine Statinbehandlung das Risiko für Rezidivschlaganfälle reduziert. Die SPARCL-Studie (Stroke Prevention by Aggressive Reduction in Cholesterol Levels) untersuchte daher, ob eine Hochdosis-Statinbehandlung (Atorvastatin, 80 mg pro Tag) in der Schlaganfall-Sekundärprävention wirksam ist.

Studienteilnehmer und Intervention

Einschlusskriterien waren ein Alter über 18 Jahre und die Diagnose eines Schlaganfalls oder einer TIA in den letzten 1–6 Monaten vor Randomisierung. Patienten mit hämorrhagischem Schlaganfall konnten eingeschlossen werden, wenn von einem hohen Risiko ischämischer Ereignisse (zerebral oder kardial) ausgegangen wurde. Zudem sollten die Patienten einen LDL-Spiegel zwischen 100 und 190 mg/dl aufweisen (2,6–4,9 mmol/l). Ausgeschlossen von der Studie wurden Patienten mit bekannter koronarer Herzerkrankung, Vorhofflimmern, kardialen Embolien, Subarachnoidalblutung und schweren Behinderungen (mRS > 3 zum Zeitpunkt des Screenings).

Studiendesign, Endpunkte und Studiendauer

SPARCL war eine randomisierte, doppelblinde, placebokontrollierte Studie, in die zwischen September 1998 und März 2001 Patienten rekrutiert wurden. Primärer Endpunkt war die Zeit bis zum Auftreten eines Schlaganfalls jeglicher Art (ischämisch oder hämorrhagisch). Prädefinierte sekundäre Endpunkte waren die Zeit bis zum Auftreten eines Schlaganfalls oder einer TIA, eines schwerwiegenden koronaren Ereignisses (z. B. Myokardinfarkt) oder eines schwerwiegenden kardiovaskulären Ereignisses (Schlaganfall oder koronares Ereignis).

Ergebnisse

Es wurden 4731 Patienten in die Studie eingeschlossen, 2365 in die Hochdosis-Statingruppe und 2366 Patienten in die Placebogruppe. Die Teilnehmer waren im Mittel 63 Jahre alt, überwiegend männlich (60 %) und hatten zum Zeitpunkt der Randomisierung einen LDL-Cholesterinspiegel von 133 mg/dl. Etwas mehr als zwei Drittel aller Patienten qualifizierten sich durch einen Schlaganfall (~66 % durch eine zerebrale Ischämie und ~2 % durch eine intrakranielle Blutung) und etwa ein Drittel durch eine TIA für den Studieneinschluss. Einen Monat nach Randomisierung war der LDL-Cholesterinspiegel in der Hochdosis-Statingruppe um 61 mg/dl gesunken und blieb unverändert in der Placebogruppe.

Während einer mittleren Beobachtungszeit von 4,9 Jahren trat der primäre Endpunkt (Schlaganfall) bei 265 Patienten in der Hochdosis-Statingruppe (11,2 %) und bei 311 Patienten in der Placebogruppe auf (13,1 %, p = 0,05). Die absolute Risikoreduktion nach 5 Jahren betrug 2,2 % (0,2–4,2 %) und die relative Risikoreduktion betrug 16 % („adjusted" HR 0,84, 95 % KI 0,71–0,99). Das Risiko schwerer koronarer Ereignisse (3,4 % versus 5,1 %, „adjusted" HR 0,65; 95-%-KI 0,49–0,87) und schwerwiegender kardiovaskulärer Ereignisse (14,1 % versus 17,2 % adjusted HR 0,80; 95-%-KI 0,69–0,92) war ebenfalls reduziert in der Hochdosis-Statingruppe im Vergleich zur Placebogruppe. Das Risiko ischämischer Schlaganfälle war um 22 % reduziert (n = 218 versus n = 274, HR 0,78, 95-%-KI 0,66–0,94), wohingegen das Risiko hämorrhagischer Schlaganfälle erhöht war (n = 55 versus n = 33, HR 1,66, 95-%-KI 1,08–2,55). Es gab 5 Fälle von Rhabdomyolyse (2 in der Hochdosis-Statingruppe, 3 in der Placebogruppe). Persistierende Erhöhungen der Leberenzyme waren häufiger in der Hochdosis-Statingruppe verglichen mit der Placebogruppe (2,2 % versus 0,5 %).

Schlussfolgerung

Die SPARCL-Studie zeigte, dass eine Hochdosis-Statintherapie (Atorvastatin 80 mg/Tag) in der Schlaganfall-Sekundärprävention wirksam ist und das Risiko erneuter Schlaganfälle (NNT = 46 für 5 Jahre) und schwerwiegender kardiovaskulärer Ereignisse (NNT = 29 für 5 Jahre) reduziert.

8.2   Nutzen und Sicherheit intensiver versus moderater Cholesterinsenkung

Studie

Cholesterol Treatment Trialists' (CTT) Collaboration1, Baigent C, Blackwell L, Emberson J, et al. Efficacy and safety of more intensive lowering of LDL cholesterol: a meta-analysis of data from 170,000 participants in 26 randomised trials. Lancet 2010; 376: 1670–1681

Zusammenfassung

In der Metaanalyse individueller Patientendaten aus 26 randomisierten, kontrollierten Studien wurden der Nutzen und die Sicherheit einer intensivierten Cholesterinsenkung mittels Statintherapie untersucht. Mit jeder Cholesterinsenkung um 1 mmol/l (39 mg/dl) ist nach einem Jahr eine Risikoreduktion kardiovaskulärer Ereignisse um etwa ein Fünftel zu erwarten.

Sponsoren der Studie

UK Medical Research Council, British Heart Foundation, European Community Biomed Programme, Australian National Health and Medical Research Council, und National Heart Foundation

Hintergrund und Fragestellung

Vorgängerstudien legten nahe, dass das Risiko koronarer Ereignisse positiv mit dem Cholesterinspiegel korreliert (Prospective Studies Collaboration 2007). Eine Statintherapie moderater Intensität (z. B. Simvastatin 20-40 mg) reduziert das LDL-Cholesterin um etwa ein Drittel, wohingegen Hochdosis-Statintherapie (z. B. 40-80 mg Atorvastatin) das LDL-Cholesterin um die Hälfte senkt (Law et al. 2003). Die „Cholesterol Treatment Trialists Collaboration" wollte nun mithilfe einer Metaanalyse individueller Patientendaten den Nutzen einer intensivierten Cholesterinsenkung durch die Behandlung mit Statinen in Bezug auf die Reduktion des Risikos vaskulärer Ereignisse quantifizieren.

Studienteilnehmer und Intervention

Es wurden individuelle Patientendaten von 26 randomisierten Studien analysiert, in denen entweder eine Hochdosis- mit einer Standarddosis-Statintherapie oder eine Statintherapie mit einer Placebobehandlung verglichen worden waren.

Studiendesign, Endpunkte und Studiendauer

Für die Metaanalyse wurden randomisierte, kontrollierte Studien mit mindestens 1000 Teilnehmern und einem Beobachtungszeitraum von mindestens 2 Jahren berücksichtigt, die bis einschließlich 2009 mit dem Interventionsziel einer Cholesterinsenkung mittels Statintherapie durchgeführt wurden. Primärer Endpunkt war das Auftreten schwerer kardiovaskulärer Ereignisse (definiert als schweres Koronarereignis wie Myokardinfarkt oder Tod durch Myokardinfarkt, koronare Revaskularisierung oder Schlaganfall). Die Effekte wurden pro 1 mmol/l (39 mg/dl) LDL-Cholesterinsenkung berechnet.

Ergebnisse

Insgesamt wurden 26 Studien berücksichtigt. In fünf Studien mit intensiver versus moderater Cholesterinsenkung (39.612 Teilnehmer, medianer Beobachtungszeitraum 5,1 Jahre) ergab sich eine zusätzliche LDL-Cholesterinsenkung von etwa 20 mg/dl (0,51 mmol/l) nach einem Jahr. Im Vergleich zur moderaten Cholesterinsenkung reduzierte eine intensive Cholesterinsenkung das Risiko schwerer kardiovaskulärer Ereignisse um 15 % (95-%-KI 11–18 %; p < 0·0001) und das Schlaganfallrisiko um 16 % (95-%-KI 5–26 %; p = 0·005). Unter Berücksichtigung von 21 weiteren Studien, die eine Statintherapie mit Placebo verglichen hatten (129.526 Teilnehmer; medianer Beobachtungszeitraum 4,8 Jahre), zeigte sich pro 1 mmol/l (39 mg/dl) Cholesterinsenkung eine Risikoreduktion von schwerwiegenden kardiovaskulären Ereignissen um 22 % (95-%-KI 20–24 %) und von ischämischen Schlaganfällen um 21 % (95-%-KI 15–26 %) nach jeweils einem Jahr. Die Gesamtsterblichkeit nach einem Jahr wurde um 10 % pro 1 mmol/l (39 mg/dl) Cholesterinsenkung reduziert, vor allem aufgrund einer Reduktion der Sterblichkeit durch koronare Herzerkrankung. Das Risiko einer Krebserkrankung war weder unter intensivierter vs. moderater Statintherapie noch unter Statin- vs. Behandlung mit Placebo erhöht (RR 1,00 per 1,0 mmol/l LDL-Senkung, 95-%-KI 0,96–1,04). Hinweise auf ein relevant erhöhtes Rhabdomyolyse-Risiko ergaben sich lediglich unter Hochdosis-Simvastatin (80 mg/Tag).

Schlussfolgerung

Die Metaanalyse der "Cholesterol Treatment Trialists Collaboration" quantifiziert die Risikoreduktion vaskulärer Ereignisse und Schlaganfälle unter einer Statintherapie. Mit jeder Cholesterinsenkung um 1 mmol/l (39 mg/dl) ist eine Risikoreduktion um etwa ein Fünftel zu erwarten. Zudem legt die Analyse nahe, dass eine intensivierte Statintherapie im Vergleich zu einer weniger intensiven Statintherapie das kardiovaskuläre Risiko weiter reduziert.

8.3   Nutzen von Statinen bei älteren Menschen

Studie
Cholesterol Treatment Trialists' Collaboration. Efficacy and safety of statin therapy
in older people: a meta-analysis of individual participant data from 28 randomised
controlled trials. Lancet 2019; 393: 407–415

Zusammenfassung
In der Metaanalyse individueller Patientendaten aus 28 randomisierten, kontrollierten Studien wurde der Nutzen einer Cholesterinsenkung mit Statinen in Abhängigkeit vom Patientenalter untersucht. Es bestätigte sich auch in der Altersgruppe über
75 Jahre ein präventiver Nutzen der Cholesterinsenkung. Auch hier ist mit jeder
Cholesterinsenkung um 1 mmol/l (39 mg/dl) nach einem Jahr eine Risikoreduktion
kardiovaskulärer Ereignisse um etwa ein Fünftel zu erwarten.

Sponsoren der Studie
Keine Industriezuwendung

Hintergrund und Fragestellung
Der Anteil an älteren Patienten (>75 Jahre) in den randomisierten Studien zum präventi-
ven Nutzen von Statinen war gering. Daher bestand Unsicherheit, ob Statine auch in dieser
Altersgruppe effektiv sind in der Verhinderung kardiovaskulärer Ereignisse. Gerade diese
Altersgruppe hat jedoch ein besonders hohes Risiko für vaskuläre Ereignisse. Ziel der Metaanalyse der „Cholesterol Treatment Trialists' Collaboration" war es daher, zu analysieren,
ob sich der Nutzen einer Statintherapie in Abhängigkeit vom Patientenalter verändert.

Studienteilnehmer und Intervention
Es wurden individuelle Patientendaten von 28 randomisierten Studien analysiert, die eine
Statintherapie mit Placebo oder eine intensivierte Statintherapie mit einer moderaten
Statintherapie verglichen hatten.

Studiendesign, Endpunkte und Studiendauer
Es wurden randomisierte, kontrollierte Studien mit mindestens 1000 Teilnehmern und einem
mindestens 2-jährigen Beobachtungszeitraum berücksichtigt. Die Studienteilnehmer wurden in sechs Altersgruppen eingeteilt (55 Jahre oder jünger, 56–60 Jahre, 61–65 Jahre,

66–70 Jahre, 71–75 Jahre und älter als 75 Jahre). Der Hauptendpunkt war ein schwerwie-gendes kardiovaskuläres Ereignis, definiert als koronares Ereignis (z. B. Myokardinfarkt), koronare Revaskularisierung oder Schlaganfall.

Ergebnisse
Insgesamt waren 14.483 (8 %) der 186.854 Teilnehmer an den 28 Studien zum Zeitpunkt der Randomisierung älter als 75 Jahre. Der mittlere Beobachtungszeitraum betrug 4,9 Jahre. Es zeigte sich eine signifikante Reduktion des vaskulären Risikos unter Statintherapie in allen Altersstrata, einschließlich des Altersstratums > 75 Jahre (Abb. 8.1). In der Alters-gruppe > 75 Jahre ereigneten sich unter Statintherapie (versus Placebo) oder intensivierter Statintherapie (versus moderater Statintherapie) weniger kardiovaskuläre Ereignisse (1051 [4,5 %] versus 1153 [5,0 %]). Die relative Risikoreduktion nahm mit höherem Alter ab, es zeigte sich jedoch kein statistisch signifikanter Trend (p > 0,05). Die relative Reduktion des Schlaganfallrisikos betrug 16 % (95-%-KI 11–20 %) und unterschied sich ebenfalls in den Altersgruppen nicht signifikant. Die absolute und relative Risikoreduktion in der Alters-gruppe > 75 Jahre war besonders hoch bei Patienten mit vaskulärer Erkrankung und damit Einsatz von Statinen im Sinne einer Sekundärprävention.

Schlussfolgerung
Die Metaanalyse der „Cholesterol Treatment Trialists' Collaboration" belegt, dass auch in der Patientengruppe > 75 Jahre der Nutzen einer Statintherapie in Bezug auf die Reduktion vaskulärer Ereignisse nachweisbar ist.

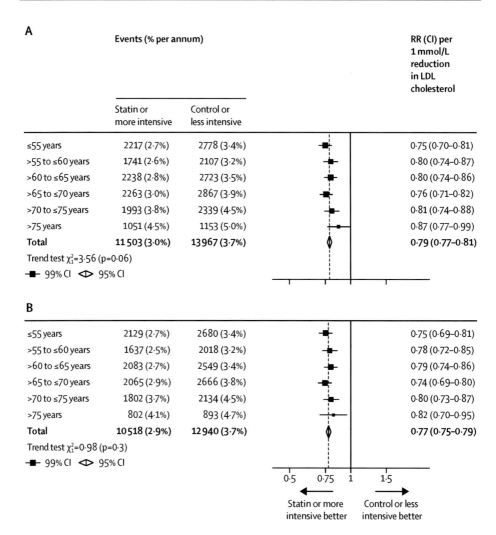

Abb. 8.1 Effekt auf vaskuläre Ereignisse (Major Vascular Events) pro mmol/l Reduktion des LDL-Cholesterins je nach Alter zum Zeitpunkt der Randomisierung. (Cholesterol Treatment Trialists' Collaboration. Efficacy and safety of statin therapy in older people: a meta-analysis of individual participant data from 28 randomised controlled trials. Lancet, 2019)

8.4 Vergleich zweier LDL-Zielwerte in der Sekundärprävention nach Schlaganfall

Studie
Amarenco P, Kim JS, Labreuche J, et al. A Comparison of Two LDL Cholesterol Targets after Ischemic Stroke. New Engl J Med 2020; 382: 9

Zusammenfassung
In der randomisierten, kontrollierten Studie „Treat Stroke to Target" wurde untersucht, ob ein niedriges Ziel des LDL-Cholesterinspiegels (unter 70 mg/dl) im Vergleich zu einem höheren LDL-Cholesterinziel (90-110 mg/dl) bei Patienten mit kürzlichem ischämischem Schlaganfall oder TIA und Hinweisen auf Atherosklerose mit einem selteneren Auftreten von kardiovaskulären Ereignissen verbunden ist. Die Patientengruppe mit niedrigerem LDL-Cholesterinziel hatte ein signifikant geringeres Risiko kardiovaskulärer Ereignisse (adjustierte HR 0,78; 95-%-KI 0,61–0,98) als die Patientengruppe mit höherem LDL-Cholesterinziel.

Sponsoren der Studie
Assistance Publique – Hôpitaux de Paris; Pfizer; AstraZeneca; Merck Sharp & Dohme Corp

Hintergrund und Fragestellung
Die SPARCL-Studie (Abschn. 8.1) hatte gezeigt, dass eine Hochdosis-Statintherapie nach Schlaganfall oder TIA das Risiko zukünftiger kardiovaskulärer Ereignisse reduziert. Nachfolgende Subanalysen hatten nahegelegt, dass der Nutzen noch stärker ausgeprägt sein könnte, wenn ein LDL-Cholesterinwert < 70 mg/dl erreicht wurde (Amarenco et al. 2007). Ziel von „Treat Stroke to Target" war es daher zu untersuchen, ob eine LDL-Cholesterinziel < 70 mg/dl im Vergleich zu einem konventionellen LDL-Cholesterinziel von 90-110 mg/dl das Risiko kardiovaskulärer Ereignisse bei Patienten mit ischämischem Schlaganfall oder TIA atherosklerotischer Genese reduziert.

Studienteilnehmer und Intervention
Einschlusskriterien waren ein ischämischer Schlaganfall in den letzten 3 Monaten (mRS < 4) oder eine TIA (motorisches Defizit oder Sprachstörung) in den letzten 15 Tagen vor

Randomisierung. Die Patienten mussten Hinweise auf eine atherosklerotische Erkrankung haben, was als Vorliegen einer extrakraniellen oder intrakraniellen Stenose hirnversorgender Gefäße (ipsi- oder kontralateral zum Schlaganfall), aortale Plaques > 4 mm oder eine bekannte koronare Herzerkrankung definiert wurde. Ausgeschlossen von der Studie wurden Patienten, die bereits einen LDL-Wert von unter 70 mg/dl unter Statintherapie oder einen spontanen LDL-Wert unter 100 mg/dl ohne Statintherapie hatten. Die Studienintervention bestand in einer LDL-Cholesterinsenkung auf < 70 mg/dl (niedriges Ziel) oder auf 90–110 mg/dl (hohes Ziel) mithilfe von Statinen, Ezetimib oder der Kombination aus beidem. In halbjährlichen Abständen wurden die Cholesterinspiegel bestimmt und bei Bedarf die Statindosis angepasst.

Studiendesign, Endpunkte und Studiendauer
„Treat Stroke to Target" war eine randomisierte, kontrollierte Studie, in die zwischen März 2010 und Dezember 2018 Patienten an 61 französischen und 16 südkoreanischen Zentren rekrutiert wurden. Die Studie wurde vorzeitig aus administrativen Gründen (u. a. langsame Rekrutierung) nach 277 von 385 antizipierten primären Endpunktereignissen abgebrochen. Primärer Endpunkt war die Zeit bis zum Auftreten eines schwerwiegenden kardiovaskulären Ereignisses, definiert als Schlaganfall, TIA mit nachfolgender Intervention an der Arteria carotis interna, Myokardinfarkt, instabile Angina mit koronarer Revaskularisierung oder kardiovaskulärer Tod.

Ergebnisse
Insgesamt wurden 2860 Patienten randomisiert (mittleres Alter 67 Jahre, 68 % männlich, 85 % Schlaganfall als Indexereignis), jeweils 1430 in die Gruppe mit niedrigem und hohem LDL-Cholesterinziel. Der Ausgangs-LDL-Cholesterinwert lag bei 135 mg/dl. Der mediane Beobachtungszeitraum betrug 5,3 Jahre in französischen und 2 Jahre in südkoreanischen Zentren. Nach 3,5 Jahren betrug der mittlere LDL-Cholesterinspiegel 65 mg/dl in der Gruppe mit niedrigem und 96 mg/dl in der Gruppe mit hohem LDL-Cholesterinziel. Während etwa 50 % des Studienzeitraums waren die Patienten unterhalb ihres Ziel-LDL-Wertes. Für das Erreichen des niedrigen Cholesterinziels war bei etwa einem Drittel der Patienten die Gabe von Ezetimib zusätzlich zu einem Statin erforderlich. Während der Studiendauer trat der primäre Endpunkt bei 121 Patienten (8,5 %) mit niedrigem LDL-Cholesterinziel (2,27 pro 100 Personenjahre) und bei 156 Patienten (10,9 %) mit hohem LDL-Cholesterinziel auf (2,98 pro 100 Personenjahre, „adjusted" HR, 0,78 95-%-KI 0,61–0,98; p = 0,04). Die Mehrheit der Ereignisse waren Schlaganfälle (81 [5,7 %] versus 100 [7,0 %] Ereignisse). Intrakranielle Blutungen ereigneten sich bei 18 Patienten (1,3 %) mit niedrigem LDL-Cholesterinziel und bei 13 (0,9 %) mit hohem LDL-Cholesterinziel (HR, 1,38 95-%-KI 0,68–2,82). Eine Subgruppenanalyse bestätigte den Therapieeffekt auch in der Altersgruppe > 75 Jahre (etwa ein Fünftel aller rekrutierten Patienten). Zudem zeigte sich, dass Patienten mit Schlaganfall als Eintrittsereignis besonders stark profitieren (im Vergleich zu Patienten mit TIA als Eintrittsereignis).

Schlussfolgerung

Die Treat-Stroke-to-Target-Studie zeigte, dass das Verfolgen eines niedrigen LDL-Cholesterinziels unter 70 mg/dl bei Patienten mit kürzlich stattgehabtem ischämischen Schlaganfall oder TIA und Hinweisen auf Atherosklerose das Risiko kardiovaskuläre Ereignisse signifikant reduziert.

8.5   Statinstudien: Was bedeutet das für die klinische Praxis?

LDL-Cholesterol ist ein kausaler Risikofaktor für vaskuläre Ereignisse, wobei der Zusammenhang besonders stark für kardiovaskuläre Ereignisse und weniger stark für zerebrovaskuläre Ereignisse besteht (Endres et al. 2011). Zahlreiche randomisierte Studien haben mittlerweile belegt, dass eine therapeutische Senkung des LDL-Cholesterols durch 3-Hydroxy-3-Methylglutaryl-Coenzym-A-Reduktase-Hemmer (Statine) das vaskuläre Risiko reduziert. Für den Schlaganfallmediziner ist vor allem der Einsatz von Statinen in der Sekundärprävention nach einem eingetretenen Schlaganfall relevant. Mit der SPARCL-Studie aus dem Jahr 2006 (Abschn. 8.1) sind Statine fest etablierter Bestandteil der Sekundärprävention nach ischämischem Schlaganfall und TIA. Das Ausmaß des Effektes einer Statintherapie ist proportional zur absoluten Senkung des Cholesterinspiegels. Metaanalysen haben geholfen, dies für den klinischen Alltag abschätzen zu können (Abschn. 8.2). So ist mit jeder Cholesterinsenkung um 1 mmol/l (~39 mg/dl) nach einem Jahr eine Risikoreduktion kardiovaskulärer Ereignisse um etwa ein Fünftel zu erwarten. Eine intensivierte Statinbehandlung (>50 % Reduktion, z. B. Atorvastatin 40 mg oder mehr) reduziert das vaskuläre Risiko im Vergleich zu einer moderaten Therapie nochmals stärker (Abschn. 8.2). Diese Zusammenhänge lassen sich auch bei älteren Patienten (>75 Jahre) nachvollziehen (Lancet 2019) (Abschn. 8.3). Die Treat-Stroke-to-Target-Studie konnte dieses Konzept auch für Patienten nach ischämischem Schlaganfall untermauern (Abschn. 8.4).

Leitlinienempfehlungen

Die Leitlinien aller großen Fachgesellschaften empfehlen mit der jeweils höchsten Empfehlungsstufe eine Hochdosis-Statintherapie bei Patienten mit ischämischem Schlaganfall oder TIA (Ahmed et al. 2019; Kernan et al. 2014; S3-Leitlinie; Mach et al. 2020). Leitlinien der AHA spezifizieren dies für Ereignisse artherosklerotischer Genese, da formal in der SPARCL-Studie Patienten mit Vorhofflimmern ausgeschlossen wurden (Kernan et al. 2014). Die Leitlinien von DGN, ESO und ESC machen diese Unterscheidung nicht (Ahmed et al. 2019; S3-Leitlinie; Mach et al. 2020). Die S3-Leitlinie der DGN aus dem Jahr 2015 und AHA-Leitlinie aus dem Jahr 2014 empfehlen zudem, einen LDL-Cholesterinwert < 100 mg/dl (< 2,6 mmol/l) anzustreben (Kernan et al. 2014; S3-Leitlinie), wobei hier sicher in Zukunft Erkenntnisse der Treat-Stroke-to-Target-Studie mit dem Zielwert < 70 mg/dl in Patientengruppen mit Arteriosklerose (z. B. intra- oder extrakranielle Stenose hirnversorgender Gefäße, KHK oder aortale Atherome) Eingang erhalten werden. Besonders betont wird auch

die Evidenzlage dazu, dass eine vorbestehende Statinbehandlung nach Schlaganfall fortgeführt (Empfehlungsgrad A, Evidenzebene Ib) und ggf. per Magensonde verabreicht werden
sollte (S3-Leitlinie). Diese Empfehlung, Statine in der Akutphase fortzuführen, betrifft
im Übrigen auch Patienten mit Thrombolysetherapie und nach sekundären Einblutungen
(Expertenmeinung) (Scheitz et al. 2013; Endres et al. 2018).

**Kontroversen – Statine bei intrazerebraler Blutung und kardioembolischem Schlag-
anfall**
Eine viel beachtete Kontroverse wurde durch das Ergebnis der SPARCL-Studie
(Abschn. 8.1) ausgelöst, nachdem sich dort ein erhöhtes Risiko für intrazerebrale Blutungen
unter Hochdosis-Statingabe im Vergleich zu Placebo gezeigt hatte. Dies führte teilweise
zu der klinischen Praxis, dass nach Hirnblutungen eine vorbestehende Statintherapie – in
Analogie zu einer Therapie mit Thrombozytenaggregationshemmern – beendet wurde. Bei
genauerem Hinsehen der SPARCL-Ergebnisse zeigt sich jedoch, dass vor allem Patienten
mit intrazerebraler Blutung als Eingangsereignis und mit schlecht eingestellter arterieller
Hypertonie gefährdet waren (Goldstein et al. 2008). Metaanalysen von randomisierten Studien und Beobachtungsstudien konnten keine relevante Erhöhung des Hirnblutungsrisikos
unter Statintherapie nachweisen (Hackam et al. 2011). In der Treat-Stroke-to-Target-Studie
bestätigte sich ebenfalls, dass auch bei Patienten mit Schlaganfall und intensivierter Statintherapie das Risiko intrazerebraler Blutungen nicht signifikant erhöht zu sein scheint
(Abschn. 8.4). Auf der anderen Seite zeigte sich in kontrollierten Beobachtungsstudien, dass
ein unmittelbares Absetzen von Statinen kurz nach einer intrakraniellen Blutung mit einem
schlechteren funktionellen Outcome assoziiert ist (Doerrfuss et al. 2020). Daher sollte eine
vorbestehende Statintherapie nicht unmittelbar während der Akutphase nach intrazerebraler
Blutung abgesetzt werden (Expertenmeinung) (Endres et al. 2018). Über die Fortführung
einer Statintherapie sollte erst nach der Akutphase entschieden und hierbei das individuelle
vaskuläre Risiko berücksichtigt werden (Endres et al. 2018).

Eine weitere Kontroverse besteht zur Frage, ob Statine auch bei kardioembolischem
Schlaganfall bzw. Schlaganfall durch Vorhofflimmern eingesetzt werden sollten. Hier ist zu
berücksichtigen, dass die Mehrheit dieser Patienten neben Vorhofflimmern auch strukturelle
Herzerkrankungen und ein relevantes vaskuläres Risikoprofil aufweisen. Aufgrund dessen
besteht prinzipiell auch in dieser Gruppe unabhängig vom Vorhofflimmern ein hohes Risiko
kardiovaskulärer Ereignisse und damit schon allein aus der Perspektive von Leitlinien zur
„Primärprävention" ein zu erwartender protektiver Nutzen von Statinen (Mach et al. 2020).
Weiterhin gibt es umgekehrt keine überzeugenden Daten, dass Patienten mit Vorhofflimmern als Ursache des Schlaganfalls nicht von einer Statintherapie profitieren würden. Im
Gegenteil zeigte eine Auswertung eines prospektiven nationalen koreanischen Registers,
dass bei Schlaganfallpatienten mit Vorhofflimmern und etablierter Statintherapie während
einer 3-jährigen Beobachtungszeit weniger vaskuläre Ereignisse auftraten als bei Patienten
ohne Statintherapie (Choi et al. 2019). Zudem gibt es Hinweise aus Beobachtungsstudien,
dass Statine selbst bei jungen Patienten mit ungeklärter Schlaganfallätiologie, also insgesamt
wenig Arteriosklerose, wirksam sein könnten (Dongen et al. 2019).

Literatur

Ahmed, N., Audebert, H.J., Turc, G., Cordonnier, C., Christensen, H., Sacco, S., et al.: Consensus statements and recommendations from the ESO karolinska stroke update conference, stockholm 11–13 November 2018. Eur. Stroke J. **4**, 307–317 (2019)

Amarenco, P., Labreuche, J.P., Touboul, P.-J.: Statins in stroke prevention and carotid atherosclerosis: systematic review and meta-analysis. Stroke **35**, 2902–2909 (2004)

Amarenco, P., Goldstein, L.B., Szarek, M., et al.: Effects of intense low-density lipoprotein cholesterol reduction in patients with stroke or transient ischemic attack: the Stroke Prevention by Aggressive Reduction in Cholesterol Levels (SPARCL) trial. Stroke **38**, 3198–3204 (2007)

Choi, K.H., Seo, W.K., Park, M.S., et al.: Effect of statin therapy on outcomes of patients with acute ischemic stroke and atrial fibrillation. J. Am. Heart Assoc. **8**, e013941 (2019)

Cholesterol Treatment Trialists' Collaboration: Efficacy and safety of statin therapy in older people: a meta-analysis of individual participant data from 28 randomised controlled trials. Lancet. **393**, 407–415 (2019)

Doerrfuss, J.I., Abdul-Rahim, A.H., Siegerink, B., Nolte, C.H., Lees, K.R., Endres, M., et al. Virtual International Stroke Trials Archive (VISTA) collaboration. Early in-hospital exposure to statins and outcome after intracerebral haemorrhage – Results from the Virtual International Stroke Trials Archive. Eur. Stroke. J. **5**, 85–93 (2020)

Endres, M., Heuschmann, P.U., Laufs, U., Hakim, A.M.: Primary prevention of stroke: blood pressure, lipids, and heart failure. Eur. Heart J. **32**, 545–552 (2011)

Endres, M., Nolte, C.H., Scheitz, J.F.: Statin treatment in patients with intracerebral hemorrhage. Stroke **49**, 240–246 (2018)

Goldstein, L.B., Amarenco, P., Szarek, M., Callahan, A., Hennerici, M., Sillesen, H., et al. SPARCL Investigators. Hemorrhagic stroke in the stroke prevention by aggressive reduction in Cholesterol levels study. Neurology. **70**, 2364–2370 (2008)

Hackam, D.G., Woodward, M., Newby, L.K., Bhatt, D.L., Shao, M., Smith, E.E., et al.: Statins and intracerebral hemorrhage: collaborative systematic review and meta-analysis. Circulation **124**, 2233–2242 (2011)

Kernan, W.N., Ovbiagele, B., Black, H.R., Bravata, D.M., Chimowitz, M.I., Ezekowitz, M.D., et al.: Guidelines for the prevention of stroke in patients with stroke and transient ischemic attack. Stroke **45**, 2160–2236 (2014)

Law, M.R., Wald, N.J., Rudnicka, A.R.: Quantifying effect of statins on low density lipoprotein cholesterol, ischaemic heart disease, and stroke: systematic review and meta-analysis. BMJ **326**, 1423 (2003)

Mach, F., Baigent, C., Catapano, A.L., Koskinas, K.C., Casula, M., Badimon, L., et al.: 2019 ESC/EAS Guidelines for the management of dyslipidaemias: lipid modification to reduce cardiovascular risk. Eur. Heart J. **41**, 111–188 (2020)

Prospective Studies Collaboration: Blood cholesterol and vascular mortality by age, sex, and blood pressure: a meta-analysis of individual data from 61 prospective studies with 55 000 vascular deaths. Lancet **370**, 1829–1839 (2007)

S3-Leitlinie Sekundärprophylaxe ischämischer Schlaganfall und transitorische ischämische Attacke. AWMF-Register-Nr. 030/133 (2015)

Scheitz, J.F., Nolte, C.H., Endres, M.: Should statins be paused or discontinued after thrombolysis or acute intracerebral hemorrhage? No! Stroke **44**, 1472–1476 (2013)

van Dongen, M.M.E., Aarnio, K., Martinez-Majander, N., Pirinen, J., Sinisalo, J., Lehto, M., et al.: Use of statins after ischemic stroke in young adults and its association with long-term outcome. Stroke **50**, 3385–3392 (2019)

Direkte orale Antikoagulanzien zur Sekundärprävention bei Vorhofflimmern

9

Christian H. Nolte

Inhaltsverzeichnis

Seit den 1990er Jahren war die Standardtherapie für Patienten mit nichtrheumatischem Vorhofflimmern und vaskulären Risikofaktoren eine OAK mit einem Vitamin-K-Antagonisten (VKA). Die Entscheidung für oder gegen eine OAK wurde dabei vom Vorhandensein weiterer Risikofaktoren wie höherem Alter, einer Herzinsuffizienz, einem arteriellen Hypertonus, einem Diabetes mellitus oder einem Zustand nach Schlaganfall oder TIA abhängig gemacht.

VKA sind in der Dosierung individuell anzupassen und damit anspruchsvoll im Management. Die Titration der VKA-Dosis erfordert regelmäßige Blutentnahmen. VKA interagieren zudem mit vielen Nahrungsmitteln und aufgrund der hohen Eiweißbindung mit vielen anderen Medikamenten. Nicht zuletzt sind VKA mit einem Blutungsrisiko assoziiert. Die Akzeptanz und Adhärenz für VKA war und ist aus diesen Gründen in der Bevölkerung (und auch bei vielen Ärzten) mäßig.

C. H. Nolte (✉)
Klinik für Neurologie mit Experimenteller Neurologie, Charité Universitätsmedizin Berlin, Berlin,
Deutschland
E-Mail: christian.nolte@charite.de

© Der/die Autor(en), exklusiv lizenziert durch Springer-Verlag GmbH, DE, ein Teil von
Springer Nature 2022
J. Witsch (Hrsg.), *Schlaganfall evidenzbasiert behandeln*,
https://doi.org/10.1007/978-3-662-63394-6_9

Als Alternativen wurden Medikamente mit fixer Dosierung und weniger Nahrungsmittel- und Medikamenteninteraktionen getestet. Momentan stehen mit dem direkten Thrombinhemmer Dabigatran (Pradaxa®) und den Faktor-Xa-Hemmern Apixaban (Eliquis®), Edoxaban (Lixiana®) und Rivaroxaban (Xarelto®) aus der Gruppe der Xabane insgesamt vier DOAC zur Prophylaxe von kardialen Thromboembolien bei nichtvalvulärem Vorhofflimmern zur Verfügung. Im Folgenden werden die Studien referiert, die zu ihrer Zulassung geführt haben.

9.1 Die RE-LY-Studie mit Dabigatran

Studie
Connolly SJ, Ezekowitz MD, Yusuf S, et al. Dabigatran versus warfarin in patients with atrial fibrillation. New Engl J Med 2009; 361: 1139–1151

Zusammenfassung
In der RE-LY-Studie wurden bei Patienten mit VHF und einem weiteren Risikofaktor drei Behandlungsarme verglichen: Behandlung mit

- dem VKA Warfarin,
- dem direkten Faktor-II-Inhibitor Dabigatran in einer Dosis von 2×110 mg/Tag und
- Dabigatran in einer Dosis von 2×150 mg/Tag.

Im Vergleich war die Dabigatran-Gabe von 2×150 mg der Therapie mit Warfarin hinsichtlich neuer Ereignisse (ischämischer oder hämorrhagischer Schlaganfall oder systemische Embolie) hoch signifikant überlegen; die Dabigatran Gabe von 2×110 mg war der Therapie mit Warfarin hoch signifikant nichtunterlegen (signifikant „non-inferior").

Sponsoren der Studie
Boehringer Ingelheim Pharma GmbH & Co. KG

Hintergrund und Fragestellung

Die RE-LY-Studie (Randomized Evaluation of Long-Term Anticoagulant Therapy) hatte das Ziel, die Nichtunterlegenheit des direkten Thrombinantagonisten (Faktor II) Dabigatran gegenüber dem VKA Warfarin (mit einer Ziel-INR 2–3) hinsichtlich des Auftretens neuer Ereignisse (ischämischer oder hämorrhagischer Schlaganfall oder systemische Embolie) bei Patienten mit Vorhofflimmern und einem weiteren Risikofaktor nachzuweisen.

Studienteilnehmer und Intervention

Die Studienteilnehmer mussten Vorhofflimmern haben und zusätzlich mindestens einen der folgenden Risikofaktoren aufweisen:

a) positive Anamnese für einen ischämischen Schlaganfall, eine TIA oder eine systemische Embolie,

b) eine symptomatische Herzinsuffizienz (klassifiziert nach NYHA ≥ 2),

c) eine kardiale Ejektionsfraktion < 40 %,

d) ein Alter ≥ 75 Jahre oder

e) ein Alter ≥ 65 Jahre mit zusätzlich einem behandeltem Diabetes mellitus, dokumentierter koronarer Herzerkrankung oder behandeltem Bluthochdruck.

Für den Studieneinschluss musste der leicht modifizierte CHADS-Score ≥ 1 betragen. Das Vorhofflimmern musste auf einem EKG nachgewiesen sein, welches innerhalb von 6 Monaten vor Studieneinschluss aufgezeichnet wurde (alternativ ≥ 30 s Vorhofflimmern auf einem Rhythmus-Streifen/Langzeit-EKG).

Ausschlussgründe waren unter anderem eine künstliche oder hämodynamisch relevante Herzklappenerkrankung (das war in dieser Studie die Definition von „nichtrheumatischem" Vorhofflimmern), ein Schlaganfall in den vorangegangenen 14 Tagen und Eigenschaften für ein erhöhtes Blutungsrisiko wie eine zurückliegende intrakranielle Blutung oder eine gastrointestinale Blutung innerhalb der letzten 12 Monate vor Studieneinschluss.

Drei Behandlungsarme wurden verglichen:

1) der VKA Warfarin,
2) Dabigatran in einer Dosis von 2 × 110 mg/Tag und
3) Dabigatran in einer Dosis von 2 × 150 mg/Tag.

Warfarin wurde mit einer Ziel-INR von 2–3 titriert. Dabigatran wird als Prodrug eingenommen. Dabigatran inhibiert den Faktor II in der Blutgerinnungskaskade (Thrombin). Dabigatran ist zugelassen bei einer Kreatinin-Clearance ≥ 30 ml/min pro 1,73 m^2 Körperoberfläche.

Den Patienten und Ärzten war bekannt, ob Dabigatran oder Warfarin eingenommen wurde. Die Dosis von Dabigatran (110 oder 150 mg) war jedoch unbekannt.

Studiendesign, Endpunkte und Studiendauer

Die RE-LY-Studie war eine dreiarmige, multizentrische, prospektive, randomisierte, offene, für den Endpunkt verblindete Interventionsstudie (PROBE-Design). Der primäre Endpunkt war zusammengesetzt und bestand aus dem Auftreten eines ischämischen Schlaganfalls oder eines hämorrhagischen Schlaganfalls oder einer systemischen Embolie. Sekundäre Endpunkte waren unter anderem ischämischer Schlaganfall, hämorrhagischer Schlaganfall, systemische Embolie, Herzinfarkt, Lungenembolie, Blutungskomplikationen, neue Krankenhausaufenthalte, Tod aufgrund eines vaskulären Ereignisses und Tod aufgrund jedweder Ursache. Die mediane Beobachtungszeit betrug 2 Jahre.

Ergebnisse

Es wurden 18.113 Patienten eingeschlossen. In der Dosierung 2×150 mg war Dabigatran gegenüber Warfarin in der Verhinderung des primären Endpunktes (ischämischer oder hämorrhagischer Schlaganfall, systemische Embolie) hochsignifikant überlegen (Eintreten des primären Endpunkts: 1,11 %/Jahr in der Gruppe Dabigatran 2×150 mg versus 1,69 %/Jahr in der Warfarin-Gruppe). In der Dosierung 2×110 mg war Dabigatran gegenüber Warfarin hochsignifikant nichtunterlegen (Eintreten des primären Endpunkts: 1,53 %/Jahr in der Gruppe Dabigatran 2×110 mg versus 1,69 %/Jahr in der Warfarin-Gruppe; signifikant „non-inferior", das entspricht landläufig der Formulierung „gleichwertig").

Hinsichtlich sekundärer Endpunkte war die niedrigere Dosierung von Dabigatran ($2 \times$ 110 mg) der Gabe von Warfarin hochsignifikant überlegen bei der Verhinderung neuer hämorrhagischer Schlaganfälle (0,12 %/Jahr in der Gruppe Dabigatran 2×110 mg versus 0,38 %/Jahr in der Warfarin-Gruppe) und neuer Krankenhausaufenthalte (19,4 %/Jahr versus 20,8 %) sowie relevanter und kleiner Blutungen.

Die hohe Dabigatran-Dosis (2×150 mg) verhinderte gegenüber Warfarin mehr hämorrhagische (0,10 %/Jahr versus 0,38 %/Jahr) und mehr ischämische Schlaganfälle (0,92 %/Jahr versus 1,20 %/Jahr), und sie verhinderte mehr Todesfälle (2,28 %/Jahr versus 2,69 %/Jahr) aufgrund eines vaskulären Ereignisses. Auf der anderen Seite traten gastrointestinale Blutungen unter der Einnahme der hohen Dabigatran-Dosis gegenüber der Gabe von Warfarin signifikant häufiger auf (1,51 %/Jahr versus 1,02 %/Jahr).

Schlussfolgerung

Die RE-LY-Studie war 2009 ein Meilenstein in der Forschung zur Behandlung bei VHF. Zum ersten Mal war ein Medikament der Standardtherapie mit VKA hinsichtlich der Verhinderung von Schlaganfällen und systemischen Embolien überlegen (konkret die Dosierung $2 \times$ 150 mg/Tag). Insbesondere das geringere Auftreten intrakranieller Blutungen unter Dabigatran war bemerkenswert. Die ohnehin hohe Effektstärke der Standardtherapie mit dem VKA Warfarin (mit einer NNT bei 12 gegenüber Placebo) wurde durch Dabigatran ($2 \times$ 150 mg) sogar noch übertroffen.

9.2 Die ARISTOTLE-Studie mit Apixaban

Studie

Granger CB, Alexander JA, McMurray JJ, et al. Apixaban versus warfarin in nonvalvular atrial fibrillation. New Engl J Med 2011; 365: 981–992

Zusammenfassung

Die zweiarmige ARISTOTLE-Studie verglich die Gabe des direkten Faktor-Xa-Antagonisten Apixaban mit dem VKA Warfarin hinsichtlich des Auftretens neuer Ereignisse (ischämischer oder hämorrhagischer Schlaganfall oder systemische Embolie) bei Patienten mit Vorhofflimmern und mindestens einem weiteren Risikofaktor. Unter der Gabe von Apixaban traten gegenüber der Gabe von Warfarin signifikant weniger neue Ereignisse auf. Darüber hinaus waren auch die Rate an relevanten Blutungen insgesamt, die Rate intrakranieller Blutungen im Besonderen sowie die Mortalität in der Apixaban-Gruppe signifikant geringer.

Sponsoren der Studie

Bristol-Myers Squibb und Pfizer Inc.

Hintergrund und Fragestellung

Die ARISTOTLE-Studie (Apixaban for Reduction In STroke and Other ThromboemboLic Events in Atrial Fibrillation) hatte das Ziel, die Nichtunterlegenheit des direkten Faktor-Xa-Antagonisten Apixaban gegenüber dem VKA Warfarin (mit einer Ziel-INR von 2–3) hinsichtlich des Auftretens neuer Ereignisse (ischämischer oder hämorrhagischer Schlaganfall oder systemische Embolie) bei Patienten mit Vorhofflimmern und einem weiteren Risikofaktor nachzuweisen.

Studienteilnehmer und Intervention

In die ARISTOTLE-Studie wurden Patienten mit im EKG nachgewiesenem Vorhofflimmern oder Vorhofflattern eingeschlossen. Das EKG musste innerhalb von 12 Monaten vor Studieneinschluss aufgezeichnet worden sein (alternativ Nachweis von Vorhofflimmern ≥ 1 min auf einem Rhythmus-Streifen). Zusätzlich musste mindestens ein weiterer Risikofaktor vorliegen: ein Alter ≥ 75 Jahre, ein vorangegangener Schlaganfall oder eine TIA oder eine

systemische Embolie, eine symptomatische Herzinsuffizienz oder eine kardiale Ejektionsfraktion $\leq 40\,\%$, ein Diabetes mellitus oder ein behandlungsbedürftiger Bluthochdruck. Für
einen Einschluss musste der leicht modifizierte CHADS-Score ≥ 1 betragen.

Ausschlussgründe waren unter anderem eine mittel- oder hochgradig ausgeprägte Mitralklappenstenose (das war in dieser Studie die Definition von „nichtvalvulärem" VHF), eine
vorangegangene intrakranielle Blutung, unkontrollierbarer Bluthochdruck oder ein ischämischer Schlaganfall innerhalb der vorangegangenen 7 Tage vor Studieneinschluss. Apixaban
ist zugelassen bei einer Kreatinin-Clearance ≥ 15 ml/min pro 1,73 m^2 Körperoberfläche.

Verglichen wurden die Gabe von Apixaban mit der Gabe von Warfarin. Warfarin wurde
mit einer Ziel-INR von 2–3 titriert. Apixaban wurde entweder in der Dosierung 2×5 mg
gegeben oder $2 \times 2{,}5$ mg, wenn bei den Patienten 2 der folgenden 3 Kriterien erfüllt
waren: Alter ≥ 80 Jahre, Körpergewicht ≤ 60 kg oder Serumkreatininspiegel $\geq 1{,}5$ mg/dl
(133μmol/l). Patienten und Ärzten war das Studienmedikament nicht bekannt. Es wurden
in beiden Gruppen zentral kodierte (Schein-)INR-Bestimmungen durchgeführt.

Studiendesign, Endpunkte und Studiendauer
Die ARISTOTLE-Studie war eine randomisierte, kontrollierte, doppelblinde Interventionsstudie.

Der primäre Endpunkt war zusammengesetzt und bestand aus dem Auftreten eines
ischämischen Schlaganfalls oder eines hämorrhagischen Schlaganfalls oder einer systemischen Embolie.

Sekundäre Endpunkte waren unter anderem ischämischer Schlaganfall, hämorrhagischer
Schlaganfall, systemische Embolie, Herzinfarkt, Lungenembolie oder tiefe Beinvenenthrombose, Blutungskomplikationen und Mortalität. Die mediane Beobachtungszeit betrug
1,8 Jahre.

Ergebnisse
Es wurden 18.201 Patienten eingeschlossen. Die Gabe von Apixaban war der Gabe von
Warfarin nicht nur nicht unterlegen, sondern sogar signifikant überlegen für den primären
Endpunkt (1,27 %/Jahr versus 1,60 %/Jahr). Ebenso traten unter Apixaban signifikant weni-
ger Blutungen (insbesondere nur halb so viele intrakranielle Blutungen; 0,24 %/Jahr versus
0,47 %/Jahr) und signifikant weniger Todesfälle (3,52 %/Jahr versus 3,94 %/Jahr) auf.

Schlussfolgerung
Die Gabe von Apixaban ist der Gabe von Warfarin in der Verhinderung des zusammen-
gesetzten Endpunktes (jedweder Schlaganfall/systemische Embolie) und insbesondere von
hämorrhagischen Schlaganfällen, Tod und Blutungen überlegen. Damit war es nach dem
Faktor-II-Inhibitor Dabigatran (s. RE-LY Studie, Abschn. 9.1) nun zum ersten Mal einem
Faktor-Xa-Inhibitor gelungen, die Standardtherapie des VHF mit VKA zu verbessern.
Bemerkenswert war das gute Sicherheitsprofil von Apixaban mit im Vergleich zu Warfarin
geringerer Mortalität und geringeren Blutungskomplikationsraten.

9.3 Die ROCKET-AF-Studie mit Rivaroxaban

Studie

Patel MR, Mahaffey KW, Garg J, et al. Rivaroxaban versus warfarin in non-valvular atrial fibrillation. New Engl J Med 2011; 365: 883–891

Zusammenfassung

Die zweiarmige ROCKET-AF-Studie verglich die Gabe des direkten Faktor-Xa-Antagonisten Rivaroxaban mit dem VKA Warfarin hinsichtlich des Auftretens neuer Ereignisse (ischämischer oder hämorrhagischer Schlaganfall oder systemische Embolie) bei Patienten mit Vorhofflimmern und Zustand nach Schlaganfall/TIA oder mindestens zwei weiteren Risikofaktoren.

Unter der Gabe von Rivaroxaban traten im Vergleich zur Gabe von Warfarin signifikant nicht weniger neue Ereignisse auf. Darüber hinaus war die Rate an intrakraniellen und tödlich endenden Blutungen unter der Gabe von Rivaroxaban signifikant niedriger.

Sponsoren der Studie

Bayer Pharma

Hintergrund und Fragestellung

Die ROCKET-AF-Studie (Rivaroxaban versus Warfarin in Nonvalvular Atrial Fibrillation) hatte das Ziel, die Nichtunterlegenheit des direkten Faktor-Xa-Antagonisten Rivaroxaban gegenüber dem VKA Warfarin (mit einer Ziel-INR von 2–3) hinsichtlich des Auftretens neuer Ereignisse (ischämischer oder hämorrhagischer Schlaganfall oder systemische Embolie) bei Patienten mit Vorhofflimmern und Zustand nach ischämischem Schlaganfall/TIA oder mindestens zwei weiteren Risikofaktoren nachzuweisen. Für einen Einschluss musste der leicht modifizierte CHADS-Score ≥ 2 betragen.

Studienteilnehmer und Intervention

In die ROCKET-AF-Studie wurden Patienten mit zwei klinischen Episoden von Vorhofflimmern eingeschlossen, von denen eine auf dem EKG nachgewiesen sein musste. Das EKG musste innerhalb von 30 Tagen vor Studieneinschluss aufgezeichnet worden sein. Zusätzlich musste entweder ein Schlaganfall oder eine TIA in der Anamnese vorliegen oder es mussten mindestens zwei weitere Risikofaktoren bestehen: Alter ≥ 75 Jahre, eine Herzinsuffizienz oder eine kardiale Ejektionsfraktion ≤ 35 %, ein Diabetes mellitus oder ein Hypertonus mit Werten ≥ 180 mmHg systolisch oder ≥ 100 mmHg diastolisch.

Ausschlussgründe waren unter anderem eine künstliche Herzklappe (das war in dieser Studie die Definition von „nicht klappenbedingtem" Vorhofflimmern), Zustand nach intrakranieller Blutung oder ein ischämischer Schlaganfall innerhalb der vorangegangenen 14 Tage vor Studieneinschluss. Rivaroxaban ist zugelassen bei einer Kreatinin-Clearance ≥ 15 ml/min pro 1,73 m^2 Körperoberfläche.

Verglichen wurden die Gabe von Rivaroxaban mit der Gabe von Warfarin. Warfarin wurde mit einer Ziel-INR von 2,5 (Bereich 2–3) titriert. Rivaroxaban wurde entweder in der Dosierung 1 × 20 mg gegeben oder 1 × 15 mg, wenn die Kreatinin-Clearance 30–49 ml/min pro 1,73 m^2 Körperoberfläche (bzw. < 50) betrug. Patienten und Ärzten war das Studienmedikament nicht bekannt. Es wurden in beiden Gruppen zentral kodierte (Schein-) INR-Bestimmungen durchgeführt.

Studiendesign, Endpunkte und Studiendauer
Die ROCKET-AF-Studie war eine randomisierte, kontrollierte, doppelblinde Interventionsstudie.

Der primäre Endpunkt war zusammengesetzt und bestand aus dem Auftreten eines ischämischen Schlaganfalls oder eines hämorrhagischen Schlaganfalls oder einer systemischen Embolie.

Sekundäre Endpunkte waren unter anderem ischämischer Schlaganfall, hämorrhagischer Schlaganfall, systemische Embolie, Herzinfarkt, Blutungskomplikationen und Mortalität. Es wurden Per-protocol-Analysen und *Intention-to-treat-Analysen* durchgeführt. Im Median wurde Rivaroxaban 590 Tage lang eingenommen. Die mediane Beobachtungszeit betrug 707 Tage.

Ergebnisse
Es wurden 14.264 Patienten eingeschlossen. Die Gabe von Rivaroxaban war der Gabe von Warfarin sowohl in der Per-protocol- als auch in der *Intention-to-treat-Analyse* signifikant nichtunterlegen („non-inferior") für den primären Endpunkt (1,7 %/Jahr versus 2,2 %/Jahr in der Per-protocol-Analyse). Unter Rivaroxaban traten signifikant weniger intrakranielle (0,8 %/Jahr versus 1,2 %/Jahr) und weniger tödliche Blutungen auf (0,4 %/Jahr versus 0,8 %/Jahr), aber nicht signifikant weniger klinisch relevante Blutungen insgesamt (z. B. traten unter Rivaroxaban mehr Blutungen auf, die eine Transfusion nötig machten; 4,3 %/Jahr versus 3,6 %/Jahr).

Schlussfolgerung
Die Gabe von Rivaroxaban ist der Gabe von Warfarin in der Verhinderung von hämorrhagischen Schlaganfällen, Tod und Blutungen nicht unterlegen. Damit war Rivaroxaban der zweite Faktor-Xa-Inhibitor, der zur Behandlung von Vorhofflimmern zur Verhinderung von Schlaganfällen dem VKA Warfarin gleichwertig war.

9.4 Die ENGAGE-AF-TIMI-48-Studie mit Edoxaban

Studie

Giuliano RP, Ruff CT, Braunwald E, et al. Edoxaban versus Warfarin in patients with atrial fibrillation. New Engl J Med 2014; 369: 2093–2104.

Zusammenfassung

Die dreiarmige ENGAGE-AF-TIMI-48-Studie verglich die Gabe des direkten Faktor-Xa-Antagonisten Edoxaban mit dem VKA Warfarin hinsichtlich des Auftretens neuer Ereignisse (ischämischer oder hämorrhagischer Schlaganfall oder systemische Embolie) bei Patienten mit Vorhofflimmern und einem CHADS2-Score ≥ 2.

Unter der Gabe von 60 mg Edoxaban traten gegenüber der Gabe von Warfarin signifikant nicht weniger neue Ereignisse auf (statistischer Test für „non-inferiority" signifikant). Unter der Gabe von 30 mg Edoxaban traten gegenüber der Gabe von Warfarin signifikant nicht weniger neue Ereignisse auf (statistischer Test für „non-inferiority" signifikant).

Die Rate an intrakraniellen Blutungen war unter der Gabe beider Edoxaban-Dosen (30 mg und 60 mg) signifikant niedriger. Allerdings war die Rate ischämischer Schlaganfälle unter der niedrigen Edoxaban-Dosis signifikant um relative 40 % erhöht (1,77 % unter niedriger Edoxaban-Dosis versus 1,25 %/Jahr unter Warfarin-Gabe).

Sponsoren der Studie

Daiichi Sankyo Pharma Development

Hintergrund und Fragestellung

Die ENGAGE-AF-TIMI-48-Studie (Edoxaban versus Warfarin in Patients with Atrial Fibrillation) hatte das Ziel, die Nichtunterlegenheit des direkten Faktor-Xa-Antagonisten Edoxaban gegenüber dem VKA Warfarin (mit einer Ziel-INR von 2–3) hinsichtlich des Auftretens neuer Ereignisse (ischämischer oder hämorrhagischer Schlaganfall oder systemische Embolie) bei Patienten mit Vorhofflimmern und einem CHADS2-Score ≥ 2 zu zeigen. Edoxaban wurde dabei mit einer Dosis von 30 mg täglich (niedrige Dosis) und einer Dosis von 60 mg täglich (hohe Dosis) getestet.

Studienteilnehmer und Intervention

In die ENGAGE-AF-TIMI-48-Studie wurden Patienten mit elektrokardiografisch nachgewiesenem Vorhofflimmern eingeschlossen. Das Vorhofflimmern musste innerhalb von 12 Monaten vor Studieneinschluss dokumentiert worden sein. Zusätzlich musste auf der CHADS2-Skala ein Wert von mindestens 2 Punkten erreicht werden. Die CHADS2-Skala berücksichtigt das Vorliegen einer Herzinsuffizienz, eines Hypertonus, eines Diabetes mellitus und des Lebensalters ≥ 75 Jahre mit jeweils einem Punkt und einen zurückliegenden Schlaganfall oder eine TIA mit zwei Punkten.

Ausschlussgründe waren unter anderem eine mittel- bis hochgradig ausgeprägte Mitralklappenstenose (das war in dieser Studie die Definition von „nichtvalvulärem" Vorhofflimmern), eine zurückliegende intrakranielle Blutung, ein akuter Schlaganfall und auch ein akuter Herzinfarkt innerhalb der vorangegangenen 30 Tage vor Studieneinschluss. Edoxaban ist zugelassen bei einer Kreatinin-Clearance ≥ 15 ml/min pro 1,73 m^2 Körperoberfläche. Entsprechend der Nierenfunktion muss eine Dosisanpassung erfolgen. Bei Edoxaban besteht die Besonderheit, dass seine Wirksamkeit mit steigender Kreatinin-Clearance abnimmt.

Drei Behandlungsarme wurden verglichen:

- der VKA Warfarin,
- Edoxaban in einer Dosis von 30 mg/Tag und
- Edoxaban in einer Dosis von 60 mg/Tag.

Warfarin wurde mit einer Ziel-INR von 2–3 titriert. Patienten und Ärzten war das Studienmedikament nicht bekannt. Es wurden in allen drei Gruppen zentral kodierte (Schein-) INR-Bestimmungen durchgeführt.

Studiendesign, Endpunkte und Studiendauer

Die ENGAGE-AF-TIMI-48-Studie war eine dreiarmige, randomisierte, kontrollierte, doppelblinde Interventionsstudie. Der primäre Endpunkt war zusammengesetzt und bestand aus dem Auftreten eines ischämischen Schlaganfalls oder eines hämorrhagischen Schlaganfalls oder einer systemischen Embolie. Die Behandlungsarme bestanden aus

- Warfarin,
- Edoxaban 30 mg/Tag und
- Edoxaban 60 mg/Tag.

Weitere Endpunkte waren unter anderem ischämischer Schlaganfall, hämorrhagischer Schlaganfall, Blutungskomplikationen und Mortalität. Die mediane Beobachtungszeit betrug 2,8 Jahre.

Ergebnisse

Es wurden 21.105 Patienten eingeschlossen.

Die Gabe von 60 mg Edoxaban war der Gabe von Warfarin signifikant nichtunterlegen („non-inferior") für den primären Endpunkt (1,18 %/Jahr versus 1,5 %/Jahr für Warfarin). Unter 60 mg Edoxaban traten weniger intrakranielle Blutungen (0,26 % versus 0,47 %/Jahr), weniger kardiovaskuläre Ereignisse und weniger klinisch relevante Blutungen auf.

Die Gabe von 30 mg Edoxaban war der Gabe von Warfarin signifikant nichtunterlegen („non-inferior") für den primären Endpunkt (1,61 %/Jahr versus 1,50 %/Jahr für Warfarin). Unter 30 mg Edoxaban traten weniger intrakranielle Blutungen, weniger Todesfälle (3,80 %/Jahr versus 4,35 %/Jahr) und weniger klinische relevante Blutungen, aber mehr ischämische Schlaganfälle auf (1,77 % versus 1,25 %/Jahr).

Schlussfolgerung
Sowohl die Gabe von 60 mg als auch von 30 mg Edoxaban waren der Gabe von Warfarin nicht unterlegen.

9.5   Die AVERROES-Studie mit Apixaban

Studie
Connolly SJ, Eikelboom J, Joyner C et al. Apixaban in patients with atrial fibrillation. New Engl J Med 2011; 364: 806–817

Zusammenfassung
Die zweiarmige AVERROES-Studie verglich die Gabe des direkten Faktor-Xa-Antagonisten Apixaban mit der Gabe von Acetylsalicylsäure (ASS) hinsichtlich des Auftretens neuer Ereignisse (ischämischer oder hämorrhagischer Schlaganfall oder systemischer Embolie) bei Patienten mit Vorhofflimmern und mindestens einem weiteren Risikofaktor, die zusätzlich als ungeeignet für die Gabe eines VKA erachtet wurden.

Die Studie wurde vorzeitig abgebrochen, da unter der Gabe von Apixaban gegenüber der Gabe von ASS (81-324 mg/Tag) bereits vor Studienende bei einer Interimsanalyse hochsignifikant weniger neue Ereignisse in der Apixaban-Gruppe aufgetreten waren. Die Raten schwerer Blutungen, intrakranieller Blutungen und an Todesfällen unterschieden sich zwischen beiden Gruppen nicht.

Sponsoren der Studie
Bristol-Myers Squibb und Pfizer Inc.

Hintergrund und Fragestellung

Die AVERROES-Studie („Apixaban Versus Acetylsalicylic Acid to Prevent Stroke in Atrial Fibrillation Patients Who Have Failed or Are Unsuitable for VKA Treatment") nimmt in der Gruppe der Studien, die ein DOAC bei Patienten mit Vorhofflimmern testen, insofern eine Sonderrolle ein, als dass nicht gegen den Goldstandard des VKA, sondern gegen Acetylsalicylsäure (ASS) verglichen wurde. Damit sollte der Tatsache Rechnung getragen werden, dass die zu der Zeit (2006) aktuellen Leitlinien der drei großen kardiologischen Gesellschaften (American College of Cardiology, American Heart Association, European Society of Cardiology) bei Patienten mit Vorhofflimmern und insgesamt niedrigem Schlaganfallrisiko (gemessen am CHA_2DS_2-Score) ASS als Therapieoption empfahlen.

Die AVERROES-Studie hatte das Ziel, die Überlegenheit des direkten Faktor-Xa-Antagonisten Apixaban gegenüber ASS (in einer Dosis zwischen 81-324 mg/Tag) hinsichtlich des Auftretens neuer Ereignisse (ischämischer oder hämorrhagischer Schlaganfall oder systemische Embolie) bei Patienten nachzuweisen, die Vorhofflimmern und einen weiteren Risikofaktor aufwiesen und zusätzlich als ungeeignet für die Gabe eines VKA erachtet wurden.

Studienteilnehmer und Intervention

In die AVERROES-Studie wurden Patienten im Alter > 50 Jahre mit im EKG nachgewiesenem Vorhofflimmern eingeschlossen. Das EKG musste innerhalb von 6 Monaten vor Studieneinschluss aufgezeichnet worden sein (alternativ Nachweis von Vorhofflimmern ≥ 5 min auf einem Rhythmus-Streifen bzw. Langzeit-EKG). Zusätzlich musste mindestens ein weiterer Risikofaktor vorliegen: ein Alter ≥ 75 Jahre, ein vorangegangener Schlaganfall oder eine TIA, eine symptomatische Herzinsuffizienz (NYHA ≥ 1) oder eine kardiale Ejektionsfraktion $\leq 35\%$, ein Diabetes mellitus oder ein medikamentös behandelter Bluthochdruck oder eine pAVK. Für einen Einschluss musste der leicht modifizierte CHADS-Score ≥ 1 betragen. Als Kontraindikation für die Gabe eines VKA wurden insuffiziente OAK (INR-Werte außerhalb 2–3), Nebenwirkungen, Medikamenteninteraktionen und fehlende Adhärenz akzeptiert.

Ausschlussgründe waren unter anderem eine Herzklappenerkrankung, die eines chirurgischen Eingriffes bedarf (das war in dieser Studie die Definition von „nichtvalvulärem" Vorhofflimmern), eine vorangegangene schwerwiegende Blutung (z. B. ein Hb < 10 g/dl), eine schwere Niereninsuffizienz (Clearance < 25 ml/min pro 1,73 m^2 Körperoberfläche) oder ein Schlaganfall < 10 Tage vor Studieneinschluss.

Verglichen wurden die Gabe von Apixaban mit der Gabe von ASS. ASS wurde in Dosierungen zwischen 81 mg und 324 mg/Tag gegeben. Apixaban wurde entweder in der

Dosierung 2×5 mg gegeben oder $2 \times 2,5$ mg, wenn bei den Patienten 2 der folgenden 3 Kriterien erfüllt waren: Alter ≥ 80 Jahre, Körpergewicht ≤ 60 kg oder Serumkreatininspiegel $\geq 1,5$ mg/dl (133μmol/l). Patienten und Ärzten war das Studienmedikament nicht bekannt.

Studiendesign, Endpunkte und Studiendauer
Die AVERROES-Studie war eine randomisierte, kontrollierte, doppelblinde Interventionsstudie.

Der primäre Endpunkt war zusammengesetzt und bestand aus dem Auftreten eines ischämischen Schlaganfalls oder eines hämorrhagischen Schlaganfalls oder einer systemischen Embolie.

Sekundäre Endpunkte waren unter anderem ischämischer Schlaganfall, hämorrhagischer Schlaganfall, systemische Embolie, Herzinfarkt, Krankenhausaufnahme mit kardiovaskulärer Ursache, Blutungskomplikationen und Mortalität. Die mittlere Beobachtungszeit betrug 1,1 Jahre.

Ergebnisse
Es wurden 5.599 Patienten eingeschlossen. Die Gabe von Apixaban war der Gabe von ASS signifikant überlegen für den primären Endpunkt (zusammengesetzt aus ischämischem, hämorrhagischem Schlaganfall oder systemischer Embolie; 1,6 %/Jahr versus 3,7 %/Jahr).

Insbesondere traten unter Apixaban signifikant weniger ischämische Schlaganfälle auf (1,1 %/Jahr versus 3,0 %/Jahr), und es erfolgten unter Apixaban signifikant weniger Krankenhausaufenthalte aus kardiovaskulären Gründen (12,6 %/Jahr versus 15,9 %/Jahr).

Die Häufigkeit schwerer Blutungen unterschied sich nicht (1,4 %/Jahr versus 1,2 %/Jahr). Auch intrakranielle Blutungen (0,4 %/Jahr versus 0,4 %/Jahr) und Todesfälle (3,5 %/Jahr versus 4,4 %/Jahr; p = 0,07) traten nicht unterschiedlich häufig auf. Lediglich die Rate an gering ausgeprägten Blutungen war unter Apixaban signifikant häufiger (6,3 %/Jahr versus 5,0 %/Jahr; p = 0,05).

Schlussfolgerung
Die Gabe von Apixaban ist der Gabe von ASS (81-324 mg/Tag) in der Verhinderung des zusammengesetzten Endpunktes (jedweder Schlaganfall/systemische Embolie) und insbesondere von ischämischen Schlaganfällen überlegen. Apixaban war dabei ähnlich sicher wie die Gabe von ASS, da nicht mehr Komplikationen auftraten.

Apixaban ist das einzige DOAC, das bei Patienten mit Vorhofflimmern gegen ASS getestet wurde. Die AVERROES-Studie war ein Grund, warum die Leitlinien der europäischen kardiologischen Gesellschaft (ESC) dahin gehend angepasst wurden, dass bei einem Vorhofflimmern mit niedrigem Embolierisiko (einem Punkt auf dem CHA_2DS_2-Vasc Score) nun nur noch eine OAK in Betracht gezogen werden soll (Class of Recommendations II a) und dass ASS in dieser Konstellation nicht mehr als gleichwertige mittel- bis langfristige Alternative genannt wird.

9.6   Orale Antikoagulation (OAK) zur Sekundärprävention bei Vorhofflimmern

Studie

EAFT (European Atrial Fibrillation Trial) Study Group. Secondary prevention in non-rheumatic atrial fibrillation after TIA or minor stroke. Lancet 1993; 342: 1255–1262

Zusammenfassung

Die randomisierte EAFT-Studie verglich die OAK mit der Gabe von 300 mg ASS und Placebo in einem etwas ungewöhnlichen Design mit zwei Untergruppen und drei Armen in Gruppe 1 (OAK, ASS, Placebo) sowie zwei Armen in Gruppe 2 (ASS, Placebo) hinsichtlich des Auftretens neuer vaskulärer Ereignisse (ischämischer, hämorrhagischer Schlaganfall, Herzinfarkt, systemische Embolie, vaskulärer Tod) bei Patienten mit Vorhofflimmern und Zustand nach Schlaganfall/TIA. Die Gabe von OAK war Ärzten und Patienten bekannt, die Gabe von ASS oder Placebo war verblindet.

Unter OAK traten im Vergleich zu Placebo signifikant weniger neue Ereignisse auf (8 %/Jahr versus 17 %/Jahr). Insbesondere das Risiko für jedweden Schlaganfall war durch OAK gegenüber Placebo signifikant reduziert (4 %/Jahr versus 12 %/Jahr). ASS (300 mg) zeigte gegenüber Placebo keinen signifikanten Vorteil.

Sponsoren der Studie

Niederländische Herz Stiftung, Bayer Pharma, UK Stroke Association

Hintergrund und Fragestellung

Seit der Publikation mehrerer randomisierter Studien zur Wirksamkeit einer OAK bei Patienten mit nichtrheumatischem Vorhofflimmern in den Jahren 1989–1992 war allgemein akzeptiert, dass die OAK den zu dieser Zeit zur Verfügung stehenden Alternativen signifikant in der Verhinderung von (kardio-)embolischen Ereignissen wie dem Schlaganfall überlegen ist. Doch waren diese Studien ganz überwiegend zur Primärprävention durchgeführt worden. Daten zur Sekundärprävention waren unzureichend.

Die EAFT-Studie (European Atrial Fibrillation Trial) hatte das Ziel, drei Therapieoptionen bei Patienten mit VHF und vorangegangenem Schlaganfall oder TIA zu vergleichen.

Die Therapieoptionen waren die OAK mit einem VKA, die Gabe von Acetylsalicylsäure (ASS 300 mg) oder Placebo.

Der primäre Endpunkt war zusammengesetzt und bestand aus dem Auftreten eines ischämischen Schlaganfalls, eines hämorrhagischen Schlaganfalls, eines Herzinfarktes, einer systemischen Embolie oder Todes aufgrund eines vaskulären Ereignisses. Als Komplikationen wurden vor allem Blutungskomplikationen erfasst und bewertet.

Studienteilnehmer und Intervention

In die EAFT-Studie wurden Patienten im Alter > 25 Jahre mit im EKG nachgewiesenem Vorhofflimmern und vorangegangenem Schlaganfall/TIA eingeschlossen. Der Schlaganfall/die TIA durfte maximal 3 Monate vor Studieneinschluss zurückliegen. Der Schlaganfall durfte nur zu einer maximal mäßig ausgeprägten Abhängigkeit des Patienten von Hilfe im Alltag geführt haben (definiert als mRS ≤ 3). Das Vorhofflimmern musste auf einem EKG dokumentiert sein, welches innerhalb von 24 Monaten vor Studieneinschluss aufgezeichnet worden war. Zusätzlich musste ein Echokardiogramm erfolgen, welches keine rheumatische Herzklappenerkrankung zeigen durfte. Ausschlussgründe waren unter anderem Kontraindikationen für eine OAK, für ASS, ein Herzklappenersatz, ein weniger als 3 Monate zurückliegender Herzinfarkt oder bekannte Gerinnungsstörungen. Bemerkenswerterweise hatten jedoch 14 Patienten einen kardialen Thrombus.

Verglichen wurden die OAK (das Medikament wurde nicht festgelegt) mit einer Ziel-INR von 3 (2,5–4,0) mit der Gabe von ASS (300 mg) oder Placebo. Patienten und Ärzten war bekannt, ob der Patient eine OAK erhielt, nicht jedoch, ob ASS oder Placebo eingenommen wurde.

Studiendesign, Endpunkte und Studiendauer

Die EAFT-Studie war eine randomisierte Studie mit drei Behandlungsarmen in zwei unterschiedlichen Gruppen. Patienten ohne Kontraindikationen gegen eine OAK wurden in drei Arme randomisiert (OAK, 300 mg ASS, Placebo; Gruppe 1). Patienten mit Kontraindikationen gegen eine OAK wurden in 2 Arme randomisiert (300 mg ASS, Placebo; Gruppe 2). Die Einnahme einer OAK war Patienten und Ärzten bekannt (unverblindet). Ob ASS oder Placebo eingenommen wurde, war Patienten und Ärzten nicht bekannt.

Die Endpunkte der Studie waren Tod aufgrund eines vaskulärer Ereignisses, jedweder Schlaganfall, Herzinfarkt oder systemische Embolie. Die mittlere Beobachtungszeit betrug 2,3 Jahre.

Ergebnisse

Es wurden 1007 Patienten eingeschlossen (669 in Gruppe 1 und 338 in Gruppe 2). Die Verteilung des Einschlusskriteriums Schlaganfall: TIA war ungefähr 3: 1.

In Gruppe 1 war die OAK der Gabe von Placebo hinsichtlich der vaskulären Ereignisrate signifikant überlegen (Abb. 9.1; Tod aufgrund eines vaskulären Ereignisses, jedweder Schlaganfall, Herzinfarkt oder systemische Embolie; zusammen 8 %/Jahr versus 17 %/Jahr).

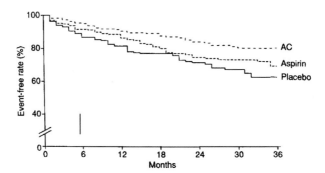

Abb. 9.1 Kaplan–Meier-Kurve für den primären Endpunkt (vaskulärer Tod, nichttödlicher Schlaganfall, nichttödlicher Herzinfarkt, nichttödliche systemische Embolie) für Patienten unter OAK (AC), ASS oder Placebo. (EAFT Study Group: Secondary prevention in non-rheumatic atrial fibrillation after TIA or minor stroke. Lancet, 1993)

Insbesondere das Risiko für jedweden Schlaganfall war durch OAK gegenüber Placebo signifikant reduziert (4 %/Jahr versus 12 %/Jahr), während die Mortalitätsräte ähnlich hoch war (8 %/Jahr versus 9 %/Jahr). Unter OAK traten aber auch etwa drei Mal mehr Blutungskomplikationen auf.

ASS (300 mg) zeigte gegenüber Placebo keinen signifikanten Vorteil (vaskuläre Ereignisrate 15 %/Jahr versus 19 %/Jahr; jedweder Schlaganfall 10 %/Jahr versus 12 %/Jahr). Für diesen Vergleich wurden Gruppe 1 und 2 kombiniert, um eine höhere Fallzahl zu erreichen.

Schlussfolgerung

Die EAFT-Studie zeigte überzeugend, dass bei Patienten mit Vorhofflimmern und in der Situation der Sekundärprävention eine OAK gegenüber Placebo einen signifikanten Vorteil darstellt (die Rate vaskulärer Ereignisse wurde signifikant halbiert), während die Gabe von ASS 300 mg keinen Vorteil gegenüber Placebo aufwies. Die Frage, zu welchem Zeitpunkt mit einer OAK nach einem Schlaganfall begonnen werden kann, blieb jedoch unbeantwortet.

9.7 Studien zur (Sekundär-)Prävention bei Vorhofflimmern: Was bedeutet das für die klinische Praxis?

Patienten mit Vorhofflimmern haben ein hohes Risiko, einen Schlaganfall zu erleiden. Noch höher ist das Risiko bei Patienten, die bereits einen Schlaganfall oder eine TIA erlitten haben. Die OAK mit einem dosisangepassten VKA (z. B. Warfarin) ist in der Prävention von Schlaganfällen sowohl in der Primär- als auch in der Sekundärprävention von Patienten mit Vorhofflimmern hocheffektiv (Atrial Fibrillation Investigators 1994; EAFT Study Group 1993). Für die Sekundärprävention war es die EAFT-Studie, die als erste große, randomisierte Studie den Vorteil von ASS (300 mg) und von Warfarin (Ziel-INR: 2–3) gegenüber Placebo überprüfte und einen Vorteil für den VKA Warfarin, nicht aber für ASS aufzeigte (EAFT Study Group 1993). Die Behandlung mit VKA ist jedoch anspruchsvoll, da auf Nahrungsmittelinteraktionen zu achten ist, die Wirkung dosisabhängig ist und deshalb durch wiederholte Blutentnahmen regelmäßig kontrolliert und die Dosis entsprechend des Wirkeffektes auf die Gerinnung angepasst werden muss. Mehrere Beobachtungsstudien zeigten, dass bei der Anwendung von VKA regelmäßig mit Adhärenzproblemen zu kämpfen war. Zusätzlich war die Zeitspanne unbefriedigend kurz, in der bei den Patienten die angestrebte OAK (gemessen an der INR) tatsächlich erreicht werden konnte (die sogenannte „time in therapeutic range").

Die DOAC Apixaban (Eliquis®), Dabigatran (Pradaxa®), Edoxaban (Lixiana®) und Rivaroxaban (Xarelto®) machen keine Dosis- oder Wirkungskontrolle mittels Blutentnahmen notwendig. DOACs haben deutlich weniger Nahrungsmittel- und auch Medikamenteninteraktionen. Sie wurden in vier randomisierten Studien mit Warfarin bei Patienten mit Vorhofflimmern verglichen (ARISTOTLE, ENGAGE, RE-LY und Rocket-AF). Zusätzlich wurde der DOAC Apixaban auch mit ASS bei Patienten mit Vorhofflimmern verglichen (AVERROES). In allen DOAC-Studien gab es Subgruppenanalysen für Patienten, die vor Studieneinschluss bereits einen Schlaganfall erlitten hatten. Alle Subgruppenanalysen verfehlten das gesetzte Signifikanzniveau. In einer Metaanalyse wurde die Überlegenheit der DOACs gegenüber Warfarin jedoch auch für die Sekundärprävention statistisch bewiesen (Ntaios et al. 2017). In der Metaanalyse wurde eine absolute Risikoreduktion für Schlaganfall/systemische Embolie von 0,78 % und für intrazerebrale Blutung von 0,88 % aufgezeigt. Die Ergebnisse der randomisierten Studien fanden Eingang in die Leitlinien.

Die Leitlinien der Europäischen Gesellschaft für Kardiologie (ESC) aus dem Jahr 2015 machten folgende Empfehlungen (Kirchhof et al. 2016):

- DOACs werden gegenüber VKA und gegenüber ASS bei Patienten mit Vorhofflimmern präferiert („recommended in preference"),
- ASS wird bei Patienten mit Vorhofflimmern und Schlaganfall [in der mittel- bis langfristigen Sekundärprävention] nicht empfohlen („is not recommended"),
- ein Thrombozytenfunktionshemmer kann bei Patienten mit Vorhofflimmern direkt nach einem ischämischen Schlaganfall in Erwägung gezogen werden, bis der (Wieder-)Beginn der OAK startet („should be considered").

Daten von Krankenversicherungen und aus großen, teils nationalen Registern bestätigen die Überlegenheit bzw. Gleichwertigkeit von DOACs in verschiedenen statistischen Modellen (Coleman et al. 2017). Das bessere Sicherheitsprofil der DOACs gegenüber Warfarin kann damit auf die allgemeine Behandlungssituation im täglichen Leben – also auch außerhalb von kontrollierten Studien – übertragen werden.

Zuletzt wurden auch Medikamente entwickelt und zugelassen, welche die Wirkung der OAK von DOACs aufheben. Diese sind substanzspezifisch (gegen Dabigatran) oder medikamentengruppenspezifisch (gegen Faktor-Xa-Antagonisten) und können bei Blutungen zum Einsatz kommen, die durch DOAC-Gabe hervorgerufen wurden. Es handelt sich um Idarucizumab (Praxbind®) gegen Dabigatran und Andexanet alfa (Ondexxya®) gegen die Faktor-Xa-Antagonisten (Abschn. 12.3, 12.4). Zum Zeitpunkt der Drucklegung ist allerdings Andexanet alfa nur für den Einsatz bei lebensbedrohlichen Blutungen unter Apixaban und Rivaroxaban zugelassen.

Literatur

Atrial Fibrillation Investigators: Risk factors for stroke and efficacy of antithrombotic therapy in atrial fibrillation: analysis of pooled data from five randomized controlled trials. Arch. Intern. Med. **154**, 1449–1457 (1994)

Coleman, C.I., Peacock, W.F., Bunz, T.J., et al. Effectiveness and safety of apixaban, dabigatran, and rivaroxaban versus warfarin in patients with nonvalvular atrial fibrillation and previous stroke or transient ischemic attack. Stroke. (2017).

European Atrial Fibrillation Trial (EAFT) Study Group. Secondary prevention in non-rheumatic atrial fibrillation after transient ischaemic attack or minor stroke. Lancet. **342,** 1255–1262 (1993)

Kirchhof, P., Benussi, S., Kotecha, D., et al.: 2016 ESC guidelines for the management of atrial fibrillation developed in collaboration with EACTS. Eur. Heart J. **37**(38), 2893–2962 (2016)

Ntaios, G., Papavasileiou, V., Diener, H.C., et al.: Nonvitamin-K-antago-nist oral anticoagulants versus warfarin in patients with atrial fibrillation and previous stroke or transient ischemic attack: an updated systematic review and meta-analysis of randomized controlled trials. Int. J. Stroke **12**(6), 589–596 (2017)

Sekundärprophylaxe bei embolischem Schlaganfall unbekannter Emboliequelle (ESUS)

10

Jan F. Scheitz

Inhaltsverzeichnis

10.1   RE-SPECT ESUS

Studie

Diener HC, Sacco RL, Easton JD, et al. Dabigatran for Prevention of Stroke after ESUS. New Engl J Med 2019; 380: 1906–1917

Zusammenfassung

Die internationale, doppelblinde, randomisierte RE-SPECT ESUS-Studie ging der Frage nach, ob Patientinnen und Patienten mit embolischem Schlaganfall und unbekannter Emboliequelle (ESUS) von einer Sekundärprävention mit Dabigatran (2 ×

J. F. Scheitz (✉)
Klinik für Neurologie mit Experimenteller Neurologie und Center for Stroke Research Berlin, Charité Universitätsmedizin Berlin, Berlin, Deutschland
E-Mail: jan.scheitz@charite.de

© Der/die Autor(en), exklusiv lizenziert durch Springer-Verlag GmbH, DE, ein Teil von Springer Nature 2022
J. Witsch (Hrsg.), *Schlaganfall evidenzbasiert behandeln*,
https://doi.org/10.1007/978-3-662-63394-6_10

150 mg pro Tag oder 2 × 110 mg pro Tag) im Vergleich zur Standardtherapie mit ASS (1 × 100 mg pro Tag) profitieren. Der primäre Endpunkt eines erneuten Schlaganfalls trat in der Dabigatran-Gruppe im Vergleich zur ASS-Gruppe nicht signifikant seltener auf, sodass keine Überlegenheit von Dabigatran nachgewiesen werden konnte.

Sponsoren der Studie.
Boehringer Ingelheim

Hintergrund und Fragestellung

Bei etwa 20–30 % aller Patienten kann trotz standardisierter Diagnostik keine sichere ätiologische Zuordnung des Schlaganfalls vorgenommen werden. 2014 wurde in diesem Zusammenhang das Konzept eines embolischen Schlaganfalls mit unbekannter Emboliequelle (ESUS) konzipiert. Es wurde postuliert, dass diese Gruppe an Patienten von einer Sekundärprävention mit neuen oralen Antikoagulanzien profitieren könnte (Hart et al. 2014). Leitlinien empfehlen in dieser Patientengruppe eine Thrombozytenaggregationshemmung mit ASS (Kernan et al. 2014). Die RE-SPECT-ESUS-Studie untersuchte, ob der direkte Thrombininhibitor Dabigatran im Vergleich zu ASS das Auftreten von Rezidiv-Schlaganfällen bei Patienten mit ESUS reduziert.

Studienteilnehmer und Intervention

Die Studie hatte abhängig vom Lebensalter der einzelnen Patienten (60 oder älter vs. unter 60 Jahre) leicht modifizierte Einschlusskriterien. Patienten, die 60 Jahre oder älter waren, konnten dann in die Studie eingeschlossen werden, wenn sie in den vorangegangenen 3 Monaten einen ESUS erlitten hatten (6 Monate waren zulässig, wenn ein weiterer vaskulärer Risikofaktor vorlag). Patienten unter 60 Jahre konnten bei Vorliegen eines vaskulären Risikofaktors (z. B. arterieller Hypertonie) und ESUS in den letzten 3 Monaten eingeschlossen werden. Das ESUS-Ereignis musste vorab definierte Kriterien erfüllen (u. a. nichtlakunäre Bildmorphologie, keine 50 %ige Stenosierung oder Dissektion der hirnversorgenden Gefäße, kein Nachweis von Vorhofflimmern > 6 min mit mindestens 20h andauerndem Langzeit-EKG und kein Nachweis eines intrakardialen Thrombus in der transthorakalen oder transösophagealen Echokardiografie). Es erfolgte eine 1:1-Randomisierung zu ASS 100 mg/Tag oder Dabigatran 2 × 150 mg/Tag (im Falle des Alters > 75 Jahre oder eingeschränkter Nierenfunktion mit GFR < 50 ml/min wurde gemäß Fachinformation die reduzierte Dosierung Dabigatran 2 × 110 mg verabreicht).

Studiendesign, Endpunkte und Studiendauer

RE-SPECT ESUS war eine randomisierte, kontrollierte Studie, in die zwischen Dezember 2014 und Januar 2018 an 564 Zentren in 42 Ländern Patienten rekrutiert wurden. Der primäre Endpunkt der Studie war ein Schlaganfallrezidiv (ischämisch, hämorrhagisch oder nicht spezifiziert). Sekundäre Endpunkte waren ischämische Schlaganfälle und ein kombinierter vaskulärer Endpunkt – bestehend aus Schlaganfall, Myokardinfarkt und kardiovaskulärer Tod. Sicherheitsendpunkte waren schwerwiegende Blutungsereignisse und klinisch relevante (z. B. durch Hospitalisierung oder Absetzen der Studienmedikation), aber nicht als schwerwiegend eingestufte Blutungsereignisse.

Ergebnisse

Es wurden 5390 Patienten in die Studie eingeschlossen (mittleres Alter 64 Jahre, 37 % Frauen), wovon 2695 in die Dabigatran- und 2695 in die ASS-Gruppe randomisiert wurden. Die Teilnehmer kamen überwiegend aus Europa (58,8 %) und Asien (22,2 %). Die reduzierte Dosis Dabigatran wurde bei etwa 23 % gegeben. Die mediane Beobachtungszeit betrug 19 Monate (13–27 Monate). Das qualifizierende ESUS-Ereignis lag im Median 44 Tage zurück. Der primäre Endpunkt (jedweder Schlaganfall) ereignete sich bei 177 Patienten mit Dabigatran (4,1 %/Jahr) und bei 207 Patienten mit ASS (4,8 %/Jahr, HR 0,85, 95-%-KI 0,69–1,03, p = 0,10). Mehrheitlich handelte es sich hierbei um ischämische Schlaganfälle (4,0 %/Jahr versus 4,7 %/Jahr). Der kombinierte vaskuläre Endpunkt ereignete sich bei 4,8 %/Jahr unter Dabigatran und bei 5,4 %/Jahr unter ASS (HR 0,88, 95-%-KI 0,73–1,06). Ein schwerwiegendes Blutungsereignis trat bei 77 Patienten unter Dabigatran (1,7 %/Jahr) und bei 64 Patienten unter ASS auf (1,4 %/Jahr, HR 1,19, 95-%-KI 0,85–1,66). Wenn auch klinisch relevante, nicht schwerwiegende Blutungsereignisse berücksichtigt wurden, waren signifikant mehr Ereignisse unter Dabigatran als unter ASS zu beobachten (HR 1,73, 95-%-KI 1,17–2,54). Intrakranielle Blutungen waren in beiden Gruppen nicht unterschiedlich verteilt (je 0,7 %/Jahr).

Schlussfolgerung

RE-SPECT ESUS zeigte keinen signifikanten Nutzen einer Sekundärprävention mit dem direkten oralen Antikoagulans Dabigatran bei Schlaganfallpatienten mit ESUS-Konstellation. Klinisch relevante Blutungsereignisse waren unter Dabigatran signifikant häufiger als unter ASS. Insgesamt kann somit keine Überlegenheit von Dabigatran gegenüber ASS bei Patienten mit ESUS gefolgert werden.

10.2   NAVIGATE ESUS

Studie

Hart RG, Sharma M, Mundl H, et al. Rivaroxaban for Stroke Prevention after ESUS. New Engl J Med 2018; 378: 2191–2201

Zusammenfassung

Die multizentrische, doppelblinde, randomisierte NAVIGATE-ESUS-Studie ging ebenfalls der Frage nach, ob Patienten mit embolischem Schlaganfall und unbekannter Emboliequelle (ESUS) von einer Sekundärprävention mit einem direkten oralen Antikoagulans, in diesem Fall Rivaroxaban (1×15 mg/Tag), im Vergleich zur Standardtherapie mit ASS (1×100 mg/Tag) profitieren. Der primäre Endpunkt eines erneuten ischämischen oder hämorrhagischen Schlaganfalls oder einer systemischen Embolie trat in der Rivaroxaban-Gruppe im Vergleich zur ASS-Gruppe nicht signifikant seltener auf. Schwerwiegende Blutungsereignisse waren signifikant häufiger unter Rivaroxaban, sodass insgesamt keine Überlegenheit von Rivaroxaban gegenüber ASS nachgewiesen werden konnte.

Sponsoren der Studie

Bayer and Janssen Research and Development

Hintergrund und Fragestellung

Die NAVIGATE-ESUS-Studie lief parallel zur oben beschriebenen RE-SPECT-ESUS-Studie an und ging demselben Grundproblem nach, dass die optimale Sekundärprävention bei Patienten mit embolischem Schlaganfall und unbekannter Emboliequelle (ESUS) unklar ist und möglicherweise ein direktes Antikoagulans wirksamer in der Schlaganfallprävention sein könnte als die Standardtherapie mit ASS. Die NAVIGATE-ESUS-Studie untersuchte konkret, ob der direkte Faktor-Xa-Inhibitor Rivaroxaban (1×15 mg/Tag) im Vergleich zu ASS (100 mg/Tag) das Auftreten von Rezidiv-Schlaganfällen bei Patientinnen und Patienten mit ESUS reduziert.

Studienteilnehmer und Intervention

Die Teilnehmer der Studie wurden 7 Tage bis 6 Monate nach einem ESUS-Ereignis randomisiert, welches nach prädefinierten Kriterien diagnostiziert werden musste (u. a.

nichtlakunäre Bildmorphologie, keine 50 %ige Stenosierung oder Dissektion der hirnversorgenden Gefäße, kein Nachweis von Vorhofflimmern > 6 min mit mindestens 20h andauerndem Langzeit-EKG, kein Nachweis eines intrakardialen Thrombus in der transthorakalen oder transösophagealen Echokardiografie). Die Teilnehmer waren älter als 49 Jahre und mussten in der Altersgruppe zwischen 50 und 59 Jahren mindestens einen vaskulären Risikofaktor aufweisen (z. B. Hypertonie). Es erfolgte eine 1:1-Randomisierung zu ASS 100 mg/Tag oder Rivaroxaban 1×15 mg/Tag.

Studiendesign, Endpunkte und Studiendauer
NAVIGATE ESUS war eine randomisierte, kontrollierte Studie, in die zwischen Dezember 2014 und Oktober 2017 an 459 Zentren in 31 Ländern Patienten rekrutiert wurden. Die Studie wurde nach 332 von 450 geplanten primären Endpunktereignissen aufgrund von Sicherheitsbedenken vorzeitig abgebrochen, nachdem sich ein exzessives Blutungsrisiko unter Rivaroxaban gezeigt hatte. Der primäre Endpunkt der Studie war eine Kombination aus ischämischem oder hämorrhagischem Schlaganfall oder systemischer Embolie. Sekundäre Endpunkte waren ischämische Schlaganfälle und ein kombinierter vaskulärer Endpunkt, bestehend aus Schlaganfall, Myokardinfarkt und kardiovaskulärem Tod. Sicherheitsendpunkte waren schwerwiegende Blutungsereignisse und klinisch relevante (z. B. durch Hospitalisierung oder Absetzen der Studienmedikation) nicht schwerwiegende Blutungsereignisse.

Ergebnisse
Es wurden 7213 Teilnehmer in die Studie eingeschlossen (mittleres Alter 67 Jahre, 38 % Frauen), davon 3609 in die Rivaroxaban- und 3604 in die ASS-Gruppe. Die Teilnehmer kamen überwiegend aus Europa (43 %) und Asien (19 %). Die mediane Beobachtungszeit betrug aufgrund der vorzeitigen Beendigung der Studie nach der zweiten, vorab geplanten Interimsanalyse 11 Monate (5–17 Monate). Das qualifizierende ESUS-Ereignis lag im Median 37 Tage zurück. Der primäre Endpunkt ereignete sich bei 172 Patienten mit Rivaroxaban (5,1 %/Jahr) und bei 160 Patienten mit ASS (4,8 %/Jahr, HR 1,07, 95-%-KI 0,87–1,33). Mehrheitlich handelte es sich hierbei um ischämische Schlaganfälle (4,7 %/Jahr versus 4,7 %/Jahr). Intrakranielle Blutungen waren insgesamt selten, jedoch signifikant häufiger in der Rivaroxaban-Gruppe (0,4 %/Jahr versus 0,1 %/Jahr, HR 6,50, 95-%-KI 1,48–28,8). Ein schwerwiegendes Blutungsereignis trat bei 62 Patienten unter Rivaroxaban (1,8 %/Jahr) und bei 23 Patienten unter ASS auf (0,7 %/Jahr, HR 2,72, 95-%-KI 1,68–4,39). Klinisch relevante, nichtschwerwiegende Blutungsereignisse waren ebenfalls signifikant häufiger unter Rivaroxaban als ASS zu beobachten (HR 1,51, 95-%-KI 1,13–2,00).

Schlussfolgerung
Die Studie NAVIGATE ESUS konnte ebenso wie die Studie RE-SPECT ESUS bei Patienten mit ESUS keine Überlegenheit einer Sekundärprävention mit einem direkten oralen

Antikoagulans nachweisen. Das Risiko für erneute Schlaganfälle wurde unter Rivaroxaban-Therapie im Vergleich zur Standardtherapie mit ASS nicht reduziert. Aufgrund eines erhöhten Blutungsrisikos unter Rivaroxaban wurde die Studie vorzeitig abgebrochen.

10.3 ESUS-Studien: Was bedeutet das für die klinische Praxis?

Insgesamt bedeuten die in Bezug auf die jeweiligen primären Endpunkte negativen Studienergebnisse von RE-SPECT ESUS und NAVIGATE ESUS, dass eine TFH weiterhin für die Sekundärprävention von ESUS-Patienten Standard bleibt. Eine Änderung der Leitlinien ist dementsprechend vorerst nicht zu erwarten. Die Schlaganfallätiologie in der ESUS-Population scheint breiter zu sein als antizipiert und deutlich über inapparentes Vorhofflimmern hinauszugehen. Grundlage für eine OAK bleibt weiter der Nachweis von Vorhofflimmern. Dies unterstreicht die Notwendigkeit bei Patienten mit unklarer Schlaganfallursache, ein prolongiertes EKG-Monitoring zur Detektion von Vorhofflimmern durchzuführen (Abschn. 9.5).

Kritik an den Studien und Kontroversen
Bereits kurz nach Veröffentlichung der Studienergebnisse gab es eine lebhafte Kontroverse, ob das ESUS-Konstrukt wieder begraben werden sollte. Sicher kann man sagen, dass es aufgrund der aktuell fehlenden therapeutischen Implikationen nicht sinnvoll erscheint, ESUS in die zur Einteilung der Schlaganfallätiologie gängige TOAST-Klassifikation aufzunehmen (Diener und Endres 2020).

Das ESUS-Konzept wurde entwickelt, um eine Patientengruppe mit ungeklärter Schlaganfallätiologie für die standardisierte, weltweite Durchführung einer randomisierten Studie zu definieren (Hart et al. 2014). Die in Deutschland gängigen Standards, bei Patienten mit unklarer Schlaganfallursache ein prolongiertes (>24h) EKG-Monitoring und eine transösophageale Echokardiografie durchzuführen, gehen deutlich über die in den ESUS-Studien geforderte Minimaldiagnostik hinaus. In NAVIGATE ESUS fand sich bei 7,4 % aller Patienten (27 % der Patienten mit transösophagealer Echokardiografie) ein persistierendes PFO. Bei Patienten mit unklarer Schlaganfallätiologie unter 60 Jahren mit nachgewiesenem PFO gibt es mittlerweile Evidenz für den Nutzen eines interventionellen PFO-Verschlusses (Messé et al. 2020). Diese Gruppe sollte konsequenterweise in zukünftigen ESUS-Studien nur im Falle eines geringen Kausalzusammenhangs zwischen Schlaganfallereignis und dem PFO berücksichtigt werden.

Insgesamt legen die Studienergebnisse nahe, dass das ESUS-Konzept in seiner derzeitigen Gestalt keine ausreichende Selektion von Patienten mit einer kardioembolischen Schlaganfallätiologie und damit potenziellem Benefit einer OAK ermöglicht. Wie das ESUS-Konzept dahin gehend verbessert werden kann, wird aktuell wissenschaftlich diskutiert. In RE-SPECT ESUS zeigte sich bei älteren Patienten (>75 Jahre) im Vergleich zu jüngeren Patientengruppen ein möglicher Nutzen von Dabigatran, umgekehrt stellte sich in NAVIGATE-ESUS bei jüngeren Patienten (<60 Jahre) ein Hinweis zugunsten von ASS heraus. Das unterstützt die Hypothese, dass sich gerade bei älteren Patienten im Verlauf ein inapparentes Vorhofflimmern und damit ein Benefit einer OAK zeigen könnte. Insbesondere das Vorliegen eines erkrankten Vorhofs (atriale Kardiopathie) könnte sich als mögliche zusätzliche Variable herausstellen, das ESUS-Konzept zu verfeinern. Eine atriale Kardiopathie ist mit einem erhöhten Risiko für die Entwicklung von Vorhofflimmern und systemischen Embolien verbunden (Kamel et al. 2016). Eine Subanalyse der NAVIGATE-ESUS-Studie zeigt, dass ESUS-Patienten mit vergrößertem Vorhofdurchmesser (>4,6 cm) unter Rivaroxaban deutlich seltener Rezidivschlaganfälle haben (Healey et al. 2019). Möglicherweise helfen auch EKG-Marker („P-wave terminal force" in V1 > 5000µV) und kardiale Biomarker wie NTproBNP oder Troponin (Diener und Endres 2020). In NAVIGATE ESUS hatten Patienten mit erhöhtem Troponin ein höheres Risiko für kardiovaskuläre Ereignisse, profitierten aber nicht mehr von Rivaroxaban als Patienten ohne erhöhtes Troponin (Scheitz et al. 2020). Die aktuell laufende ARCADIA-Studie aus Nordamerika untersucht den Nutzen von Apixaban im Vergleich zu ASS bei ESUS-Patienten mit zusätzlichem Hinweis auf eine atriale Kardiopathie (Kamel et al. 2019).

Literatur

Diener, H.C., Endres, M.: Vergangenheit und Zukunft des ESUS-Konzepts. Nervenarzt **91**, 511–517 (2020)

Hart, R.G., Diener, H.C., Coutts, S.B., et al.: Embolic strokes of undetermined source: the case for a new clinical construct. Lancet Neurol **13**, 429–438 (2014)

Healey, J.S., Gladstone, D.J., Swaminathan, B., et al.: Recurrent stroke with rivaroxaban compared with aspirin according to predictors of atrial fibrillation: Secondary analysis of the NAVIGATE ESUS randomized clinical trial. JAMA Neurol. **76**, 764–773 (2019)

Kamel, H., Okin, P.M., Elkind, M.S., Iadecola, C.: Atrial fibrillation and mechanisms of stroke: Time for a new model. Stroke **47**, 895–900 (2016)

Kamel, H., Longstreth, W.T., Jr., Tirschwell, D.L., et al.: The atrial cardiopathy and antithrombotic drugs in prevention after cryptogenic stroke randomized trial: rationale and methods. Int. J. Stroke **14**, 207–214 (2019)

Kernan, W.N., Ovbiagele, B., Black, H.R., et al.: Guidelines for the prevention of stroke in patients with stroke and transient ischemic attack: a guideline for healthcare professionals from the American Heart Association/American Stroke Association. Stroke **45**, 2160–2236 (2014)

Messé, S.R., Gronseth, G.S., Kent, D.M., et al.: Practice advisory update summary: Patent foramen ovale and secondary stroke prevention: Report of the guideline subcommittee of the american academy of neurology. Neurology **94**, 876 (2020)

Scheitz, J.F., Pare, G., Pearce, L.A., et al.: High-sensitivity cardiac troponin T for risk stratification in patients with embolic stroke of undetermined source. Stroke **51**, 2386–2394 (2020)

Detektion von Vorhofflimmern nach kryptogenem Schlaganfall

Jan F. Scheitz

Inhaltsverzeichnis

11.1 CRYSTAL-AF

Studie

Sanna T, Diener HC, Passman RS, et al. Cryptogenic stroke and underlying atrial fibrillation. New Engl J Med 2014; 370: 2478–2486

Zusammenfassung

Die multizentrische, randomisierte Studie CRYSTAL-AF untersuchte, ob ein Langzeit-EKG-Monitoring mittels implantierbarem EKG-Monitor im Vergleich zu einem konventionellen EKG-Monitoring in Bezug auf die Detektionsrate von

J. F. Scheitz (✉)
Klinik für Neurologie mit Experimenteller Neurologie und Center for Stroke Research Berlin,
Charité Universitätsmedizin Berlin, Berlin, Deutschland
E-Mail: jan.scheitz@charite.de

© Der/die Autor(en), exklusiv lizenziert durch Springer-Verlag GmbH, DE, ein Teil von
Springer Nature 2022
J. Witsch (Hrsg.), *Schlaganfall evidenzbasiert behandeln,*
https://doi.org/10.1007/978-3-662-63394-6_11

Vorhofflimmern bei Patienten mit kryptogenem Schlaganfall überlegen ist. Nach 6 Monaten kontinuierlicher EKG-Monitoringphase wurde mehr als 6-fach häufiger ein Vorhofflimmern detektiert als nach Standardmonitoring.

Sponsoren der Studie
Medtronic

Hintergrund und Fragestellung

Vorhofflimmern ist ein relevanter Risikofaktor für das Auftreten ischämischer Schlaganfälle. Leitlinien empfehlen daher eine standardmäßige Suche nach Vorhofflimmern mittels Ruhe-EKG und Langzeit-EKG-Ableitung (Powers et al. 2018). Bei etwa 20–25 % aller Patienten mit ischämischem Schlaganfall bleibt die Ursache des Schlaganfalls dennoch ungeklärt („kryptogen") (Hart et al. 2014). Wie hoch der Anteil an Patienten mit klinisch stummem Vorhofflimmern in dieser Gruppe ist, war unklar. Zudem war formal nicht nachgewiesen, dass sich durch eine prolongierte Suche nach Vorhofflimmern auch wirklich häufiger ein solches detektieren lässt. Diese Aspekte sollten in der CRYSTAL-AF-Studie untersucht werden. Zur Suche nach Vorhofflimmern wurde ein subkutan implantierbarer EKG-Monitor verwendet.

Studienteilnehmer und Intervention

Einschlusskriterien waren ein Lebensalter von über 40 Jahren und die Diagnose eines kryptogenen Schlaganfalls oder einer TIA; Sprachstörungen, Hemiparese oder Hemianopsie) innerhalb eines 90-Tage-Zeitraums vor Randomisierung. Für die Klassifikation „kryptogen" war mindestens ein 12-Kanal-EKG, ≥ 24 h kontinuierliches EKG-Monitoring, eine unauffällige transösophageale Echokardiografie, ein unauffälliges Screening für Thrombophilien (bei Alter < 55 Jahre) und eine Gefäßdarstellung der hirnversorgenden Gefäße erforderlich, die keine klare Schlaganfallursache anzeigen durften. Ausschlusskriterien waren eine Vordiagnose von Vorhofflimmern oder Vorhofflattern sowie eine bestehende Indikation für OAK. Es erfolgte eine 1:1-Randomisierung zur Kontrollgruppe (EKG-Ableitung nach Ermessen der behandelnden Ärzte an den Follow-up-Visiten) und Interventionsgruppe (Implantation eines kardialen EKG-Monitors, Reveal XT der Firma Medtronic, innerhalb von 10 Tagen nach Randomisierung).

Studiendesign, Endpunkte und Studiendauer

CRYSTAL-AF war eine randomisierte, kontrollierte Studie, in die zwischen Juni 2009 und April 2012 Patienten rekrutiert wurden. Primärer Endpunkt war die Zeit bis zur ersten Detektion von Vorhofflimmern während eines Beobachtungszeitraumes von 6 Monaten.

Vorhofflimmern wurde als irregulärer Herzrhythmus ohne detektierbare P-Wellen über mindestens 30 s Dauer definiert. Sekundäre Endpunkte waren die Detektion von Vorhofflimmern im ersten Jahr nach Randomisierung, das Auftreten eines Schlaganfallrezidivs oder einer TIA und der Neubeginn einer OAK.

Ergebnisse
Es wurden 221 Patienten in die Interventions- und 220 Patienten in die Kontrollgruppe randomisiert. Das qualifizierende kryptogene Schlaganfallereignis lag im Mittel 38 Tage zurück, das mittlere Alter der Patientinnen und Patienten betrug 62 Jahre, 37 % waren Frauen. Nach 6 Monaten wurde bei 19 Patienten (8,9 %) mit Langzeit-EKG-Monitoring in der Interventionsgruppe erstmalig Vorhofflimmern detektiert. In der Kontrollgruppe war dies bei 3 Patienten der Fall (1,4 %, HR 6,4, 95-%-KI 1,9–21,7). Die mediane Zeit bis zur Detektion von Vorhofflimmern lag in der Interventionsgruppe bei 41 Tagen (14–84 Tage). Die Detektionsrate von Vorhofflimmern zum Zeitpunkt 12 Monate nach Randomisierung war ebenfalls signifikant höher in der Interventionsgruppe (12,4 % versus 2,0 %, HR 7,3, 95-%-KI 2,6–20,8). Vorhofflimmerepisoden waren mehrheitlich asymptomatisch (79 %). Ischämische Schlaganfälle oder TIA-Ereignisse waren in den beiden Gruppen nicht signifikant unterschiedlich. Nach 6 (10,1 % versus 4,6 %) und 12 Monaten (14,7 % versus 6,0 %) waren in der Interventionsgruppe statistisch signifikant mehr Patienten auf eine OAK eingestellt. Bei 5 Patienten (2,4 %) musste der implantierte EKG-Rekorder wegen lokaler Infektion oder Taschenerosion entfernt werden.

Schlussfolgerung
CRYSTAL-AF zeigte, dass die Durchführung eines Langzeit-EKG-Monitorings nach kryptogenem Schlaganfall mittels implantierbarem kardialen EKG-Monitor zu einer deutlich höheren Detektionsrate von Vorhofflimmern führt als die Durchführung konventioneller, in der Regel symptomgetriebener EKG-Ableitungen. Das Gros der nach kryptogenem Schlaganfall detektierten Vorhofflimmerepisoden ist asymptomatisch und paroxysmal.

11.2 EMBRACE

Studie
Gladstone DJ, Spring M, Dorian P, et al. EMBRACE Investigators and Coordinators. Atrial fibrillation in patients with cryptogenic stroke. New Engl J Med 2014; 370: 2467–2477

Zusammenfassung

Die multizentrische, randomisierte EMBRACE-Studie untersuchte, ob ein kontinuierliches EKG-Monitoring über 30 Tage mittels externem Ereignisrekorder die Detektionsrate von Vorhofflimmern bei Patienten mit kryptogenem Schlaganfall im Vergleich zu einem einmaligen 24-h-Langzeit-EKG erhöht. In der Interventionsgruppe wurde nach 90 Tagen etwa 5 Mal häufiger Vorhofflimmern detektiert als in der Kontrollgruppe.

Sponsoren der Studie
Canadian Stroke Network.

Hintergrund und Fragestellung

Die EMBRACE-Studie rekrutierte parallel zur CRYSTAL-AF-Studie und untersuchte, ob ein kontinuierliches EKG-Monitoring über 30 Tage mittels externem Ereignisrekorder die Detektionsrate von Vorhofflimmern bei Patienten mit kryptogenem Schlaganfall im Vergleich zu einem 24-h-Langzeit-EKG erhöht.

Studienteilnehmer und Intervention

Einschlusskriterien waren ein Lebensalter von über 55 Jahren und die Diagnose eines kryptogenen Schlaganfalls oder einer TIA in den 6 Monaten vor Randomisierung. Für die Klassifikation als „kryptogen" war mindestens ein 12-Kanal-EKG, ein über ≥ 24 h unauffälliges kontinuierliches EKG-Monitoring, eine unauffällige Echokardiografie und eine Gefäßdarstellung der hirnversorgenden Gefäße erforderlich, die keine klare Schlaganfallursache aufzeigten. Ausschlusskriterien waren eine vorherige Diagnose von Vorhofflimmern sowie eine bestehende Indikation für eine OAK. Es erfolgte eine offene 1:1-Randomisierung in Kontrollgruppe (24-h-Langzeit-EKG) und Interventionsgruppe (Tragen eines externen Ereignisrekorders, welcher mit Trockenelektroden und einem Brustgürtel befestigt wurde, über möglichst 30 Tage).

Studiendesign, Endpunkte und Studiendauer

EMBRACE war eine multizentrische, randomisierte Studie, in die zwischen Juni 2009 und März 2012 Patienten rekrutiert wurden. Primärer Endpunkt war die Detektion von Vorhofflimmern (>30 s) während eines Beobachtungszeitraumes von 90 Tagen nach Randomisierung. Sekundäre Endpunkte waren der Anteil an Patienten mit OAK nach 90 Tagen und die Detektion von Vorhofflimmern über > 2,5 min.

Ergebnisse

Es wurden 572 Patienten randomisiert, davon 286 in die Interventions- und 285 in die Kontrollgruppe. Der für den Studieneintritt qualifizierende kryptogene Schlaganfall lag im Mittel 75 Tage zurück, das mittlere Alter der Patienten betrug 73 Jahre und etwa 45 % waren Frauen. In der Interventionsgruppe komplettierten 82 % mindestens 3 Wochen EKG-Monitoring. Nach 3 Monaten wurde bei 45 Patienten (16,1 %) in der Interventionsgruppe erstmalig Vorhofflimmern detektiert. In der Kontrollgruppe war dies bei 9 Patienten der Fall (3,2 %, absolute Differenz von 12,9 %, 95-%-KI 8,0–17,6 %, p < 0,001, „number needed to screen" 8). Die Detektionsrate von Vorhofflimmern von > 2,5 min Dauer war ebenfalls signifikant höher in der Interventionsgruppe (9,9 % versus 2,5 %). Die Vorhofflimmerepisoden wurden besonders häufig detektiert, wenn das qualifizierende Schlaganfallereignis weniger als 3 Monate zurücklag. Nach 3 Monaten waren in der Interventionsgruppe statistisch signifikant mehr Patienten auf eine OAK eingestellt (18,6 % versus 11,1 %, p = 0,01).

Schlussfolgerung

EMBRACE zeigte, dass ein im ambulanten Setting durchgeführtes intensiviertes EKG-Monitoring mittels externem Ereignisrekorder im Vergleich zu einem 24-h-Langzeit-EKG die Detektionsrate an Vorhofflimmern nach 90 Tagen um das Fünffache erhöht. Die Beobachtung, dass sich bei knapp 16 % aller Patienten mit kryptogenem Schlaganfall in den ersten 3 Monaten nach dem Indexereignis ein Vorhofflimmern finden lässt, legt den Nutzen eines intensivierten EKG-Monitorings nach dem akutstationären Aufenthalt nahe.

11.3   FIND-AF$_{\text{RANDOMIZED}}$

Studie

Wachter R, Gröschel K, Gelbrich G, et al. Find-AF(randomised) Investigators and Coordinators. Holter-electrocardiogram-monitoring in patients with acute ischaemic stroke (Find-AF$_{\text{RANDOMISED}}$): an open-label randomised controlled trial. Lancet Neurol 2017; 16: 282–290.

Zusammenfassung

Die deutsche, multizentrische, randomisierte Find-AF$_{\text{RANDOMIZED}}$-Studie untersuchte, ob ein verlängertes Langzeit-EKG-Monitoring über bis zu 3 × 10 Tage (unmittelbar nach dem Akutereignis sowie nach 3 und 6 Monaten) die Detektionsrate von Vorhofflimmern bei Patientinnen und Patienten mit kryptogenem Schlaganfall im Vergleich zu einem einmaligem 24-h-Langzeit-EKG erhöht. Die Detektionsrate von Vorhofflimmern war in der Interventionsgruppe nach 6 Monaten um absolut 9 % höher als in der Kontrollgruppe.

Sponsoren der Studie
Boehringer Ingelheim

Hintergrund und Fragestellung

Als weitere Variante einer intensivierten Suche nach Vorhofflimmern bei Patienten mit kryptogener Schlaganfallursache untersuchte die Find-AF$_{RANDOMIZED}$-Studie, ob ein verlängertes Langzeit-EKG-Monitoring über bis zu 3×10 Tage (unmittelbar nach dem Akutereignis sowie nach 3 und 6 Monaten) die Detektionsrate von Vorhofflimmern im Vergleich zu einem einmaligem 24-h-Langzeit-EKG erhöht.

Studienteilnehmer und Intervention

Einschlusskriterien waren ein Lebensalter von 60 Jahren und die Diagnose eines akuten ischämischen Schlaganfalls in den letzten 7 Tagen vor Randomisierung. Bei einer diagnostischen Aufarbeitung inklusive eines 12-Kanal-EKG und einer Ultraschalluntersuchung der hirnversorgenden Gefäße sollte keine Schlaganfallursache (symptomatische, ipsilaterale Stenose von 50 % oder Dissektion) gefunden worden sein. Ausschlusskriterien waren eine Vordiagnose von Vorhofflimmern/Vorhofflattern sowie eine anderweitig bestehende Indikation für eine OAK. Es erfolgte eine offene 1:1-Randomisierung in Kontrollgruppe (24-h-Langzeit-EKG oder Telemetrie) und Interventionsgruppe (Durchführung eines 5-Kanal-Langzeit-EKG über 10 Tage unmittelbar bei Randomisierung, nach 3 Monaten und nach 6 Monaten).

Studiendesign, Endpunkte und Studiendauer

Find-AF$_{RANDOMIZED}$ war eine randomisierte Studie, für die zwischen Mai 2013 und August 2014 an vier deutschen Zentren Patienten rekrutiert wurden. Primärer Endpunkt war die Detektion von Vorhofflimmern oder Vorhofflattern (>30 s) während eines Beobachtungszeitraumes von 6 Monaten nach Randomisierung.

Ergebnisse

Es wurden 200 Patienten in die Interventions- und 198 in die Kontrollgruppe randomisiert. Das qualifizierende Schlaganfallereignis lag im Median 3 Tage zurück, das mittlere Alter der Patienten betrug 73 Jahre und etwa 40 % waren Frauen. In 90 % der Studienpopulation lagen vollständige Daten zum 6-Monats-Follow-up vor. In der Interventionsgruppe durchliefen 199/200 Patienten ein 10 Tage andauerndes, prolongiertes Langzeit-EKG-Monitoring unmittelbar nach Randomisierung sowie 116/200 Patienten bzw. 100/200 Patienten ohne Nachweis von Vorhofflimmern einen erneuten 10-Tage-Langzeit-EKG-Zyklus nach 3 Monaten bzw. nach 6 Monaten. In der Kontrollgruppe erfolgte ein EKG-Monitoring für etwa 3 Tage (Median 73h, IQR 54-84h). Die Detektionsrate von Vorhofflimmern nach 6 Monaten betrug 13,5 % in der Interventionsgruppe (n = 27) und 4,5 % in der Kontrollgruppe (n = 9; absolute Differenz 9,0 %, 95-%-KI 3,5–14,8 %). Die Mehrheit der Vorhofflimmerepisoden wurde während der ersten 10-tägigen Langzeit-EKG-Ableitung detektiert (Abb. 11.1).

Schlussfolgerung

Find-AF$_{\text{RANDOMIZED}}$ zeigte, dass ein unmittelbar an die Akutphase nach Schlaganfall angrenzendes, intensiviertes EKG-Monitoring mittels Langzeit-EKG durchführbar ist und die Detektionsrate von Vorhofflimmern nach 6 Monaten im Vergleich zur klinischen

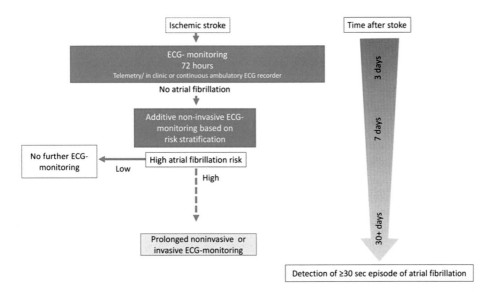

Abb. 11.1 Algorithmus für die intensivierte Suche nach Vorhofflimmern nach ischämischem Schlaganfall. (Schnabel et al. Searching for Atrial Fibrillation Poststroke A White Paper of the AF-SCREEN International Collaboration. Circulation, 2019)

Routine deutlich erhöht. Die Beobachtung legt nahe, dass ohne intensiviertes Langzeit-EKG-Monitoring nach Schlaganfall ein relevanter Teil an Vorhofflimmerepisoden verpasst wird.

11.4 Studien zur Detektion von Vorhofflimmern: Was bedeutet das für die klinische Praxis?

Schlussfolgerungen und Kontroversen

Alle drei vorgestellten Arbeiten zeigen, dass sich bei einem relevanten Anteil Patienten mit kryptogenem Schlaganfall Vorhofflimmern gefunden werden kann, was die biblische Redensart „Wer suchet, der findet", auch in diesem Kontext bestätigt. Das Gros der detektierten Vorhofflimmerepisoden war asymptomatisch und paroxysmal, sodass die Suche nach Vorhofflimmern nicht auf symptomatische Patienten beschränkt werden kann. FIND-AF$_{RANDOMIZED}$ zeigt, dass bereits die an die Akutphase anschließende Monitoringphase mittels 10 Tage andauerndem, klassischen Langzeit-EKG machbar und ergiebig ist. CRYSTAL-AF und EMBRACE legen den Nutzen einer intensivierten Suche nach Vorhofflimmern auch noch mit einer größeren Latenz zum Index-Schlaganfall nahe. Aufgrund der Studienlage kann abgeleitet werden, dass ein etwa 2–3 Wochen andauerndes, kontinuierliches EKG-Monitoring im Vergleich zu einem einmaligen 24-h-EKG bei etwa 5–15 % der Betroffenen den zusätzlichen Nachweis eines VHF erbringt. Wenn hiernach das Monitoring weiter verlängert wird, finden sich immer noch weitere (stumme) Vorhofflimmerepisoden, jedoch seltener.

Welche Methode zur Detektion von Vorhofflimmern die Beste ist, bleibt offen. Auch bleibt im Einzelfall offen, ob eine tatsächliche Kausalität zwischen dem neu detektierten Vorhofflimmern und dem ursprünglichen Schlaganfallereignis besteht (Witsch et al. 2018). Kürzlich wurde eine neurogene Komponente von neu detektiertem Vorhofflimmern nach Schlaganfall postuliert (Scheitz et al. 2018; Sposato et al. 2014). Autonome Störungen und pro-inflammatorische Prozesse, welche durch einen akuten Schlaganfall induziert werden können, werden als mögliche Mechanismen diskutiert (Scheitz et al. 2018; Sposato et al. 2014). Für dieses Konzept spricht die Assoziation mit insulären Schlaganfällen (Trigger für autonome Störungen), das geringere Ausmaß an Komorbiditäten und eine möglicherweise geringere Häufigkeit von Rezidiv-Schlaganfällen im Vergleich zu Patienten mit bereits vor dem Schlaganfall bekanntem Vorhofflimmern (Scheitz et al. 2018, 2015; Sposato et al. 2014, 2018; Gonzalez et al. 2013). Möglicherweise fungiert der Schlaganfall als Trigger, um subklinisches Vorhofflimmern in einem frühen Krankheitsstadium mit weniger kardialem Remodeling zu enttarnen. Dennoch besteht angesichts des Nutzens einer OAK zur Emboliprophylaxe bei Vorhofflimmern kein Zweifel daran, dass nach Ausschluss von Kontraindikationen in einem solchen Falle eine OAK eingeleitet werden sollte. Dass die vermehrte Suche und somit frühere Detektion von Vorhofflimmern mit Beginn einer OAK auch tatsächlich Schlaganfallrezidive verhindert, liegt zwar nahe, ist aber formal nicht erwiesen und wird in laufenden Studien untersucht (Haeusler et al. 2016).

Leitlinienempfehlungen

Die nordamerikanischen Schlaganfall-Leitlinien (2018) empfehlen ein Monitoring über mindestens die ersten 24 h nach dem Akutereignis (Powers et al. 2018). Ein erweitertes Monitoring bis zu 30 Tagen innerhalb des ersten halben Jahres nach dem Ereignis wird als sinnvoll eingestuft. Die aktuellen kardiologischen Leitlinien zum Management von Vorhofflimmern (2016) sind hier schärfer und empfehlen ein Ruhe-EKG, gefolgt von einer EKG-Ableitung über mindestens 72 h (Hindricks et al. 2020). Ein darüber hinausgehendes EKG-Monitoring sollte erwogen werden. In der Summe ist der aktuell gängige Expertenkonsens, in der Akutphase nach Schlaganfall bei Patienten ohne bekanntes Vorhofflimmern ein Monitoring von 72 h anzustreben (Schnabel et al. 2019). Nachfolgend sollte bei Risikopatienten eine nichtinvasive Monitoringphase von bis zu 7 Tagen durchgeführt und anschließend ein weiter verlängertes (invasives) EKG-Monitoring erwogen werden (Abb. 11.1) (Schnabel et al. 2019). Bisher fehlt leider häufig die Infrastruktur, um ein prolongiertes EKG-Monitoring in die Tat umzusetzen. Allerdings besteht bislang kein überzeugender Konsens, welche Patienten als „Risikopatienten" eingestuft werden sollten. Höheres Alter, eine vorbestehende Herzinsuffizienz und der Nachweis atrialer Veränderungen stellen die wichtigsten Faktoren dar, die eine hohe Ausbeute an Vorhofflimmerepisoden vorhersagen (Schnabel et al. 2019). Hier besteht allerdings weiterer Forschungsbedarf.

Literatur

Gonzalez, M.E., Klein, F.R., Riccio, P.M., Cassara, F.P., Munoz Giacomelli, F., Racosta, J.M., Roberts, E.S., Sposato, L.A.: Atrial fibrillation detected after acute ischemic stroke: evidence supporting the neurogenic hypothesis. J. Stroke Cerebrovasc. Dis. 22, e486-491 (2013)

Haeusler, K.G., Kirchhof, P., Heuschmann, P.U., Laufs, U., Busse, O., Kunze, C., et al.: Impact of standardized MONitoring for Detection of Atrial Fibrillation in Ischemic Stroke (MonDAFIS): rationale and design of a prospective randomized multicenter study. Am. Heart J. 172, 19–25 (2016)

Hart, R.G., Diener, H.C., Coutts, S.B., Easton, J.D., Granger, C.B., O'Donnell, M.J., et al.: Embolic strokes of undetermined source: the case for a new clinical construct. Lancet Neurol 13, 429–438 (2014)

Hindricks, G., Potpara, T., Dagres, N., et al.: 2020 ESC Guidelines for the diagnosis and management of atrial fibrillation developed in collaboration with the European Association of Cardio-Thoracic Surgery (EACTS). Eur. Heart J. (2020). https://doi.org/10.1093/eurheartj/ehaa612

Powers, W.J., et al.: 2018 Guidelines for the early management of patients with acute ischemic stroke. Stroke 49, e46–e99 (2018). https://doi.org/10.1161/STR.0000000000000158

Scheitz, J.F., Erdur, H., Haeusler, K.G., Audebert, H.J., Roser, M., Laufs, U., et al.: Insular cortex lesions, cardiac troponin, and detection of previously unknown atrial fibrillation in acute ischemic stroke: insights from the troponin elevation in acute ischemic stroke study. Stroke **46**, 1196–1201 (2015)

Scheitz, J.F., Nolte, C.H., Doehner, W., Hachinski, V., Endres, M.: Stroke-heart syndrome: clinical presentation and underlying mechanisms. Lancet Neurol. **17**, 1109–1120 (2018)

Schnabel, R., et al.: Searching for atrial fibrillation poststroke a white paper of the AF-SCREEN international collaboration. Circulation **140**, 1834–1850 (2019)

Sposato, L.A., Riccio, P.M., Hachinski, V.: Poststroke atrial fibrillation: cause or consequence? Critical review of current views. Neurology **82**, 1180–1186 (2014)

Sposato, L.A., Cerasuolo, J.O., Cipriano, L.E., Fang, J., Fridman, S., Paquet, M., Saposnik, G.: Atrial fibrillation detected after stroke is related to a low risk of ischemic stroke recurrence. Neurology **90**, e924–e931 (2018)

Witsch, J., Merkler, A.E., Chen, M.L., Navi, B.B., Sheth, K.N., Freedman, B., Schwamm, L.H., Kamel, H.: Incidence of atrial fibrillation in patients with recent ischemic stroke versus matched controls. Stroke. **49**(10), 2529–2531 (2018)

Schlaganfall-Prophylaxe bei Herzinsuffizienz und Dissektion

12

Thomas Liman

Inhaltsverzeichnis

12.1   Primäre Schlaganfallprophylaxe bei Herzinsuffizienz und Sinusrhythmus: WARCEF

> **Studie**
> Homma S, Thompson JL, Pullicino PM, et al. Warfarin and aspirin (ASS) in patients with heart failure and sinus rhythm. New Engl J Med 2012; 366: 1859–1869

T. Liman (✉)
Klinik für Neurologie, Charité Universitätsmedizin Berlin, Charité Campus Mitte, Berlin, Deutschland
E-Mail: thomas.liman@charite.de

© Der/die Autor(en), exklusiv lizenziert durch Springer-Verlag GmbH, DE, ein Teil von   185
Springer Nature 2022
J. Witsch (Hrsg.), *Schlaganfall evidenzbasiert behandeln*,
https://doi.org/10.1007/978-3-662-63394-6_12

Sponsoren der Studie
National Institutes of Health

Zusammenfassung
In der randomisierten, kontrollierten, multizentrischen WARCEF-Studie wurde
untersucht, ob bei Patienten mit Herzinsuffizienz eine OAK mit Warfarin oder eine
TFH mit ASS in Hinblick auf die Verhinderung eines Schlaganfalles oder Todes
überlegen ist. Bei Patienten mit reduzierter linksventrikulärer Ejektionsfraktion, die
sich im Sinusrhythmus befanden, gab es keinen signifikanten Unterschied beim Auftreten des kombinierten Endpunktes – bestehend aus ischämischen Hirninfarkten,
Blutungen oder Todesfällen – zwischen OAK und TFH. Einem Vorteil aufgrund
eines reduzierten Risikos eines ischämischen Infarktes unter Warfarin standen eine
höhere Anzahl von ICB gegenüber.

Sponsoren der Studie
National Institute of Health

Hintergrund und Fragestellung

Chronische Herzinsuffizienz ist assoziiert mit Hyperkoagulabilität, Ventrikelthromben und
zerebralen Embolien und ist eine der häufigen Ursachen für plötzlichen Tod (Kalaria et al.
1998; Lip und Gibbs 1999; Uretsky et al. 2000). Ob eine OAK bei diesen Patienten einen Vorteil gegenüber einer TFH in der Primärprophylaxe aufweist, ist unklar. Frühere Studien haben
gezeigt, dass bei Patienten mit Herzinsuffizienz eine OAK zu einer Reduktion embolischer
Ereignisse führen kann. Allerdings wurden hier häufig auch Patienten mit Vorhofflimmern
und relevanten Herzklappenerkrankungen eingeschlossen, was eine Interpretation schwie-
rig macht (Griffith et al. 1952; Anderson und Hull 1950). Eine erste klinische Studie, die
WATCH-Studie aus dem Jahr 2009, hatte bereits 1587 Patienten mit chronischer Herzinsuffizienz eingeschlossen, um die Fragestellung zu untersuchen, ob Warfarin, ASS oder
Clopidogrel in der Primärprophylaxe überlegen sind. Allerdings musste die Studie aufgrund von Rekrutierungsproblemen frühzeitig abgebrochen werden. Vorläufige Ergebnisse
konnten aber nachweisen, dass in der OAK-Gruppe weniger ischämische Schlaganfälle und
in der TFH-Gruppe mehr Hospitalisierungen auftraten. Die WARCEF-Studie sollte nun
abschließend klären, ob Warfarin oder ASS in der Primärprophylaxe zur Verhinderung von
ischämischen Hirninfarkten, ICB oder Todesfällen überlegen sind.

Studienteilnehmer und Intervention

Eingeschlossen wurden Patienten über 18 Jahre, die in der Echokardiografie (oder in der Kontrast- oder Radionuklid-Ventrikulografie) eine LVEF von $\leq$ 35 % hatten. Die Untersuchung musste innerhalb von 3 Monaten vor Randomisierung durchgeführt worden sein und die Patientin durften keine Kontraindikation gegen Warfarin haben. Ausgeschlossen wurden Patienten, die eine klare Indikation für OAK oder TFH zum Zeitpunkt der Randomisierung hatten. Weitere Ausschlusskriterien waren ein mRS > 4 und eine Erkrankung mit erhöhtem kardioembolischen Risiko wie Vorhofflimmern, eine mechanische Herzklappe, Endokarditis oder ein intrakardialer Thrombus.

Im doppelblinden Doppel-Dummy-Design erhielten Patienten, die der Warfarin-Gruppe zugeteilt wurden, Warfarin und Placebo-ASS, und Patienten, die in die aktive ASS-Gruppe randomisiert wurden, ASS und Placebo-Warfarin. Das statistische Analysezentrum stellte klinisch plausible INR-Ergebnisse für die Patienten aus der ASS-Gruppe für die lokalen Zentren bereit, zusammen mit den tatsächlichen INR-Ergebnissen für Patienten der Warfarin-Gruppe, sodass alle Patienten so behandelt wurden, als würden sie Warfarin erhalten. Ziel-INR war 2,75, mit zugelassenem Zielbereich zwischen 2,0 und 3,5.

Studiendesign, Endpunkte und Studiendauer

WARCEF war eine multizentrische, doppelblinde, randomisierte klinische Studie, die an 168 Zentren in 11 Ländern durchgeführt wurde. Um die Richtigkeit der LVEF-Bewertung zu bestätigen, erfolgte eine Reevaluation der Echokardiografiebefunde durch Experten an zwei zentralen Echokardiografielaboren in St. Louis und New York, die für die Behandlung verblindet waren. Ein unabhängiges Endpunkt- Komittee, welches ebenfalls verblindet für die Behandlung war, prüfte alle primären und sekundären Endpunkte sowie schwere Blutungen.

Der primäre Endpunkt war eine Kombination aus entweder ischämischem Schlaganfall oder ICB oder Tod. Schlaganfall wurde definiert als eine klinisch relevante, neue zerebrale Läsion in der kraniale CT- oder MRT oder bei Fehlen einer Läsion als eine neue, klinische Symptomatik, vereinbar mit einem Schlaganfall von mindestens 24 h Dauer. Sekundäre Endpunkte waren das Auftreten eines kombinierten Endpunktes aus 1. dem primären Endpunkt plus 2. Herzinfarkt oder Hospitalisierung aufgrund der Herzinsuffizienz. Schwere Blutungen waren definiert als intrazerebral, epidural, subdural, subarachnoidal oder spinal intramedullär oder retinal oder alle anderen Blutungen, die zu einem Hämoglobinabfall von mehr als 2 g/dl in 48 h führten.

Das Follow-up wurde monatlich telefonisch oder persönlich während der Blutabnahme zur INR-Bestimmung durchgeführt. Eine Verlaufsbeobachtung mit persönlicher Vorstellung erfolgte vierteljährlich zur klinischen Beurteilung und jährlich für detailliertere Untersuchungen. Die mindestens erforderliche Beobachtungszeit betrug 12 Monate, die maximale Beobachtungszeit betrug 6 Jahre.

Ergebnisse

Zwischen Oktober 2002 und Januar 2010 wurden 2305 Patienten eingeschlossen (1119 in den USA und Kanada und 1186 in Europa und Argentinien). Die mittlere Beobachtungszeit betrug $3,5 \pm 1,8$ Jahre und die absolute Beobachtungszeit waren 8225 Patientenjahre. Die mittlere LVEF war $24,7 \pm 7,5$ %, ohne signifikante Unterschiede zwischen der Warfarin- und der ASS-Gruppe. Nach einer 6-wöchigen Dosisanpassung wurden in der Warfarin-Gruppe eine INR im therapeutischen Bereich, definiert als 2,0–3,5, während 62,6 % der Nachbeobachtungszeit erreicht. Bei 27,1 % lag die INR unter 2,0 und bei 10,3 % über 3,5 während der gesamten Behandlungszeit. Der mittlere INR-Wert während der Behandlung betrug $2,5 \pm 0,95$ in der Warfarin-Gruppe.

Insgesamt hatten 622 der 2305 Patienten (27 %) ein primäres Ereignis (531 Todesfälle, 84 Hirninfarkte und 7 ICB) mit einer Rate von 7,47 auf 100 Patientenjahre in der Warfarin-Gruppe und 7,93 für 100 Patientenjahre in der ASS-Gruppe, ohne einen signifikanten Unterschied (HR für Warfarin-Behandlung von 0,93, 95-%-KI 0,79–1,10; p = 0,4). Die HR sank pro Jahr um den Faktor 0,89 und wurde in Subanalysen nahezu signifikant ab Jahr 4 mit HR von 0,76 für die Behandlung mit Warfarin. Über die gesamte Population zeigte sich ein konstanter und signifikanter Vorteil der Warfarin- Behandlung für den Endpunkt ischämischer Schlaganfall mit einer HR von 0,52 (95-%-KI 0,33–0,82; p = 0,005). Für den sekundären kombinierten Endpunkt (Hirninfarkt, ICB, Tod, Herzinfarkt, Hospitalisierung aufgrund der Herzinsuffizienz) gab es keinen signifikanten Unterschied mit einer HR von 1,07 (95-%-KI 0,93–1,23). Weiter gab es keine Unterschiede für intrazerebrale Blutungen (ICB), Herzinfarkte oder Hospitalisierungen aufgrund der Herzinsuffizienz. Die Rate an schweren Blutungen war allerdings signifikant höher in der Warfarin-Gruppe mit 1,78 Blutungen pro 100 Patientenjahre versus 0,87 in der ASS-Gruppe mit einem aOR von 2,05 (95-%-KI 1,36–3,12; p < 0,001).

Schlussfolgerung

Zusammengefasst zeigte sich kein Vorteil der Behandlung mit Warfarin im Vergleich zu ASS in Bezug auf das Auftreten des primären Endpunktes. Ein kleiner Vorteil zeigte sich trotzdem in der Warfarin- Behandlung ab Jahr 4, allerdings nur mit einer „Borderline-Signifikanz" und damit unklarer klinischer Bedeutung. Einen konsistenten Vorteil zeigte die Warfarin-Behandlung allerdings in der Primärprophylaxe eines ischämischen Schlaganfalls im Vergleich zu ASS bei Patienten mit chronischer Herzinsuffizienz mit LVEF $\leq$ 35 % und Sinusrhythmus. Hier war das absolute Schlaganfallrisiko in der Warfarin-Gruppe signifikant geringer als in der ASS-Gruppe. Dieser Vorteil wurde jedoch durch das deutlich erhöhte Risiko von schweren Blutungen wieder aufgehoben.

12.1.1 WARCEF-Studie: Was bedeutet das für die klinische Praxis?

Für die klinische Praxis bedeuten die Ergebnisse der WARCEF-Studie, dass Warfarin trotz der Reduktion von ischämischen Schlaganfällen aufgrund des unklaren Gesamtvorteils und der höheren Rate an schweren Blutungen in der Primärprophylaxe bei chronischer Herzinsuffizienz und Sinusrhythmus nicht zu empfehlen ist.

Eine chronische Herzinsuffizienz ist jedoch eine häufige Erkrankung und ein Hauptrisikofaktor für den ischämischen Schlaganfall (Roger et al. 2011; Haeusler et al. 2011). Ein systematisches Review berichtete über eine Schlaganfallrate von 1,8 pro 100 chronischer Herzinsuffizienz-Patienten im ersten Jahr mit Zunahme des Schlaganfallrisikos auf 4,7 nach 5 Jahren in der Nachbeobachtung (Witt et al. 2007). In der Rotterdam-Studie zeigte sich ein mehr als dreifach erhöhtes Schlaganfallrisiko im ersten Monat nach der Diagnose einer Herzinsuffizienz nach Adjustierung für Alter, Geschlecht und kardiovaskuläre Risikofaktoren, welches über die Zeit allerdings deutlich abnahm (Alberts et al. 2010).

Darüber hinaus sind Schlaganfall-assoziierte Komplikationen bis hin zum Tod deutlich erhöht bei Patienten mit Schlaganfall und chronischer Herzinsuffizienz (Witt et al. 2006). Bei gleichzeitig bestehendem VHF gibt es eine klare Evidenz für eine medikamentöse Therapie mit OAK. Bei Patienten mit chronischer Herzinsuffizienz ohne VHF fehlt es jedoch nach wie vor an zusätzlichen Therapieoptionen, obwohl pathophysiologische Mechanismen wie Thrombusbildung durch Hyperkoagulabilität und linksventrikuläre Hypokinesie als Ursache für Thromboembolien und ischämische Schlaganfälle plausibel sind (Pullicino et al. 2000).

Die aktuelle Leitlinien der *American College of Cardiology Foundation* und der *American Heart Association* erklären aufgrund der Ergebnisse der vorliegenden randomized controlled trials (RCTs) (u. a. WATCH und WARCEF), dass eine OAK nicht zu empfehlen ist bei Patienten mit chronischer Herzinsuffizienz und reduzierter EF ohne VHF, ohne dass ein vorheriges thromboembolisches Ereignis bekannt ist und ohne eine kardiale Emboliequelle wie z. B. ein Ventrikelthrombus (Homma und Ye 2015). Ähnlich äußern sich die Leitlinien der *European Society of Cardiology* in Hinblick auf Diagnose und Behandlung der Herzinsuffizienz. Hier wird zwar auf das erhöhte Schlaganfallrisiko verwiesen, dennoch sprechen sich die Leitlinien gegen eine Antikoagulation aus (Ponikowski et al. 2016).

Darüber hinaus empfiehlt die *Heart Failure Society of America* in Leitlinien von 2010 bei Patienten mit Herzinsuffizienz und linksventrikulärer systolischer Dysfunktion und vorangehenden systemischen oder pulmonalen Embolien (Schlaganfall und TIA eingeschlossen) eine OAK (HFSA 2010).

Große, retrospektive Analysen von mehr als 130,000 Patienten haben den CHA_2DS_2-VASc-Score als möglichen Prognosescore für zukünftige Thromboembolien bei Patienten mit chronischer Herzinsuffizienz und Sinusrhythmus bestätigen können. So stieg das

Risiko von Thromboembolien auf das 9-fache (HR 9,2, 95-%-KI 6,8–12,5) bei Patienten mit allen CHA_2DS_2-VASc-Risikofaktoren (Wolsk et al. 2015). Allerdings konnte in einer post-hoc-Analyse der WARCEF-Studie nur eine nur moderate Vorhersagegenauigkeit von ischämischen Schlaganfällen oder Tod durch den CHA_2DS_2-VASc-Score erzielt werden (Ye et al. 2016).

Auch bei den DOAC fehlt es derzeit an Daten und klinischen Studien zur Herzinsuffizienz mit Sinusrhythmus, sodass auch hier eine Behandlung mit DOACs nicht explizit empfohlen werden kann. Die 2018 publizierte COMMANDER-HF-Studie konnte keinen Vorteil einer Behandlung mit Rivaroxaban, einem DOAC, bei Patienten mit Herzinsuffizienz, Sinusrhythmus und koronarer Herzkrankheit in Bezug auf die Verhinderung von Tod, Schlaganfall oder Myokardinfarkt aufzeigen (Zannad et al. 2018). Es bleibt abzuwarten, welche Ergebnisse derzeit laufende klinische Studien zu DOACs und chronischer Herzinsuffizienz bringen werden.

12.2 Thrombozytenfunktionshemmung versus Antikoagulation nach arterieller Dissektion: CADISS

Studie

Markus HS, Hayter E, Levi C, Feldman A, Venables G, Norris J. Antiplatelet treatment compared with anticoagulation treatment for cervical artery dissection (CADISS): a randomised trial. Lancet Neurol 2015; 14: 361–367

Markus HS, Levi C, King A, Madigan J, Norris J. Antiplatelet Therapy vs. Anticoagulation Therapy in Cervical Artery Dissection: The Cervical Artery Dissection in Stroke Study (CADISS) Randomized Clinical Trial Final Results. JAMA Neurol 2019; 76: 657–664

Zusammenfassung

In der multizentrischen, randomisierten CADISS-Studie wurde untersucht, ob bei Schlaganfallpatienten mit einer Dissektion der extrakraniellen Arteria carotis interna oder der Arteria vertebralis eine TFH oder eine AOK zu einer geringeren Rate an Schlaganfallrezidiven führt. Eingeschlossen wurden 250 Patienten mit Schlaganfallsymptomen seit maximal 7 Tagen. Insgesamt hatten nur 4 Patienten nach 3 Monaten (2 %) und 6 Patienten nach 1 Jahr (2,4 %) ein Schlaganfallrezidiv. Es gab keinen signifikanten Unterschied zwischen den beiden medikamentösen Armen der Sekundärprophylaxe. Insgesamt war das Rezidivrisiko sehr gering und deutlich niedriger als die Ereignisrate, die auf Grundlage vorheriger Ergebnisse antizipiert worden war.

Sponsoren der Studie
Stroke Association und English National Institute for Health Research Stroke Research Network.

Hintergrund und Fragestellung

Bei 1–2 % aller ischämischen Schlaganfälle ist die Ursache eine Dissektion der extrakraniell (EC) Karotis- oder Vertebralarterien. Bei jungen Patienten mit ischämischem Schlaganfall ist allerdings mit ca. 10–25 % eine zervikale Dissektion als Ursache deutlich häufiger (Debette und Leys 2009; Compter et al. 2018). In Bezug auf ein Schlaganfallrezidiv nach Dissektion berichten einige Studien von einem deutlich erhöhten Risiko bei Patienten mit entweder lokalen Symptomen wie Kopfschmerzen und Horner-Syndrom oder manifesten fokalneurologischen Schlaganfall-Rezidivraten von 15–20 %, während andere Studien ein deutlich niedrigeres Risiko aufzeigen (Weimar et al. 2010; Touzé et al. 2003; Biousse et al. 1995). Pathophysiologisch geht man davon aus, dass Embolien durch Thrombusbildung intraluminal an der Dissektionsstelle die Hauptrolle der Schlaganfallpathogenese spielen (Kennedy et al. 2012). Ob eine frühe OAK oder eine alleinige TFH hier in der medikamentösen Sekundärprophylaxe überlegen ist, ist unklar. Viele Kliniker behandeln mit Antikoagulanzien aufgrund der Annahme einer erhöhten Emboliegefahr, andere bevorzugen eine THF aufgrund der Gefahr einer Zunahme des intramuralen Hämatoms durch Antikoagulanzien, welche immerhin bei ca. 30 % aller Patienten auftritt (Machet et al. 2013). Die CADISS-Studie hatte zum Ziel, die Wirksamkeit von THF versus OAK in der Sekundärprophylaxe nach Dissektion der EC Karotis- oder Vertebralarterie zu untersuchen. CADISS wurde als Machbarkeitsstudie der Phase II geplant, um in einer Stichprobengröße von 250 eine genauere Schätzung der Schlaganfallrezidivrate nach Dissektion für das Design eine Phase-III-Studie zu bekommen.

Studienteilnehmer und Intervention

Eingeschlossen wurden ambulante oder stationäre Patienten, die bildgebend eine sichere oder wahrscheinliche Dissektion der Vertebral- oder Karotisarterie hatten mit Beginn von Symptomen innerhalb der letzten 7 Tage. Patienten mit TIA oder ischämischem Schlaganfall in den vorangegangenen 7 Tagen konnten eingeschlossen werden. Eine sichere oder wahrscheinliche Dissektion musste mittels MRT oder MR-Angiografie, CTA oder konventioneller Angiografie diagnostiziert werden. Ausschlusskriterien waren eine intrakranielle Dissektion, Kontraindikationen gegen Thrombozytenaggregationshemmer oder Antikoagulation (einschließlich aktiver Magengeschwüre oder blutendes Magengeschwür innerhalb eines Jahres; Verwendung von Thrombozytenaggregationshemmern oder Antikoagulanzien aus anderen Gründen wie prothetische Herzklappen) und Schwangerschaft.

Die Wahl der TFH bzw. der OAK lag nach Randomisierung und Zuteilung zu einer der beiden Gruppen im Ermessen des lokalen Behandlers. Die THF-Gruppe umfasste eine

Medikation mit ASS, Dipyridamol oder Clopidogrel allein oder in Kombination. Bei Patienten, die einer OAK zugeführt wurden, folgte auf die Behandlung mit Heparin (entweder unfraktioniertes Heparin oder therapeutische Dosierung von niedermolekularem Heparin) Warfarin mit Ziel-INR von 2–3. Neuartige orale Antikoagulanzien wurden nicht verwendet. Nach der 3-monatigen Behandlungsdauer lag die antithrombotische Weiterbehandlung im Ermessen des lokalen Behandlers.

Zusätzlich zur Einschlussprüfung der bildgebenden Befunde zu Studienbeginn und nach 3 Monaten wurden alle Bilder erneut durch einen Neuroradiologen (der für Medikamentengruppe und die klinischen Details verblindet war) gesichtet und auf die Diagnose Dissektion überprüft.

Studiendesign, Endpunkte und Studiendauer
CADISS war eine prospektive, 1:1-randomisierte Multicenterstudie an 39 Zentren im Vereinigten Koenigreich und 7 Zentren in Australien. Die Patienten wurden zufällig einer TFH oder einer OAKsbehandlung durch einen automatisierten telefonischen Randomisierungsdienst der Universität von Aberdeen zugeführt. Patienten und Ärzte waren sich der Behandlungszuordnung bewusst, aber das bewertende Endpunktkomitee war bezüglich der Behandlung verblindet.

Primärer Endpunkt war ein ipsilateraler Schlaganfall oder Tod (jeglicher Ursache) innerhalb von 3 Monaten nach Randomisierung in der *Intention-to-treat-Population*. Als ipsilaterales Ereignis bei Dissektion der Vertebralarterie wurde ein Rezidiv im vertebrobasilären Stromgebiet definiert. Sekundäre Endpunkte waren:

- ipsilateraler Schlaganfall oder Tod (jeglicher Ursache) nach 1 Jahr,
- ipsilaterale TIA (einschließlich Amaurosis fugax), Schlaganfall oder Tod (jeglicher Ursache) nach 3 und 12 Monaten,
- jeglicher Schlaganfall oder Tod nach 3 und 12 Monaten,
- jeglicher Schlaganfall, Tod oder schwere Blutungen nach 3 und 12 Monaten,
- jeglicher Schlaganfall nach 3 und 12 Monaten,
- jegliche TIA (einschließlich Amaurosis fugax) und Schlaganfall nach 3 und 12 Monaten,
- Tod nach 3 und 12 Monaten,
- Reststenose > 50 % nach 3 Monaten,
- schwere Blutung.

Schwere Blutungen wurden gemäß der Definition der *International Society on Thrombosis and Haemostasis* definiert als tödliche Blutungen oder symptomatische Blutungen in einem kritischen Bereich oder Organ wie z. B. intrakraniell, intraspinal, intraokular, retroperitoneal, intraartikulär oder perikardial, intramuskulär mit Kompartmentsyndrom (Schulman und Kearon 2005). Schlaganfall wurde nach der WHO-Definition als sich schnell entwickelndes klinisches Symptom einer fokalen (oder globalen) Störung der Gehirnfunktion definiert, die länger als 24 h andauerte oder zum Tod führte und keine andere offensichtliche Ursache als die vaskulären Ursprungs hatte (Aho et al. 1980).

Die Patienten wurden 3 Monate nach der Randomisierung nachuntersucht, und alle Daten bezüglich dem Auftreten eines erneuten Schlaganfalls oder einer TIA wurden aufgezeichnet. Falls möglich, wurde ebenfalls eine Verlaufsbildgebung mittels MR- oder CTA während des 3-Monats-Follow-ups durchgeführt. Eine telefonische Nachbefragung wurde nach 6 und 12 Monaten von einem Studienarzt aus den Koordinierungszentren in London, UK, und Newcastle, Australien, durchgeführt.

Ergebnisse
Zwischen Februar 2006 und Juni 2013 wurden 250 Patienten eingeschlossen. 118 hatten eine Karotisdissektion und 132 eine Dissektion der Vertebralarterie. Die mittlere Zeit bis zur Randomisierung betrug 3,65 Tage. 174 (70 %) der Patienten waren männlich. Das Durchschnittsalter betrug 49 Jahre.

126 Patienten wurden in die TFH-Gruppe randomisiert, 124 in die OAK-Gruppe. 224 Patienten hatten eine zerebrale Ischämie als Indexevent mit 195 ischämischen Schlaganfällen und 29 TIAs, 26 hatten lokale Symptome (22 mit Kopf-/Nackenschmerzen und 4 mit Horner-Syndrom). In der TFH-Gruppe erhielten 28 Patienten ASS, 42 Clopidogrel, 1 Dipyridamol, 35 ASS und Clopidogrel und 20 ASS plus Dipyridamol. In der OAK-Gruppe erhielten 112 Patienten Heparin und Warfarin und 12 nur Warfarin.

Eine Dissektion wurde in 198 Fällen bestätigt (102 TFH-Gruppe, 96 OAK-Gruppe), ein Patient wurde aufgrund eines Randomisierungsfehlers ausgeschlossen, sodass 197 Patienten in die Per-protocol-Analyse einbezogen werden konnten. Insgesamt traten bezüglich des primären Endpunktes 4 (2 %) neue Schlaganfälle nach 3 Monaten auf (3 in der TFH-Gruppe und 1 in der OAK-Gruppe) und kein Patient verstarb (OR 0,335, 95-%-KI 0,006–4,233; p = 0,63). Ipsilaterale TIAs ereigneten sich bei einem Patienten der TFH-Gruppe und bei 4 Patienten (3 %) der OAK-Gruppe. Die Ergebnisse der sekundären Endpunkte waren ebenfalls nicht unterschiedlich zwischen den Behandlungsgruppen. Darüber hinaus gab es keine Unterschiede zwischen der Per-protocol-Analyse (n = 197) und der *Intention-to-treat-Population* (n = 250). Für die Machbarkeitsanalyse einer Phase-III-Studie wurde aus den vorliegenden Ergebnissen berechnet, dass für eine Power von 0,8 und ein Signifikanzniveau von 0,05 n = 4876 Patienten rekrutiert werden müssten.

Im Zeitraum zwischen 3 und 12 Monaten traten in der *Intention-to-treat-Population* 2 weitere Schlaganfälle auf. Zusammengefasst traten innerhalb eines Jahres nach Randomisierung 4 primäre Endpunkte (4-mal ipsilateraler Schlaganfall) in der TFH-Gruppe und 2 in der OAK-Gruppe auf. Auch hier ergab sich kein signifikanter Unterschied zwischen den Gruppen sowohl in der *Intention-to-treat-* als auch in der Per-protocol-Analyse. Insgesamt ergab sich daraus eine Schlaganfallrezidivrate von 2,5 % über 1 Jahr. Weiterhin kam zu einer schweren Blutung (SAB) bei einem Patienten innerhalb von 3 Monaten in der OAK-Gruppe mit einer nach intrakraniell reichenden Vertebralisdissektion.

Schlussfolgerung

Die CADISS-Studie war die erste klinische Studie, die eine OAK mit einer TFH bei 250 Patienten mit zervikaler, arterieller Dissektion in Bezug auf das Schlaganfallrezidivrisiko nach 3 und 12 Monaten verglich. Bei 4 neuen Schlaganfällen und einer schweren Blutungskomplikation (SAB) nach 3 Monaten sowie insgesamt 6 neuen Schlaganfällen nach 12 Monaten (4 in der TFH- und 2 in der OAK-Gruppe), konnte die Studie bei diesen geringen Ereignisraten nicht beantworten, welches Therapieregime überlegen ist. Insgesamt war das Schlaganfallrisiko nach Dissektion mit 2,5 % über 12 Monate deutlich geringer als angenommen. Der größte Teil der Rezidive ereignete sich früh innerhalb der ersten 10 Tage nach Randomisierung.

12.3 Thrombozytenfunktionshemmung versus Antikoagulation nach arterieller Dissektion: TREAT-CAD

Studie

Engelter ST, Traenka C, Gensicke H, Schaedelin SA, Luft AR, Simonetti BG, Urs Fischer, Patrik Michel, Gaia Sirimarco, Georg Kägi, Jochen Vehoff, Krassen Nedeltchev, Timo Kahles, Lars Kellert, Sverre Rosenbaum, Regina von Rennenberg, Roman Sztajzel, Stephen L Leib, Simon Jung, Jan Gralla, Nicole Bruni, David Seiffge, Katharina Feil, Alexandros A Polymeris, Levke Steiner, Janne Hamann, Leo H Bonati, Alex Brehm, Gian Marco De Marchis, Nils Peters, Christoph Stippich, Christian H Nolte, Hanne Christensen, Susanne Wegener, Marios-Nikos Psychogios, Marcel Arnold†, Philippe Lyrer†. Aspirin versus anticoagulation in cervical artery dissection (TREAT-CAD): an open-label, randomised, non-inferiority trial. Lancet Neurol 2021. doi:10.1016.S1474-4422(21)00044-2

Zusammenfassung

In der multizentrischen, randomisierten, offenen Studie TREAT-CAD wurde die *non-inferiority* von ASS versus VKA bei Schlaganfallpatienten mit einer Dissektion der extrakraniellen Arteria carotis interna oder der Arteria vertebralis untersucht. Eingeschlossen wurden 194 Patienten mit einer symptomatischen Dissektion innerhalb der vorangegangenen 2 Wochen. Der primäre Endpunkt war ein zusammengesetzter Endpunkt aus klinischen Outcomes (Schlaganfall, schwere Blutung, Tod) und MRT-basierten Outcomes (neue ischämische oder hämorrhagische Läsion). In der Per-protocol-Population erreichten insgesamt 21 von 91 Patienten (53 %) einen primären Endpunkt in der ASS-Gruppe und 12 von 82 Patienten

(47 %) in der Vitamin-K-Gruppe. Eine *non-inferiority* von ASS wäre in dieser Studie erfüllt gewesen, wenn die Obergrenze des 95-%-KI der absoluten Risiko-differenz zwischen den Gruppen weniger als 12 % betragen hätte (non-inferiority margin). Angesichts der KI-Obergrenze von 21 % der resultierenden absoluten Differenz der Endpunktrate von 8 % (95-%-KI –4 bis 21) konnte eine *non-inferiority* von ASS nicht gezeigt werden.

Sponsoren der Studie
Swiss National Science Foundation, Swiss Heart Foundation, Stroke Funds Basel, University Hospital Basel, University of Basel, Academic Society Basel.

Hintergrund und Fragestellung
Eine Dissektion der EC Karotis- oder Vertebralarterien ist eine Hauptursache bei juvenilen Schlaganfällen (Alter < 50 Jahre). Die optimale antithrombotische Behandlung der symptomatischen Dissektion der Halsgefäße ist nach wie vor unklar. Historisch wurde lange Zeit eine orale OAK mit VKA favorisiert, obwohl diese Therapie nicht evidenzbasiert ist. Aus diesem Grund geben aktuelle Leitlinien entweder keine klare Empfehlung bezüglich OAK versus ASS oder tendieren zu ASS. Die einzige randomisierte, kontrollierte Studie hierzu (CADISS) ist bezüglich der Sekundärprophylaxe (ASS oder OAK) nicht konklusiv. Da ASS einfacher einzunehmen, sicherer und günstiger ist, wird es häufig in der Sekundärprophylaxe präferiert. Ein Nachweis, dass die Behandlung mit ASS in der Sekundärprophylaxe der Dissektion einer Behandlung mit einem VKA nicht unterlegen ist, liegt allerdings nicht vor. Die TREAT-CAD-Studie sollte nun testen, ob ASS einer Behandlung mit VKA bei Patienten mit einer symptomatischen Dissektion der Halsgefäße nicht unterlegen ist; sowohl in Bezug auf die Sicherheit als auch in Bezug auf einen zusammengesetzten klinischen und MRT-basierten Endpunkt. Letzterer wurde hier gewählt, um bei dieser Fragestellung eine suffiziente Aussagekraft bzw. Power zu erzielen.

Studienteilnehmer und Intervention
Eingeschlossen wurden stationäre Patienten der Zentren, die bildgebend eine symptomatische Dissektion der Vertebral- oder Karotisarterie mit TIA/ Schlaganfall oder lokalen Symptome hatten mit Beginn der Symptome innerhalb der vorangegangenen 14 Tage. Eine Dissektion musste mittels MRT diagnostiziert werden. Ausschlusskriterien waren Schwangerschaft, eine Kontraindikation gegen MRT und Kontraindikationen gegen Thrombozytenaggregationshemmer oder OAK.

Die Randomisierung erfolgte computergestützt mit Benutzung eines interaktiven Web-Response-Systems zu einer Behandlung mit ASS 300 mg täglich oder einem VKA mit

Ziel-INR zwischen 2,0 und 3,0. Eine Bridging-Therapie bis zum Erreichen der Ziel-INR mit entweder niedermolekularem oder intravenösem Heparin wurde in der OAK Gruppe empfohlen.

Vierzehn Tage nach Beginn der Behandlung hatten alle Patienten die erste Follow-up-Untersuchung mit Durchführung einer Kontroll-MRT und einer klinischen Untersuchung. Nach 90 Tagen erfolgte eine zweite klinische Verlaufsuntersuchung.

Studiendesign, Endpunkte und Studiendauer

TREAT-CAD war eine prospektive, 1:1-randomisierte, offene Multicenterstudie an 10 Zentren in der Schweiz, Deutschland und Dänemark. Die Patienten wurden zufällig einer ASS- oder Antikoagulationsbehandlung zugeführt. Patienten und Ärzte waren sich der Behandlungszuordnung bewusst.

Primärer Endpunkt war ein zusammengesetzter Endpunkt aus klinischen Ereignissen (ischämischer Schlaganfall, schwere intra- oder extrakranielle Blutung oder Tod) und MRT-Outcomes (neue ischämische oder hämorrhagische Hirnläsion). Die klinischen Endpunkte wurden von einem unabhängigem Endpunktkomitee verifiziert, das allerdings bezüglich der Behandlung nicht verblindet war. Die MRTs der primären Endpunkte wurden zentral von einem unabhängigem „Imaging Core Laboratory" ausgewertet; Beurteiler der Bildgebung waren für die Behandlung verblindet.

Sekundäre Endpunkte waren Zunahme des Gefäßwandhämatoms, funktionelles Outcome nach 3 Monaten (Modified Rankin Scale), transiente ischämische Attacke und das Auftreten eines Rezidivs einer Dissektion im weiteren Verlauf der Nachverfolgung.

Ergebnisse

Zwischen September 2013 und Dezember 2018 wurden 194 Patienten eingeschlossen. 100 (52 %) wurden in die ASS-Gruppe randomisiert, 94 (48 %) in die VKA. Die Per-protocol-Population bestand aus 173 Patienten mit 91 (53 %) Patienten in der ASS-Gruppe und 82 (47 %) in der OAK-Gruppe. 115 (66 %) hatten eine Dissektion der Karotisarterie und 61 % (35 %) eine Dissektion der Vertebralarterie. Drei Patienten hatten eine Dissektion sowohl in einer Karotisarterie als auch in der Vertebralarterie. 95 % hatten ein Wandhämatom im initialen MRT. 23 von 90 Patienten mit Schlaganfall erhielten eine Revaskularisierung. Weitere initiale ischämische Ereignisse waren 24 TIAs, 4 retinale Infarkte und 7 Amaurosis fugax. Lokale Symptome waren Halsschmerz bei 87, Kopfschmerz bei 119, Hirnnervenlähmung bei 18, Horner-Syndrom bei 60 und Tinnitus bei 17 Patienten.

Der primäre Endpunkt ereignete sich bei 33 (19 %) der 173 Patienten der Per-protocol-Population; 21 (23 %) in der ASS-Gruppe und 12 (15 %) in der OAK-Gruppe. 32 der 33 Patienten hatte initial entweder ein klinisches ischämisches Ereignis, eine MRT-Läsion oder beides. Die absolute Differenz der primären Endpunktrate zwischen den Gruppen war 8 % (95-%-KI −4 bis 21, „non-inferiority" p = 0,055).

Während des Nachverfolgungszeitraums ereigneten sich 7 (8 %) ischämische Ereignisse in der ASS-Gruppe (6 ipsilaterale Hirninfarkte, 1 ipsilateraler retinaler Infarkt). In der OAK-Gruppe kam es nicht zu ischämischen Rezidiven. Alle Ereignisse ereigneten sich in der ersten Woche. Eine schwere Blutung ereignete sich in der OAK-Gruppe (GI-Blutung an Tag 7). In keinem Fall kam es zu einem Todesfall in der Nachbeobachtung.

Schlussfolgerung

In der TREAT-CAD-Studie konnte eine *non inferiority* von ASS versus Behandlung mit einem VKA in der Sekundärprophylaxe nach symptomatischer Dissektion der Halsgefäße nicht gezeigt werden. Aufgrund der Daten von frühen Studien war klar, dass eine randomisierte Studie zum Thema, die auf klinischen Endpunkten basiert, aufgrund der zu geringen Endpunktraten nicht durchführbar ist. Deshalb wurde in der TREAT-CAD-Studie ein neuerer Ansatz mit MRT- basierten Outcomes (neue ischämische oder hämorrhagische Läsionen im Verlaufs-MRT) implementiert. Zudem wurde der *non-inferiority*-Ansatz gewählt, um die Studienfallzahl auf eine durchführbare Menge zu reduzieren. Die *non-inferiority* von ASS konnte dennoch nicht gezeigt werden, selbst in der separaten Analyse der klinischen bzw. MRT-basierten Endpunkte. Ob eine Sekundärprophylaxe mit OAK nach Dissektion durch ASS ersetzt werden soll, wie z. T. in den Leitlinien (allerdings mit Hinweis auf die unzureichende Evidenzlage) empfohlen, ist nach den Ergebnissen der TREAT-CAD-Studie noch kritischer zu hinterfragen, obwohl die Überlegenheit eine Behandlung mit VKA freilich auch nicht gezeigt wurde. DOAC, die in der Regel mit einem geringeren Blutungsrisiko assoziiert sind als VKA, sollten in zukünftigen Studien untersucht werden.

12.4 Was bedeutet das für die klinische Praxis?

Die Schlussfolgerung aus der CADISS-Studie ist, dass bei Patienten mit einer extrakraniellen Dissektion der Arteria carotis interna oder der Arteria vertebralis eine OAK genauso wirksam ist wie eine TFH. Schon ein systematisches Review mit Metaanalyse aus 36 Beobachtungsstudien konnte keinen signifikanten Unterschied zwischen OAK und TFH in Bezug auf das klinische Outcome und das Schlaganfallrezidivrisiko aufzeigen (Lyrer und Engelter 2003).

Da die CADISS-Studie für die Frage nach Überlegenheit eines Therapieregimes „underpowered" war (d. h. die Studie hatte eine zu geringe Fallzahl, um eine statistische Signifikanz nachweisen zu können), konnte die Frage, ob eine TFH oder eine OAK nach Dissektion besser darin ist, einen erneuten Schlaganfall zu verhindern, nicht beantwortet werden. Allerdings war CADISS als Pilot- und Machbarkeitsstudie der Phase II zur genaueren Schätzung der Fallzahl einer möglichen Phase-III-Studie geplant. Nimmt man die Ergebnisse und das Studiendesign von CADISS hier als Ausgangslage, müsste man zur Beantwortung der Frage nach Überlegenheit von OAK versus TFH ca. 5000 Patienten mit Dissektion einschließen. Weiterhin bräuchte man 10 Mal so viele Zentren wie in der CADISS-Studie und einen Rekrutierungszeitraum von knapp 10 Jahren (Kasner 2015). Somit ist eine endgültige klinische Studie derzeit wohl kaum durchführbar.

Weiterhin konnte aufzeigt werden, dass die initiale (bildgebende) Diagnose „Dissektion" in 20 % der Fälle durch einen erfahrenen Neuroradiologen in der (verblindeten) Zweitsichtung nicht bestätigt werden konnte. Folglich ist die Diagnose „Dissektion der EC Karotis- oder Vertebralarterie" wohl schwieriger zu stellen, als allgemein angenommen wird, und neuroradiologische Expertise ist hier ausschlaggebend. Des Weiteren war das Schlaganfallrisiko mit 2,5 % insgesamt viel niedriger als erwartet und die meisten Rezidive ereigneten sich früh innerhalb der ersten 10 Tage nach Randomisierung (Kasner 2015). Bei Patienten mit Dissektion ohne Schlaganfall war das Rezidivrisiko in der CADISS-Studie Null. Da allerdings bis 7 Tage nach Symptombeginn eingeschlossen werden konnte, kann es gut sein, dass sehr frühe Rezidive übersehen worden sind. In einer aktuellen Auswertung von administrativen Patientendaten über 2791 Patienten mit Dissektion ohne Schlaganfall lag das absolute Schlaganfallrisiko in den ersten 2 Wochen bei 1,25 %, in Woche 3–4 bei 0,18 % und danach im Vergleich zum Risiko nach 1 Jahr nicht mehr signifikant unterschiedlich (Morris et al. 2017). Für die klinische Risikoeinschätzung könnte man nun schlussfolgern, dass das ohnehin schon geringe Rezidivrisiko nach ca. 2 Wochen nach Dissektion nochmals deutlich sinkt.

Bezüglich der Sekundärprophylaxe kann man basierend auf den vorliegenden Daten der CADISS-Studie nun entweder mit OAK oder mit TFH behandeln. In der aktuellen Leitlinie der DGN von 2016 – freilich vor den oben besprochenen Studien erstellt – heisst es, dass keine Überlegenheit einer bestimmten Sekundärprävention nachgewiesen wurde (Ringelstein et al. 2016). Es wird aber mit Hinweis auf Metaanalysen explizit betont, dass eine TFH-Therapie in vielen Fällen ausreicht und damit als Sekundärprävention nach Hirninfarkt oder TIA empfohlen wird. Es ist bitte zur Kenntnis zu nehmen, dass die folgenden Empfehlungen auf sehr schwacher Evidenz basierend gemacht wurden. Pragmatisch könnte eine TFH durchgeführt werden, wenn

- ein ausgedehnter, evtl. raumfordernder Hirninfarkt oder
- eine intradurale Dissektion (SAB-Gefahr!) oder
- ausschließlich lokale Symptome der Dissektion oder
- relative oder absolute Kontraindikationen gegen eine OAK vorliegen.

Eine OAK könnte dann erfolgen, wenn

- multiple, rezidivierende embolische Infarkte trotz TFH-Therapie auftreten oder
- eine arterielle Pseudookklusion mit erheblicher poststenotischer Flussreduktion vorliegt oder
- intraluminale arterielle Thromben vorliegen oder

- mikroembolische Signale trotz Plättchenhemmung im transkraniellen Ultraschall nachweisbar sind (Ritter et al. 2008).

Darüber hinaus wird eine Fortführung der Sekundärprophylaxe für zunächst 6 Monate empfohlen. Nach erneuter bildgebender Diagnostik sollte dann individuell entschieden werden, ob eine TFH für weitere 6 Monate oder länger notwendig ist. Insgesamt kommt es bei über 2/3 aller Patienten zu einer spontanen Rekanalisation der dissezierten Halsarterie. Die Diagnose „Dissektion" sollte auf zwei diagnostischen Methoden basieren: primär auf einer multimodalen MRT-Schnittbildgebung mit T1-gewichteten, fettsupprimierten axialen Sequenzen der Halsweichteile zum Nachweis des intramuralen Hämatoms sowie einer KM-gestützten MR-Angiografie (MRA) oder CTA; zusätzlich wird eine extra- und intrakranielle Neurodoppler/-duplexsonografie der hirnversorgenden Arterien empfohlen.

Einschränkend muss man betonen, dass die Ergebnisse der im März 2021 publizierten TREAT-CAD-Studie noch nicht in die o.g. Schlussfolgerungen und Leitlinienempfehlungen eingeflossen sind. Da die *non-inferiority* von ASS im Vergleich zur OAK mit einem VKA nicht gezeigt werden konnte, ist ein Shift in Richtung OAK insbesondere in der Frühphase nach symptomatischer Dissektion mit bildgebend nachgewiesenen, ischämischen Schlaganfällen in den Updates der Leitlinien zu erwarten. Perspektivisch werden hier hoffentlich eindeutigere Ergebnisse aus zukünftigen Studien mit den DOAC mehr Klarheit in die antithrombotische Behandlung der symptomatischen Dissektion bringen.

Literatur

Aho, K., et al.: Cerebrovascular disease in the community: results of a WHO collaborative study. Bull. World Health Organ. **58**, 113–130 (1980)

Alberts, V.P., et al.: Heart failure and the risk of stroke: the rotterdam study. Eur. J. Epidemiol. **25**, 807–812 (2010)

Anderson, G.M., Hull, E.: The effect of dicumarol upon the mortality and incidence of thromboembolic complications in congestive heart failure. Am. Heart J. **39**, 697–702 (1950)

Biousse, V., D'Anglejan-Chatillon, J., Touboul, P. J., Amarenco, P., & Bousser, M. G. Time course of symptoms in extracranial carotid artery dissections. A series of 80 patients. Stroke **26**, 235–239 (1995)

Compter, A., et al.: Determinants and outcome of multiple and early recurrent cervical artery dissections. Neurology **91**, e769–e780 (2018)

Debette, S., Leys, D.: Cervical-artery dissections: predisposing factors, diagnosis, and outcome. Lancet Neurol. **8**, 668–678 (2009)

Griffith, G.C., Stragnell, R., Levinson, D.C., Moore, F.J., Ware, A.G.: A study of the beneficial effects of anticoagulant therapy in congestive heart failure. Ann. Intern. Med. **37**, 867–887 (1952)

Haeusler, K.G., Laufs, U., Endres, M.: Chronic heart failure and ischemic stroke. Stroke **42**, 2977–2982 (2011)

Heart Failure Society of America: HFSA 2010 Comprehensive heart failure practice guideline. J. Cardiac Fail. **16**, e1–e2 (2010)

Homma, S., Ye, S.: Stroke and anticoagulation in heart failure without atrial fibrillation: from risk to opportunity. Circulation **131**, 1465–1467 (2015)

Kalaria, V.G., Passannante, M.R., Shah, T., Modi, K., Weisse, A.B.: Effect of mitral regurgitation on left ventricular thrombus formation in dilated cardiomyopathy. Am. Heart J. **135**, 215–220 (1998)

Kasner, S.E.: CADISS: a feasibility trial that answered its question. Lancet Neurol. **14**, 342–343 (2015)

Kennedy, F., et al.: Antiplatelets vs anticoagulation for dissection: CADISS nonrandomized arm and meta-analysis. Neurology **79**, 686–689 (2012)

Lip, G.Y., Gibbs, C.R.: Does heart failure confer a hypercoagulable state? Virchow's triad revisited. J. Am. Coll. Cardiol. **33**, 1424–1426 (1999)

Lyrer, P., Engelter, S.: Antithrombotic drugs for carotid artery dissection. Cochrane Database Syst. Rev. (2003). https://doi.org/10.1002/14651858.cd000255

Machet, A., et al.: Does anticoagulation promote mural hematoma growth or delayed occlusion in spontaneous cervical artery dissections? Cerebrovasc. Dis. **35**, 175–181 (2013)

Morris, N.A., Merkler, A.E., Gialdini, G., Kamel, H.: Timing of incident stroke risk after cervical artery dissection presenting without ischemia. Stroke **48**, 551–555 (2017)

Ponikowski, P., et al.: 2016 ESC Guidelines for the diagnosis and treatment of acute and chronic heart failure. Eur. Heart J. **37**, 2129–2200 (2016)

Pullicino, P.M., Halperin, J.L., Thompson, J.L.P.: Stroke in patients with heart failure and reduced left ventricular ejection fraction. Neurology **54**, 288–288 (2000)

Ringelstein, E., et al.: Spontane dissektionen der extra- und intrakraniellen hirnversorgenden Arterien. Aktuelle Neurol. **43**, 418–427 (2016)

Ritter, M.A., Dittrich, R., Thoenissen, N., Ringelstein, E.B., Nabavi, D.G.: Prevalence and prognostic impact of microembolic signals in arterial sources of embolism: a systematic review of the literaturey. J. Neurol. **255**, 953–961 (2008)

Roger, V.L., et al.: Heart disease and stroke statistics–2011 update: a report from the american heart association. Circulation **123**, e18–e209 (2011)

Schulman, S., Kearon, C. & The subcommittee on control of anticoagulation of the scientific and standardization committee of the international society on thrombosis and haemostasis. Definition of major bleeding in clinical investigations of antihemostatic medicinal products in non-surgical patients. J. Thromb. Haemost. **3**, 692–694 (2005)

Touzé, E., et al.: Risk of stroke and recurrent dissection after a cervical artery dissection: a multicenter study. Neurology **61**, 1347–1351 (2003)

Uretsky, B.F., et al.: Acute coronary findings at autopsy in heart failure patients with sudden death: results from the assessment of treatment with lisinopril and survival (ATLAS) trial. Circulation **102**, 611–616 (2000)

Weimar, C., et al.: Recurrent stroke after cervical artery dissection. J. Neurol. Neurosurg. Psychiatry **81**, 869–873 (2010)

Witt, B.J., et al.: Ischemic stroke after heart failure: a community-based study. Am. Heart J. **152**, 102–109 (2006)

Witt, B.J., et al.: The incidence of ischemic stroke in chronic heart failure: A meta-analysis. J. Cardiac Fail. **13**, 489–496 (2007)

Wolsk, E., et al.: Thromboembolic risk stratification of patients hospitalized with heart failure in sinus rhythm: a nationwide cohort study. Eur. J. Heart Fail. **17**, 828–836 (2015)

Ye, S., et al.: CHA2DS2-VASc score and adverse outcomes in patients with heart failure with reduced ejection fraction and sinus rhythm. Eur. J. Heart Fail. **18**, 1261–1266 (2016)

Zannad, F., et al.: Rivaroxaban in patients with heart failure, sinus rhythm, and coronary disease. N. Engl. J. Med. **379**, 1332–1342 (2018)

Teil II
Intrazerebrale Blutung

Blutdruckmanagement

13

Jan Hendrik Schäfer und Christian Förch

Inhaltsverzeichnis

13.1 Blutdruckmanagement bei intrazerebralen Blutungen (ICB): INTERACT2 und ATACH-II

> **Studien**
> Anderson CS, Heeley E, Huang Y, et al. (2013) Rapid blood-pressure lowering in patients with acute intracerebral hemorrhage. New Engl J Med 368: 2355–2365.
> Qureshi AI, Palesch YY, Barsan WG, et al. (2016) Intensive Blood-Pressure Lowering in Patients with Acute Cerebral Hemorrhage. New Engl J Med 375: 1033–1043.

J. H. Schäfer (✉) · C. Förch
Zentrum der Neurologie und Neuroradiologie, Klinik für Neurologie, Klinikum der Johann Wolfgang Goethe-Universität, Frankfurt am Main, Deutschland
E-Mail: janhendrik.schaefer@kgu.de

C. Förch
E-Mail: foerch@em.uni-frankfurt.de

© Der/die Autor(en), exklusiv lizenziert durch Springer-Verlag GmbH, DE, ein Teil von Springer Nature 2022
J. Witsch (Hrsg.), *Schlaganfall evidenzbasiert behandeln*,
https://doi.org/10.1007/978-3-662-63394-6_13

Zusammenfassung

Erhöhter Blutdruck findet sich häufig in der Akutphase bei Patienten mit intrazerebralen Blutungen. Als häufigster prädisponierender Risikofaktor für ICB kann dieser einerseits vorbestehen, andererseits aber auch als akutes Sekundärsymptom aufgrund von Schmerzen, Stress oder erhöhtem intrazerebralen Druck auftreten. Zu der Fragestellung, ob eine frühzeitige und aggressive Blutdrucksenkung bei akuten ICB das klinische Ergebnis positiv beeinflussen kann, wurden in den letzten Jahren mehrere Studien durchgeführt, welche in INTERACT2 (Intensive Blood Pressure Reduction in Acute Cerebral Hemorrhage Trial) und ATACH-II (Antihypertensive Treatment of Acute Cerebral Hemorrhage) mündeten. Diese Studien konnten keine statistisch signifikante Verbesserung des klinischen Ergebnisses durch eine rasche, aggressive Senkung des Blutdrucks auf Werte <140 mm Hg systolisch zeigen trotz eines Trends in INTERACT2 hin zu besseren mRS nach 90 Tagen. Eine zu starke Blutdrucksenkung auf systolische Werte ≤120 mm Hg begünstigte in der ATACH-II-Studie das Auftreten eines akuten Nierenversagens.

Sponsoren der Studie

INTERACT2: National Health and Medical Research Council of Australia.

ATACH-II: National Institute of Neurological Disorders and Stroke und National Cerebral and Cardiovascular Center, jeweils USA.

Hintergrund und Fragestellung

Als möglicher Auslöser von (ICB) sowie Faktor einer weiteren Blutungsexpansion steht die arterielle Hypertonie im Fokus der Akuttherapie. Analog zum ischämischen Schlaganfall wurde aber auch die Hypothese verfolgt, dass ein erhöhter Blutdruck bei akuten (ICB) zur Perfusion des die Blutung umgebenen Hirngewebes beitragen könnte, und eine rasche Blutdrucksenkung sich demnach negativ auswirken würde. Nachdem aus den Vorgängerstudien INTERACT (Anderson et al. 2008) und ATACH (Qureshi et al. 2010) aber hervorgegangen war, dass eine frühzeitige medikamentöse Blutdrucksenkung bei akuten (ICB) eine sichere Vorgehensweise darstellt, wurde in den Nachfolgestudien INTERACT2 und ATACH-II eine höhere Patientenzahl rekrutiert, um zu überprüfen, ob sich hierdurch auch eine Verbesserung des klinischen Ergebnisses nachweisen ließe.

Studienteilnehmer und Intervention

INTERACT2 Eingeschlossen wurden Patienten mit einer (ICB) und akuter Hypertension zwischen 150 und 220 mm Hg systolisch innerhalb von 6 h nach Symptombeginn. In der Kontrollgruppe war das Blutdruckziel <180 mm Hg systolisch, für die Intervention wurden

Werte <140 mm Hg systolisch angestrebt durch Gabe eines frei wählbaren Antihypertensivums, mit Beginn der Gabe jeweils innerhalb einer Stunde nach Aufnahme. Das hierzu am häufigsten gewählte Medikament war ein α-Adrenorezeptor-Antagonist wie z. B. Urapidil, gefolgt von Kalziumkanalblockern wie Nicardipin oder Nimodipin. Das Blutdruckziel sollte innerhalb von einer Stunde erreicht und für 7 Tage aufrechterhalten werden.

ATACH-II Eingeschlossen wurden Patienten mit einer (ICB) und akuter Hypertension (>180 mm Hg systolisch) sowie möglichem Therapiebeginn innerhalb von 4,5 h nach Symptombeginn. In der Kontrollgruppe war das Blutdruckziel 140–179 mm Hg systolisch, in der Interventionsgruppe war das Blutdruckziel 110–139 mm Hg systolisch, hauptsächlich erreicht durch Gabe von intravenösem Nicardipin über 24 h.

Studiendesign, Endpunkte und Studiendauer
INTERACT2 und ATACH-II waren beides randomisierte, kontrollierte Studien mit unverblindeter Intervention. Für INTERACT2 wurde von Oktober 2008 bis August 2012 rekrutiert und für ATACH-II von Mai 2011 bis September 2015. Beide Studien wurden international multizentrisch durchgeführt, ATACH-II mehrheitlich mit asiatischen Patienten (56,2 %). Der primäre Endpunkt von INTERACT2 war Tod oder schwere funktionelle Beeinträchtigung, d. h. ein mRS von 3–6 nach 90 Tagen. Sekundäre Endpunkte waren eine ordinale Analyse des mRS sowie schwere unerwünschte Ereignisse. In ATACH-II war der Endpunkt ein mRS von 4–6. Beide Studien hatten eine verblindete Endpunktauswertung.

Ergebnisse
INTERACT2 Insgesamt wurden 2794 Probanden rekrutiert, hiervon 1436 in die Kontrollgruppe und 1403 zur Intervention. Den Zielbereich von <140 mm Hg systolisch erreichten in der Interventionsgruppe 33,4 %, der Mittelwert betrug 150 mm Hg, verglichen mit 164 mm Hg in der Kontrollgruppe (p <0,001). Den primären Endpunkt (mRS 3–6) erreichten nach aggressiver Blutdruckkontrolle 52,0 % der Patienten, verglichen mit 55,6 % in der Kontrollgruppe (OR 0,87; 95-%-KI 0,75–1,01; p = 0,06). In der ordinalen Analyse des mRS zeigte sich aber eine signifikante positive Verschiebung in der Interventionsgruppe (OR 0,87, KI 0,77–1,0; p = 0,04). Auch in dem gewählten Score für Lebensqualität EQ-5D zeigte sich ein besseres Ergebnis nach Intervention (0,6 vs. 0,55; p = 0,002). Die Mortalität hingegen unterschied sich nicht zwischen Interventions- und Kontrollgruppe (11,9 % vs. 12,0 %). Auch in der sekundären Auswertung des Hämatomvolumens und der Hämatomexpansion nach 24 h zeigte sich kein signifikanter Unterschied.

ATACH-II Es wurden insgesamt 1000 Probanden rekrutiert, hiervon wurden 500 in die Kontrollgruppe und 500 in die Interventionsgruppe randomisiert. Das vorgeschriebene Blutdruckziel konnte bei 12,2 % in der Interventions- und 0,8 % in der Kontrollgruppe nicht erreicht werden. Die Studie wurde nach einer Interimsanalyse aufgrund eines fehlenden Nutzens der Intervention vorzeitig beendet. Den primären Endpunkt (mRS 4–6) erreichten

38,7 % der Interventions- und 37,7 % der Kontrollgruppe (RR 1,04; 95-%-KI 0,85–1,27). In den sekundären Endpunkten (EQ-5D, Hämatomexpansion) fanden sich ebenfalls keine signifikanten Unterschiede. Ein akutes Nierenversagen hingegen trat signifikant häufiger in der Interventionsgruppe auf (9,0 % vs. 4,0 %; p = 0,02).

Schlussfolgerung
Streng genommen lassen die negativen Ergebnisse bezüglich der primären Endpunkte der INTERACT2- und ATACH-II-Studie darauf schließen, dass eine forcierte, medikamentöse Blutdrucksenkung auf Werte < 140 mm Hg systolisch das Risiko eines ungünstigen klinischen Ergebnisses (definiert als Tod oder fehlende Unabhängigkeit im Alltag) nicht verringert (Anderson et al. 2013; Qureshi et al. 2016). Auch eine Metaanalyse aus INTERACT1 und INTERACT2, ATACH-II sowie der Studien RBPR ICH und ICH ADAPT erbrachte nur einen nicht-signifikanten Trend zugunsten der intensiven Blutdrucksenkung bezogen auf diese Endpunkte (OR 0,91; 95-%-KI 0,8–1,02; p = 0,106) (Boulouis et al. 2017). Eine weitere Metaanalyse dieser fünf Studien zeigte zumindest bei Betrachtung der absoluten Hämatomexpansion einen signifikanten Vorteil zugunsten der intensiven Blutdrucksenkung (p = 0,033) (Lattanzi et al. 2017), ohne dass sich dies auf das funktionelle Ergebnis niederschlug.

Beachtenswert war jedoch auch, dass zumindest in der ordinalen Auswertung des mRS in der INTERACT2-Studie die aggressivere Blutdrucksenkung zu einer signifikanten Verschiebung zugunsten geringerer Alltagseinschränkungen führte (Anderson et al. 2013). Eine Post-hoc-Analyse der ATACH-II-Studie ergab zudem eine deutliche Risikoreduktion der Hämatomexpansion spezifisch bei Basalganglienblutungen (OR 0,62; 95-%-KI 0,43–0,87; p = 0,006), während dies für Thalamusblutungen hingegen nicht der Fall war (Leasure et al. 2019).

Bezüglich der Sicherheit der Intervention fanden sich in beiden Studien keine Indizien dafür, dass durch eine rasche Blutdruckdrucksenkung eine neurologische Verschlechterung im Zusammenhang mit einer zerebralen Perfusionsminderung in der Umgebung der Blutung entstehen kann, was zuvor pathophysiologisch denkbar erschien. Insbesondere in der ATACH-II-Studie erlitten 9 % der Patienten aber ein akutes Nierenversagen, mutmaßlich durch Reduktion der Nierenperfusion unter Blutdrucksenkung (Qureshi et al. 2016).

13.2   Was bedeutet das für die klinische Praxis?

Leitlinienübergreifend lautet der Konsens, dass eine medikamentöse Blutdrucksenkung als Akuttherapie bei Patienten mit ICB und hypertensiven Werten indiziert ist aufgrund der klinischen Sicherheit und einer möglichen – wenngleich noch nicht ausreichend belegten – Verbesserung des Behandlungsergebnisses (Hemphill et al. 2015). Bezüglich des Ausmaßes der Blutdrucksenkung hat sich in den letzten Jahren ein zunehmender Konsens gebildet. In der Korrespondenz zu ihrer Studie schlagen die Autoren von ATACH-II anhand einer Subgruppenanalyse der Kontrollgruppe ohne aggressive Blutdrucksenkung einen Bereich zwischen 140 und 150 mm Hg systolisch vor (New England Journal of Medicine 2016). Berücksichtigt werden sollten etwaige Vorerkrankungen, insbesondere eine vorbestehende arterielle Hypertonie mit hieran adaptierter Organperfusion im Sinne einer hypertensiven Nephropathie. Sollte Letztere bestehen oder sollten sich im Verlauf erhöhte Nierenretentionsparameter zeigen, so wird eine permissive Haltung mit bedarfsangepassten systolischen Werten zwischen 140 und 180 mm Hg systolisch als vertretbar angesehen (Claude Hemphill und Lam 2017). Werte um 140 mm Hg systolisch werden auch gemäß der American Heart Association empfohlen (Sicherheit: Class of Recommendation I, Level of Evidence A; Verbesserung des Ergebnisses: Class of Recommendation IIa; Level of Evidence B) (Hemphill et al. 2015). Die aktuelle Leitlinie der Deutschen Gesellschaft für Neurologie spezifiziert basierend auf Metaanalysen, dass der Blutdruck in den ersten 2 h nach Symptombeginn auf Werte ≤140 mm Hg systolisch gesenkt werden sollte, wobei die maximale systolische Reduktion nicht >90 mm Hg betragen sollte (Empfehlung) (Steiner et al. 2021).

Literatur

Anderson, C.S., Huang, Y., Wang, J.G., et al.: Intensive blood pressure reduction in acute cerebral haemorrhage trial (INTERACT): a randomised pilot trial. Lancet Neurol. 7(5), 391–399 (2008)

Anderson, C.S., Heeley, E., Huang, Y., et al.: Rapid blood-pressure lowering in patients with acute intracerebral hemorrhage. New Engl. J Med 368(25), 2355–2365 (2013)

Boulouis, G., Morotti, A., Goldstein J.N., et al.: Intensive blood pressure lowering in patients with acute intracerebral haemorrhage: clinical outcomes and haemorrhage expansion. Systematic review and meta-analysis of randomised trials. J Neurol Neurosurg Psychiatry 88(4):339–345 (2017)

Claude Hemphill, J., Lam, A.: Emergency neurological life support: Intracerebral Hemorrhage. Neurocrit Care 27(Suppl 1), 89–101 (2017)

Hemphill, J.C., Greenberg, S.M., Anderson, C.S., et al.: Guidelines for the management of spontaneous intracerebral hemorrhage: a guideline for healthcare professionals from the american heart association/american stroke association. Stroke 46(7), 2032–2060 (2015)

Intensive Blood-Pressure Lowering in Cerebral Hemorrhage. New Engl. J Med 375(23): e48 (2016)

Lattanzi, S., Cagnetti, C., Provinciali, L., et al.: How should we lower blood pressure after cerebral hemorrhage? a systematic review and meta-analysis. Cerebrovasc Dis 43(5–6), 207–213 (2017)

Leasure, A.C., Qureshi, A.I., Murthy, S.B., et al.: Association of Intensive Blood Pressure Reduction With Risk of Hematoma Expansion in Patients With Deep Intracerebral Hemorrhage. JAMA Neurol. (2019)

Qureshi, A.I., Palesch, Y.Y., Martin, R., et al.: Effect of systolic blood pressure reduction on hematoma expansion, perihematomal edema, and 3-month outcome among patients with intracerebral hemorrhage: results from the antihypertensive treatment of acute cerebral hemorrhage study. Arch Neurol 67(5), 570–576 (2010)

Qureshi, A.I., Palesch, Y.Y., Barsan, W.G., et al.: Intensive blood-pressure lowering in patients with acute cerebral hemorrhage. New Engl J Med 375(11), 1033–1043 (2016)

Steiner, T., Unterberg, A., et al.: Behandlung von spontanen intrazerebralen Blutungen, S2k-Leitlinie. In: Deutsche Gesellschaft für Neurologie (Hrsg.) Leitlinien für Diagnostik und Therapie in der Neurologie. www.dgn.org/leitlinien (2021). Zugegriffen: 15 Juni 2021

Gerinnungsmanagement

14

Jan Hendrik Schäfer und Christian Förch

Inhaltsverzeichnis

14.1   Thrombozytenkonzentrate bei Thrombozytenfunktionshemmern: PATCH

> **Studie**
>
> Baharoglu MI, Cordonnier C, Al-Shahi Salman R, et al. Platelet transfusion versus standard care after acute stroke due to spontaneous cerebral haemorrhage associated

J. H. Schäfer (✉) · C. Förch
Zentrum der Neurologie und Neuroradiologie, Klinik für Neurologie, Klinikum der Johann Wolfgang Goethe-Universität, Frankfurt am Main, Deutschland
E-Mail: janhendrik.schaefer@kgu.de

C. Förch
E-Mail: foerch@em.uni-frankfurt.de

© Der/die Autor(en), exklusiv lizenziert durch Springer-Verlag GmbH, DE, ein Teil von   209
Springer Nature 2022
J. Witsch (Hrsg.), *Schlaganfall evidenzbasiert behandeln*,
https://doi.org/10.1007/978-3-662-63394-6_14

with antiplatelet therapy (PATCH): a randomised, open-label, phase 3 trial. Lancet 2016; 387(10.038): 2605–2613.

Zusammenfassung

Mit der randomisierten, kontrollierten, multizentrischen PATCH-Studie wurde die Hypothese überprüft, dass Transfusion von Thrombozytenkonzentraten bei Patienten mit ICB und vorangegangener Einnahme von Thrombozytenfunktionshemmern zu einer Verbesserung des klinischen Ergebnisses nach 3 Monaten führt. Die Studienergebnisse bestätigten die Hypothese jedoch nicht: In der Transfusionsgruppe zeigte sich im Vergleich zur Kontrollgruppe ein signifikant erhöhter Grad an Behinderung und Mortalität.

Sponsoren der Studie

Netherland Organisation for Health Research and Development, Sanquin Blood Supply, Niederlande.

Chest Heart and Stroke, Schottland und das französische Gesundheitsministerium.

Hintergrund und Fragestellung

Eine vorangegangene Metaanalyse legte nahe, dass Patienten mit ICB, die zuvor eine antithrombotische Therapie eingenommen haben, eine höhere Mortalität haben als Patienten ohne vorangegangene antithrombotische Therapie (Thompson et al. 2010). Möglicherweise werde diese Assoziation durch die Hämatomzunahme im Rahmen eingeschränkter thrombozytärer Funktion vermittelt. In der PATCH-Studie sollte daher untersucht werden, ob die Transfusion von Thrombozytenkonzentraten bei ICB die Mortalität und den Grad der Behinderung reduzieren könnte.

Studienteilnehmer und Intervention

Einschlusskriterium war eine spontane, supratentorielle ICB und die vorangegangene mindestens 7-tägige Einnahme eines Thrombozytenfunktionshemmers (ASS, Dipyridamol oder Clopidogrel). Der GCS bei Aufnahme musste zwischen 8 und 15 Punkten liegen, es durfte keine relevante Behinderung vor der ICB vorliegen (mRS ≤ 1). Die Thrombozytentransfusion sollte maximal 6 h nach Symptombeginn und maximal 90 min nach zerebraler Bildgebung erfolgen. Ein wichtiges Ausschlusskriterium waren geplante operative Eingriffe. Transfundiert wurde leukozytendepletiertes Thrombozytenkonzentrat. Patienten, die

ASS oder Dipyridamol eingenommen hatten, erhielten eine Konzentrateinheit, Patienten, die zuvor Clopidogrel eingenommen hatten, zwei Konzentrateinheiten.

Studiendesign, Endpunkte und Studiendauer
Es handelte sich um eine randomisierte, offene Phase-3-Studie mit verblindeter Endpunktauswertung. Primärer Endpunkt war der mRS nach 3 Monaten, sekundär wurden Mortalität, stratifizierte mRS-Ergebnisse und das Hämatomwachstum untersucht. Studienpatienten wurden zwischen Februar 2009 und Oktober 2015 eingeschlossen.

Ergebnisse
An 41 niederländischen, britischen und französischen Krankenhäusern wurden 190 Probanden rekrutiert, von denen 97 in die Interventionsgruppe und 93 in die Kontrollgruppe (leitlinienbasierte Standardtherapie) randomisiert wurden. *Intention-to-treat-* und *As-treated-*Analysen ergaben vergleichbare Ergebnisse: Nach Thrombozytenkonzentrat-Transfusion fand sich eine signifikante Verschiebung des mRS hin zu Pflegebedürftigkeit oder Versterben (mRS 4–6; OR 2,05; 95-%-KI 1,18–3,56; p = 0,0114) (Abb. 14.1). Die Mortalitätsrate war nicht signifikant unterschiedlich in den beiden Gruppen. 42 % der Patienten in der Interventionsgruppe hatten ein schwerwiegendes unerwünschtes Ereignis, verglichen mit 29 % in der Kontrollgruppe, was einer höheren Häufigkeit von Hirnödem, Herniation, Ventrikeleinbruch und thrombembolischen Komplikationen zuzuschreiben war.

Schlussfolgerung
Die PATCH-Studie zeigte, dass die Transfusion von Thrombozytenkonzentraten nach ICB keinen Vorteil erbringt, wahrscheinlich sogar nachteilig ist, was sich in einem höheren Behinderungsgrad in der Interventionsgruppe dieser Studie widerspiegelt. Hypothetische Erklärungsansätze sind einerseits die prothrombotische Wirkung von Transfusionen, die zu einer perihämorrhagischen Ischämie beigetragen könnten, sowie andererseits der hohe Anteil von Zytokinen in Thrombozytenkonzentraten, die proinflammatorisch wirken könnten.

14.2 Prothrombinkomplexkonzentrat versus Fresh Frozen Plasma zur Antagonisierung von Vitamin-K-Antagonisten: INCH

Studie
Steiner T, Poli S, Griebe M, et al. Fresh frozen plasma versus prothrombin complex concentrate in patients with IC haemorrhage related to vitamin K antagonists (INCH): a randomised trial. Lancet Neurol 2016; 15: 566–573.

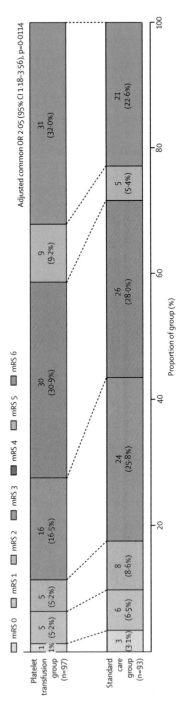

Abb. 14.1 PATCH-Studie, Verteilung des mRS in der Tranfusionsgruppe verglichen mit der Standardtherapie 3 Monate nach dem Indexereignis (Baharoglu et al. Platelet transfusion versus standard care after acute stroke due to spontaneous cerebral haemorrhage associated with antiplatelet therapy (PATCH): a randomised, open-label, phase 3 trial. Lancet, 2016)

Zusammenfassung
ICB, die unter Einnahme von VKA auftreten, sind häufig mit einem Hämatomwachstum sowie erhöhter Mortalität vergesellschaftet. Im Vergleich zur Gabe von Fresh Frozen Plasma (FFP) wurde nachgewiesen, dass Prothrombinkomplexkonzentrat (PPSB) eine effektivere Normalisierung der INR bewirkt und möglicherweise das Hämatomwachstum stärker hemmen kann.

Sponsor der Studie
Octapharma, Schweiz.

Hintergrund und Fragestellung

Unter Patienten, die eine OAK mit VKA wie Warfarin oder Marcumar einnehmen, findet sich ein erhöhter Anteil an tödlich verlaufenden ICB. Hierbei wird ein Zusammenhang mit einem vermehrten Hämatomwachstum nach dem initialen Ereignis vermutet. Die auf VKA zurückzuführende Depletion der Gerinnungsfaktoren II, VII, IX und X kann durch Substitution dieser Faktoren therapiert werden. In diesem Zusammenhang zuvor noch ungeklärt war die Frage, ob gefrorenes Frischplasma (Fresh Frozen Plasma, FFP) oder Prothrombinkomplexkonzentrat (PPSB) die Gerinnungsaktivität effektiver wiederherstellen kann.

Studienteilnehmer und Intervention

Eingeschlossen wurden Patienten mit spontaner intrazerebraler oder subduraler Blutung, die vor Eintritt der Blutung mit einem Vitamin-K-Antagonisten behandelt worden waren und bei Aufnahme eine INR von $\geq 2,0$ aufwiesen. Innerhalb von 12 h nach Symptombeginn musste eine kraniale CT erfolgen. Ausschlusskriterien waren traumatische oder sekundäre Blutungen sowie höhergradige Vigilanzminderung (GCS <6) und ein signifikanter Behin­derungsgrad vor der Indexblutung (mRS >2). Studienteilnehmer wurden randomisiert zur Gabe von FFP (20 ml/kg KG) oder PPSB (30 IU/kgKG). Alle Patienten erhielten zudem 10 mg Vitamin K intravenös.

Studiendesign, Endpunkte und Studiendauer

INCH war eine prospektive, randomisierte, multizentrische Studie. Der primäre Endpunkt war das Erreichen einer INR von $\leq 1,2$ innerhalb von 3 h nach Behandlungsbeginn. Die Medikamentengabe erfolgte unverblindet, die primäre Ergebnisanalyse verblindet. Patienten wurden von August 2009 bis Januar 2015 eingeschlossen. Die Studie wurde nach einer Sicherheitsanalyse aufgrund einer ausgeprägteren Hämatomexpansion in der FFP-Gruppe vorzeitig abgebrochen.

Ergebnisse

Aus sechs deutschen Zentren wurden insgesamt 54 Patienten randomisiert, hiervon 26 zum Erhalt von FFP und 28 von PPSB. In der FFP-Gruppe erreichten 9 % der Patienten eine INR von ≤1,2 innerhalb von 3 h, in der PPSB-Gruppe waren es 67 % der Patienten (OR 30,6; 95-%-KI 4,7–197,9; p = 0,0003). Der Anteil von Patienten mit Hämatomexpansion war in der FFP-Gruppe höher als in der PPSB-Gruppe. So fand sich absolut ein Wachstum von 23,7 ml versus 9,7 ml nach 3 h (95-%-KI 2,5–31,3; p = 0,023) und 22,1 ml versus 8,3 ml nach 24 h (95-%-KI 2,9–29,9; p = 0,018). Die 90 Tages-Mortalität betrug 35 % in der FFP-Gruppe, verglichen mit 19 % in der PPSB-Gruppe (p = 0,14). Während 5 Todesfälle in der FFP-Gruppe auf Hämatomexpansion zurückgeführt wurden, sei kein Hämatomwachstum unter PPSB tödlich gewesen. Numerisch traten vor allem im subakuten Verlauf mehr thromboembolische Ereignisse nach PPSB-Gabe auf als nach FFP (7 vs. 2). Die meisten Patienten in der FFP-Gruppe (83 %) erhielten zusätzlich noch PPSB, da keine Normalisierung der INR nach 3 h vorlag, was als Rettungstherapie im Rahmen des Studienprotokolls erlaubt war.

Schlussfolgerung

Im direkten Vergleich zeigte sich eine Überlegenheit der Gabe von PPSB gegenüber FFP zur Antagonisierung einer Gerinnungshemmung mit Vitamin-K-Antagonisten aufgrund einer effektiveren Normalisierung der INR. Zudem fand sich eine möglicherweise hierdurch bewirkte Reduktion der Hämatomexpansion in der PPSB-Gruppe. Ob dies auch zu einem verbesserten klinischen Ergebnis führt, konnte aufgrund der geringen Größe der Stichprobe (unzureichende statistische *Power* für diesen Endpunkt) nicht geklärt werden.

14.3 Idarucizumab zur Antagonisierung von Dabigatran: RE-VERSE AD

Studie

Pollack CV, Reilly PA, van Ryn J, et al. Idarucizumab for Dabigatran Reversal – Full Cohort Analysis. New Engl J Med 2017; 377: 431–441.

Zusammenfassung

Bei Patienten, die unter OAK mit dem Thrombininhibitor Dabigatran eine akute Blutung erlitten oder eine dringliche Operation benötigten, konnte durch Gabe von intravenösem Idarucizumab – einem monoklonalen Antikörperfragment, das sich gegen Dabigatran richtet – innerhalb weniger Stunden eine klinische und laborchemische Wiederherstellung der Hämostase erreicht werden.

Sponsoren der Studie
Boehringer Ingelheim, Deutschland.

Hintergrund und Fragestellung

Aus der Zulassungsstudie des DOAC Dabigatran, einem direkten Thrombininhibitor, ist bekannt, dass es im Vergleich mit dem Vitamin-K-Antagonisten Warfarin weniger häufig zu schweren Blutungsereignissen – insbesondere intrakraniellen Blutungen – kommt. Als Nachteil wurde jedoch vielfach der Mangel eines spezifischen Antidots angeführt, welches den antikoagulatorischen Effekt vor dringlichen operativen Eingriffen oder bei vaskulären Ereignissen aufheben könnte. Vor diesem Hintergrund sollte die RE-VERSE AD-Studie klären, ob das monoklonale Antikörperfragment Idarucizumab, welches mit hoher Affinität an Dabigatran bindet, die normale Hämostase in der Akutsituation wiederherstellen kann.

Studienteilnehmer und Intervention

Es wurden Patienten eingeschlossen, die dauerhaft mit Dabigatran, zumeist aufgrund von Vorhofflimmern, vorbehandelt wurden und eine unkontrollierbare oder lebensbedrohliche Blutung erlitten (Gruppe A) oder eine nicht aufschiebbare Operation benötigten (Gruppe B). Alle Patienten erhielten Idarucizumab 5 g (zwei Ampullen à 2,5 g) intravenös.

Studiendesign, Endpunkte und Studiendauer

Die RE-VERSE-AD-Studie war eine prospektive, multizentrische Einzelkohortenstudie, die nicht-randomisiert und unverblindet die Effekte von Idarucizumab auf eine OAK mit Dabigatran testen sollte. Primärer Endpunkt war dabei in Gruppe A die Rate der Gerinnungs-normalisierung 4 h nach Infusion, gemessen durch die *diluted thrombin time* (dTT) und die *ecarin clotting time* (ECT). In Gruppe B wurde als primärer Endpunkt die periprozedurale Hämostase qualitativ durch den Operateur bestimmt und als normal, leicht, moderat oder schwer abnormal verändert eingeschätzt. Die Studie wurde zwischen Juni 2014 und Juli 2016 durchgeführt.

Ergebnisse

In 173 Zentren in 39 verschiedenen Ländern wurden insgesamt 503 Patienten rekrutiert, hiervon 301 in Gruppe A und 202 in Gruppe B. Gruppe A setzte sich zusammen aus Patienten

mit gastrointestinalen (45,5 %) und intrakraniellen (32,6 %) sowie intramuskulären, retro-
peritonealen, intraperikardialen, intraartikulären und intraokulären Blutungen, von denen
25,9 % traumatisch bedingt waren. In Gruppe B waren die Hauptgründe für eine Operation abdominelle Erkrankungen (24,3 %), Frakturen oder septische Arthritis (20,3 %),
kardiovaskuläre Eingriffe (18,3 %) sowie Thoraxtraumata (6,9 %). Außer einem Patienten, der Apixaban eingenommen hatte und fälschlicherweise eingeschlossen wurde, wiesen
alle Teilnehmer einen Dabigatran-Blutspiegel (Median Gruppe A: 110 ng/ml, Gruppe B:
73,6 ng/ml) auf, der mit den Gerinnungstests korrelierte, die bei 91,7 % abnormal waren.
Bei diesen Patienten konnten im Median 100 % eine Normalisierung innerhalb von 4 h nach
Idarucizumab-Infusion erreicht werden (95-%-KI 100–100). Innerhalb von 24 h kam es bei
114 Patienten (23 %) zu einem Wiederanstieg der Dabigatran-Plasmakonzentration, und 9
Patienten erhielten insgesamt mehr als 5 g Idarucizumab, wobei 3 Patienten in Gruppe A
auch eine Rezidivblutung aufwiesen. Von 197 gewerteten Patienten aus Gruppe B zeigten
184 (93,4 %) eine normale, 10 (5,1 %) eine leicht abnormale und 3 (1,5 %) eine moderat
abnormale Gerinnung nach klinischer Einschätzung. Im Median sistierten Blutungen nach
2,5 h, und Operationen erfolgten 1,6 h nach Infusion. Die 30 Tages-Mortalität betrug 13,5 %
in Gruppe A und 12,6 % in Gruppe B. Intrakranielle Blutungen führten in 16,4 % der Fälle
zum Tode, gastrointestinale Blutungen führten in 11,1% der Fälle zum Tode. Thrombotische
Komplikationen traten bei 4,8 % innerhalb von 30 Tagen und bei 6,8 % nach 90 Tagen auf.
Infusionsbedingte Hypersensitivitätsreaktionen ereigneten sich bei 3 Patienten.

Schlussfolgerung
Die RE-VERSE-AD -Studie zeigte, dass Idarucizumab effektiv die Wirkung von Dabigatran antagonisiert. Bei 98 % der mit Dabigatran antikoagulierten Patienten war die Gabe
von 5 g Idarucizumab ausreichend, um für 24 h die Gerinnungswerte (dTT oder ECT) zu
normalisieren. In 2 % der Fälle mit noch abnormalen Gerinnungswerten wurde eine Umver-
teilung von Dabigatran aus dem extrazellulären in den intrazellulären Raum, verbunden
mit der kurzen Halbwertszeit von Idarucizumab (ca. 45 min), angenommen. Eine intrinsi-
sche, prokoagulatorische Wirkung von Idarucizumab konnte nicht festgestellt werden. Bei
Blutungen, die ausreichend beurteilbar waren, konnte ein Sistieren nach im Median 2,5 h
beobachtet werden. Daher wurde geschlussfolgert, dass eine effektive OAK mit Dabigatran
durch Verabreichung von Idarucizumab 5 g intravenös rasch antagonisiert werden kann und
nur in wenigen Fällen eine erneute Gabe notwendig ist.

14.4 Andexanet alfa zur Antagonisierung von Faktor-X-Inhibitoren: ANNEXA-4

Studie

Connolly SJ, Crowther M, Eikelboom JW, et al. Full Study Report of Andexanet Alfa for Bleeding Associated with Factor Xa Inhibitors. New Engl J Med 2019; 380: 1326–1335.

Zusammenfassung

Bei Patienten, die eine akute Blutung unter OAK mit den Faktor-X-Inhibitoren Apixaban, Rivaroxaban, Edoxaban oder Enoxaparin erlitten, konnte eine klinische und laborchemische Wiederherstellung der Hämostase durch Infusion mit dem rekombinanten, inaktiven, humanen Faktor-X-Analogon Andexanet alfa erreicht werden.

Sponsor der Studie

Portola Pharmaceuticals, USA.

Hintergrund und Fragestellung

Die Gruppe der Faktor-X-Inhibitoren (Apixaban, Edoxaban, Rivaroxaban) hat sich in den verschiedenen Zulassungsstudien als mindestens ebenso wirksame Alternative zur Sekundärprophylaxe von Hirninfarkten bei VHF etabliert wie VKA; und dies bei seltener auftretenden Blutungskomplikationen unter DOAC- im Vergleich zu VKA-Gabe. Da der Wirkungsmechanismus der verschiedenen Präparate im Prinzip der Gleiche ist, wurde als spezifisches Antidot zur Aufhebung der OAK in Notfallsituationen das rekombinante Analogon des Faktor X Andexanet alfa hergestellt, welches an die Inhibitoren bindet und diese deaktiviert. Die ANNEXA-4-Studie sollte nun klären, ob Andexanet alfa bei akuten Blutungen unter Faktor-X-Inhibitoren die Hämostase wiederherstellen kann.

Studienteilnehmer und Intervention

Einschlusskriterien waren eine dauerhafte OAK mit Apixaban, Edoxaban, Rivaroxaban oder Enoxaparin und eine hierunter aufgetretene akute lebensbedrohliche Blutung. Das Antikoagulans sollte nicht länger als 18 h vor dem Indexereignis eingenommen worden sein. Ein geplanter operativer Eingriff stellte eine Kontraindikation dar. Alle einschlussfähigen

Patienten erhielten Andexanet alfa in einem Bolus mit nachfolgender zweistündiger Daue-
rinfusion, die Dosis richtete sich nach dem Antikoagulans und dem Zeitpunkt der letzten
Einnahme (entweder 400 mg Bolus und 480 mg Infusion oder 800 mg Bolus und 960 mg
Infusion).

Studiendesign, Endpunkte und Studiendauer

Es handelte sich um eine prospektive, multizentrische Einzelkohortenstudie, die unverblindet und nicht-randomisiert als primären Endpunkt die Wirkung von Andexanet alfa auf
Gerinnungsparameter, hauptsächlich die Anti-Xa-Aktivität, und die klinische Hämostase
hatte. Es wurde von April 2015 bis Mai 2018 rekrutiert.

Ergebnisse

In 63 internationalen Zentren wurden 352 Patienten in die Studie eingeschlossen, von
denen 194 (55 %) Apixaban, 128 (36 %) Rivaroxaban, 20 (6 %) Enoxaparin und 10 (3 %)
Edoxaban eingenommen hatten. Hauptgrund für die OAK war Vorhofflimmern (80 %). Die
Indexblutungen waren intrakraniell bei 227 Teilnehmern (64 %) und gastrointestinal bei 90
Teilnehmern (26 %). Die Effizienzanalyse beschränkte sich auf 254 Patienten, bei denen eine
präspezifizierte Anti-Xa-Aktivität als Maß der OAK vorlag. Hiervon konnte bei 134 Patienten, die Apixaban einnahmen, durch Andexanet alfa eine Reduktion der Anti-Xa-Aktivität
um 92 % (95-%-KI 91–93) erreicht werden. Bei Rivaroxaban (n = 100) betrug die Reduktion
92 % (95-%-KI 88–94) und bei Enoxaparin (n = 16) 75 % (95-%-KI 66–79). Für Edoxaban
lag keine ausreichende Fallzahl vor. Die Anti-Xa-Aktivität stieg 12 h nach Infusion für Patienten mit Apixaban oder Rivaroxaban wieder an mit einer Verringerung der Reduktion vom
Ausgangswert auf 62 % bzw. 38 %. Die Effizienz der Hämostase konnte bei 249 Patienten
ausreichend beurteilt werden, wovon 204 (82 %) eine exzellente oder gute Hämostase 12 h
nach Infusion aufwiesen. Für intrakranielle Blutungen zeigte sich eine Korrelation zwischen
Anti-Xa-Aktivität und klinischer Hämostasebeurteilung (*receiver operating characteristic*
Analyse; AUC von 0,64; 95-%-KI 0,53–0,74). 34 Patienten (10 %) erlitten eine thrombotische Komplikation innerhalb von 30 Tagen, zwei Patienten eine Infusionsreaktion. Die
30 Tages-Mortalität der gesamten Studienteilnehmer lag bei 14 %, hiervon verstarben 71 %
an kardiovaskulären Ereignissen.

Schlussfolgerung

Andexanet alfa erwies sich in dieser Studie als effektives Antidot für mehrere Faktor-X-
Inhibitoren. Durch die Gabe eines Bolus und einer dauerhaften Infusion gelang es, die OAK
durch Faktor-X-Inhibitoren – gemessen an Gerinnungsparametern (Anti-Xa-Aktivität) und
Hämostasebeurteilung anhand klinischer Kriterien – in 92 % bzw. 82 % der Fälle kom-
plett rückgängig zu machen. Einschränkend fand sich aber bei Patienten, die Apixaban oder
Rivaroxaban eingenommen hatten, ein Wiederanstieg der Anti-Xa-Aktivität 4 h nach Beendigung der Infusion. Ob dies mit einer erneuten Hämatomexpansion einhergehen könnte
und eine erneute Gabe von Andexanet alfa gerechtfertigt wäre, bleibt unklar. Hinweise für

eine prokoagulatorische Wirkung des rekombinanten, inaktiven Faktor-X-Analogons fanden sich nicht, das Auftreten von thrombotischen Ereignissen bei 10 % der Patienten wurde auf die Pausierung der OAK zurückgeführt.

14.5 Thromboseprophylaxe nach intrazerebralen Blutungen (ICB): eine Metaanalyse

Studie

Paciaroni M, Agnelli G, Venti M, et al. Efficacy and safety of anticoagulants in the prevention of venous thromboembolism in patients with acute cerebral hemorrhage: a meta-analysis of controlled studies. J Thromb Haemost 2011; 9: 893–898.

Zusammenfassung

Diese Metaanalyse legt nahe, dass der frühzeitige Beginn einer Thromboseprophylaxe mit Heparin für Patienten mit intrakraniellen Blutungen eine Reduktion von Lungenarterienembolien bewirkt. Nicht-signifikant sank darüber hinaus die Mortalität, während sich für Hämatomwachstum und tiefe Beinvenenthrombosen kein Unterschied zeigte. Es fehlen bislang klinische Studien mit einer ausreichenden Fallzahl, um den klinischen Vorteil einer parenteralen OAK ausreichend zu bewerten, unter Beachtung der Stabilität der Blutung kann diese jedoch wahrscheinlich mit ausreichender Sicherheit eingeleitet werden.

Sponsor der Studie

Kein Sponsoring.

Hintergrund und Fragestellung

Das Risiko einer tiefen Beinvenenthrombose und/oder einer Lungenarterienembolie ist für Patienten mit intrakraniellen Blutungen stark erhöht. Hierzu tragen paresebedingte Immobilisation, Veränderungen am Gerinnungssystem sowie eine Endothelaktivierung bei. Dennoch ist die Studienlage in Bezug auf die medikamentöse Thromboseprophylaxe bei diesen Patienten spärlich. Eine systematische Metaanalyse der existierenden Studien widmete sich daher der Frage, ob die Gabe von Heparin negative Effekte auf eine vorbestehende intrakranielle Blutung hat oder die Rate von thrombembolischen Komplikationen signifikant reduzieren könnte.

Studienteilnehmer und Intervention

In einer systematischen Literaturrecherche wurden Studien identifiziert, welche Patienten mit akuten intrakraniellen Blutungen untersuchten, die zur Thromboseprophylaxe entweder Heparin (niedermolekular oder unfraktioniert) oder eine nicht-medikamentöse Intervention (intermittierende pneumatische Beinvenenkompression, Thrombosestrümpfe oder Placebo) erhielten. Die OAK musste innerhalb von 6 Tagen nach Symptombeginn begonnen werden.

Studiendesign, Endpunkte und Studiendauer

Es handelte sich um eine Metaanalyse randomisierter und nicht-randomisierter klinischer Studien. Eine Mindestgröße wurde nicht festgelegt, Studien ohne Kontrollgruppe wurden hingegen ausgeschlossen. Die Endpunkte waren tiefe Beinvenenthrombosen und Lungenarterienembolien (sowohl symptomatisch als auch asymptomatisch) sowie Hämatomexpansion und Tod. Verfügbare Studien zwischen Januar 1980 und November 2020 aus MEDLINE, EMBASE und der Cochrane Library wurden eingeschlossen.

Ergebnisse

Vier Studien mit insgesamt 1000 Studienteilnehmern erfüllten die Einschlusskriterien. Eine parenterale Thromboseprophylaxe mit Heparin führte im Vergleich zu anderen Methoden zu einer signifikanten Reduktion von Lungenarterienembolien (1,7 % vs. 2,9 %, RR 0,37; 95-%-KI 0,17–0,80; $p = 0,01$). Tiefe Beinvenenthrombosen traten nach Heparin bei 4,2 % der Patienten auf, verglichen mit 3,3 % in der Kontrollgruppe (RR 0,73; 95-%-KI 0,44–1,34; $p = 0,36$). Das Hämatomwachstum betrug 8,0 % unter Heparin vs. 4,0 % ohne Heparin (RR 1,42; 95-%-KI 0,57–3,53; $p = 0,45$) und die Mortalität 16,1 % in der Heparin-Gruppe bzw. 20,9 % in der Kontrollgruppe (RR 0,76; 95-%-KI 0,57–1,03; $p = 0,07$).

Schlussfolgerung

Die Metaanalyse von vier Studien suggeriert, dass das Auftreten von Lungenarterienembolien durch frühzeitige Gabe von Heparin zur Thromboseprophylaxe bei intrakraniellen Blutungen signifikant reduziert werden kann. Die Mortalität sank in der Heparin-Gruppe, allerdings nicht statistisch signifikant; die Häufigkeit tiefer Beinvenenthrombosen und von Hämatomwachstum war ebenfalls nicht signifikant unterschiedlich zwischen den beiden Gruppen. Wichtige Einschränkungen waren insbesondere die teilweise fehlende Randomisierung sowie der Einsatz unterschiedlicher Heparinpräparate. Zusammenfassend wurde aber die relative Sicherheit des Beginns einer medikamentösen Thromboseprophylaxe innerhalb von 6 Tagen nach Eintritt einer ICB festgestellt (Paciaroni et al. 2011). Einschränkungen beinhalteten eine nichtsignifikante Erhöhung der Hämatomausdehnung in der Heparin-Gruppe sowie das Fehlen von Daten zu anderen intrakraniellen Blutungen wie Subduralhämatomen.

14.6 Gerinnungsstudien bei intrazerebralen Blutungen (ICB): Was bedeutet das für die klinische Praxis?

Thrombozytenaggregationshemmer

Anhand der Ergebnisse der PATCH-Studie kann die Gabe von Thrombozytenkonzentraten bei Patienten mit ICB, vorangegangener Einnahme von Thrombozytenfunktionshemmern und normalen Thrombozytenzahlen nicht empfohlen werden (Baharoglu et al. 2016). Unabhängig von der Einnahme einer antithrombotischen Therapie empfiehlt die Richtlinie der American Heart Association (AHA) die Gabe von Thrombozytenkonzentraten bei schwerer Thrombozytopenie (Class I Recommendation, Level of Evidence C) (Hemphill et al. 2015). Die US-amerikanische Neurocritical Care Society empfiehlt bei ICB unter Thrombozytenfunktionshemmern, zumindest vor neurochirurgischen Eingriffen die Gabe von Thrombozytenkonzentraten (Conditional Recommendation, Moderate Quality of Evidence) sowie die einmalige Infusion von 0,4 μg/kg Desmopressin (Conditional Recommendation, Low Quality of Evidence) zu erwägen (Frontera et al. 2016).

Vitamin-K-Antagonisten

In einem systematischen Review lag bei Einnahme von Vitamin-K-Antagonisten das Risiko des Wachstums einer ICB zwischen 11 % und 50 %, und die Sterblichkeit betrug bis zu 73 % (Foerch et al. 2019). Dementsprechend gefürchtet ist diese Konstellation, und die Rationale einer raschen Gerinnungsnormalisierung liegt nahe. Da auch die intravenöse Gabe von Vitamin K erst verzögert wirkt, sollte gemäß den Ergebnissen der INCH-Studie zusätzlich akut Prothrombinkomplexkonzentrat (PPSB) verabreicht werden (Steiner et al. 2016). Die AHA-Leitlinien empfehlen folglich bei Patienten mit einer durch VKA erhöhten INR die Beendigung der OAK i.v.-Gabe von Vitamin K (Class I, Level of Evidence C) und PPSB (Class IIb, Level of Evidence B). Die Gabe von rekombinantem Faktor VIIa wird hingegen nicht empfohlen (Class III, Level of Evidence C) (Hemphill et al. 2015). Auch die NCS empfiehlt bei einer INR von > 1,4 ein 4-Faktor-Prothrombinkomplexkonzentrat (Strong Recommendation, Moderate Quality Evidence) (Frontera et al. 2016). Bezüglich der Dosierung von PPSB wird von der aktuellen DGN-Leitlinie mindestens 30 U/kg Körpergewicht empfohlen sowie die i.v.-Gabe von 10 mg Vitamin K (starker Konsens) (Steiner et al. 2021).

Direkte orale Antikoagulanzien

Durch die mittlerweile weite und noch zunehmende Verbreitung direkter oraler Antikoagulanzien als Alternative zu Marcumar steigt die Inzidenz hiermit assoziierter ICB an. Der anfängliche Nachteil von DOAC, das Fehlen spezifischer Antidots im Falle von lebensbedrohlichen Blutungen, ist mittlerweile durch die Erfindung von Andexanat alfa für Faktor-X-Antagonisten (Apixaban, Edoxaban, Rivaroxaban) und Idarucizumab für den Thrombininhibitor Dabigatran obsolet geworden. In den Zulassungsstudien für Andexanet alfa (Connolly et al. 2019) und Idarucizumab (Pollack et al. 2017) konnte jeweils eine rasche Normalisierung der Gerinnungsparameter und eine als klinisch wirksam eingestufte

Hämostase erreicht werden, wobei auf ein Rebound-Phänomen nach Beendigung der jeweiligen Infusionen geachtet werden sollte. Ob hierdurch auch der neurologische Endzustand und die Mortalität günstig beeinflusst werden, muss durch weitere Studien geklärt werden. Wenn verfügbar, dann empfehlen die Leitlinien der NCS und der DGN, bei ICB eine Antagonisierung von Dabigatran mit Idarucizumab 2×25 mg i.v. zu erwägen (Frontera et al. 2016; Steiner, et al. 2021). Für Apixaban und Rivaroxaban herrscht inzwischen auch ein starker Konsens, dass die Gabe von Andexanet alfa erwogen werden sollte (Steiner, et al. 2021). Als mögliche Alternative, insbesondere bei Nichtverfügbarkeit dieser *reversal agents* oder gegenwärtig auch noch für Edoxaban, wird wie bei Blutungen unter Marcumar die Gabe von Prothrombinkomplexkonzentrat empfohlen, zumeist in einer Dosierung von 50 U/kg (Frontera et al. 2016; Steiner et al. 2021). Die Gabe von FFP (10–15 mg/kg) kann als weniger effektive Alternative erwogen werden, nur wenn PPSB nicht verfügbar ist. Es muss darauf hingewiesen werden, dass zwar die Sicherheit und Effektivität in Bezug auf die Normalisierung der Gerinnungswerte von PPSB gut belegt sind, eine Verbesserung des klinischen Ergebnisses aber ebenfalls noch nicht gezeigt werden konnte (Gerner et al. 2018; Panos et al. 2020).

Thromboseprophylaxe

Auf Basis der vorhandenen Studien kann laut den DGN- und AHA-Leitlinien der Beginn einer medikamentösen Thromboseprophylaxe mit unfraktioniertem oder niedermolekularem Heparin innerhalb von 48 h nach Krankenhausaufnahme für intrakranielle Blutungen begonnen werden, ohne dass eine Befundverschlechterung zu befürchten ist (DGN: Konsens, AHA: Class IIb; Level of Evidence B) (Nyquist et al. 2016; Steiner et al. 2021). Allerdings sollte zuvor sichergestellt werden, dass kein Hämatomwachstum vorliegt, eine Koagulopathie ausgeglichen worden ist und dringliche neurochirurgische Interventionen abgeschlossen sind. Sollte die Heparingabe aus diesen Gründen nicht möglich sein, so werden Thrombosestrümpfe und/oder eine intermittierende pneumatische Beinvenenkompression empfohlen. Auch nach begonnener Heparintherapie kann erwogen werden, die pneumatische Beinvenenkompression fortzuführen (NCS: Weak Recommendation, Low-Quality Evidence). Am stärksten sprechen sich die Leitlinien der AHA für die Durchführung einer pneumatischen Beinvenenkompression bei Krankenhausaufnahme aus (Class I, Level of Evidence A) (Hemphill et al. 2015), in den Leitlinien der DGN steht diese auch vor der Anwendung einer medikamentösen Thromboseprophylaxe, erhielt aber nur eine mehrheitliche Zustimmung (Steiner et al. 2021).

Literatur

Baharoglu, M.I., Cordonnier, C., Al-Shahi Salman, R., et al.: Platelet transfusion versus standard care after acute stroke due to spontaneous cerebral haemorrhage associated with antiplatelet therapy (PATCH): a randomised, open-label, phase 3 trial. Lancet **387**(10038), 2605–2613 (2016)

Connolly, S.J., Crowther, M., Eikelboom, J.W., et al.: Full study report of andexanet alfa for bleeding associated with factor xa inhibitors. New Engl. J. Med. **380**(14), 1326–1335 (2019)

Foerch, C., Lo, E.H., van Leyen, K., et al.: Intracerebral Hemorrhage Formation Under Direct Oral Anticoagulants. Stroke **50**(4), 1034–1042 (2019)

Frontera, J.A., Lewin, J.J., Rabinstein, A.A., et al.: Guideline for reversal of antithrombotics in intracranial hemorrhage: a statement for healthcare professionals from the neurocritical care society and society of critical care medicine. Neurocrit. Care **24**(1), 6–46 (2016)

Gerner, S.T., Kuramatsu, J.B., Sembill, J.A., et al.: Association of prothrombin complex concentrate administration and hematoma enlargement in non-vitamin K antagonist oral anticoagulant-related intracerebral hemorrhage. Ann. Neurol. **83**(1), 186–196 (2018)

Hemphill, J.C., Greenberg, S.M., Anderson, C.S., et al.: Guidelines for the management of spontaneous intracerebral hemorrhage: a guideline for healthcare professionals from the american heart association/american stroke association. Stroke **46**(7), 2032–2060 (2015)

Nyquist, P., Bautista, C., Jichici, D., et al.: Prophylaxis of venous thrombosis in neurocritical care patients: an evidence-based guideline: a statement for healthcare professionals from the neurocritical care society. Neurocrit Care **24**(1), 47–60 (2016)

Paciaroni, M., Agnelli, G., Venti, M., et al.: Efficacy and safety of anticoagulants in the prevention of venous thromboembolism in patients with acute cerebral hemorrhage: a meta-analysis of controlled studies. J Thromb Haemost **9**(5), 893–898 (2011)

Panos, N.G., Cook, A.M., John, S., et al.: Factor xa inhibitor-related intracranial hemorrhage: Results from a multicenter, observational cohort receiving prothrombin complex concentrates. Circulation **141**(21), 1681–1689 (2020)

Pollack, C.V., Reilly, P.A., van Ryn, J., et al.: Idarucizumab for Dabigatran Reversal – Full Cohort Analysis. New Engl J Med **377**(5), 431–441 (2017)

Steiner, T., Unterberg, A., et al.: Behandlung von spontanen intrazerebralen Blutungen, S2k-Leitlinie. In: Deutsche Gesellschaft für Neurologie (Hrsg.), Leitlinien für Diagnostik und Therapie in der Neurologie. www.dgn.org/leitlinien(2021). Zugegriffen: 15. Juni 2021

Steiner, T., Poli, S., Griebe, M., et al.: Fresh frozen plasma versus prothrombin complex concentrate in patients with intracranial haemorrhage related to vitamin K antagonists (INCH): a randomised trial. Lancet Neurol **15**(6), 566–573 (2016)

Thompson, B.B., Béjot, Y., Caso, V., et al.: Prior antiplatelet therapy and outcome following intracerebral hemorrhage: a systematic review. Neurology **75**(15), 1333–1342 (2010)

Operative Hämatomevakuation der spontanen intrazerebralen Blutung

15

Jan Hendrik Schäfer und Christian Förch

Inhaltsverzeichnis

15.1 Offene Hämatomevakuation: STICH I und STICH II

Studien

Mendelow AD, Gregson BA, Fernandes HM, et al. Early surgery versus initial conservative treatment in patients with spontaneous supratentorial intracerebral haematomas in the International Surgical Trial in Intracerebral Haemorrhage (STICH): a randomised trial. Lancet 2005; 365: 387–397.

J. H. Schäfer (✉) · C. Förch
Zentrum der Neurologie und Neuroradiologie, Klinik für Neurologie, Klinikum der Johann Wolfgang Goethe-Universität, Frankfurt am Main, Deutschland
E-Mail: janhendrik.schaefer@kgu.de

C. Förch
E-Mail: foerch@em.uni-frankfurt.de

© Der/die Autor(en), exklusiv lizenziert durch Springer-Verlag GmbH, DE, ein Teil von Springer Nature 2022
J. Witsch (Hrsg.), *Schlaganfall evidenzbasiert behandeln*,
https://doi.org/10.1007/978-3-662-63394-6_15

Mendelow AD, Gregson BA, Rowan EN, et al. Early surgery versus initial conservative treatment in patients with spontaneous supratentorial lobar intracerebral haematomas (STICH II): a randomised trial. Lancet 2013; 382: 397–408.

Zusammenfassung
Der Stellenwert einer frühzeitigen operativen Hämatomevakuation war bei spontanen, supratentoriellen Blutungen umstritten. Um den klinischen Nutzen und die Risiken zu untersuchen, wurden im Rahmen von STICH und STICH II ein operatives und ein konservatives Vorgehen verglichen. Insgesamt ließ sich für die Mehrheit der Patienten interventionell kein verbessertes klinisches Ergebnis erreichen, eine Subgruppe mit oberflächlichen Blutungen könnte aber von einer Hämatomevakuation profitieren.

Sponsoren der Studien
STICH: Stroke Association, Medical Research Council (UK).
STICH II: Medical Research Council (UK).

Hintergrund und Fragestellung
Die spontane intrazerebrale Blutung ist eine gefürchtete Erkrankung, welche aufgrund von primärer Hirnschädigung und sekundären, schädlichen Effekten wie einer Hirndruckerhöhung sowie inflammatorischen und toxischen Reaktionen durch das ausgetretene Blut eine hohe Mortalität und Morbidität aufweist. Während das Primärereignis nicht ungeschehen zu machen ist, liegt die Hoffnung in der effektiven Behandlung der sekundären Schädigung. Folglich wurden Studien darauf ausgerichtet, ob eine operative Evakuation von intrazerebralen Hämatomen durch Reduktion der raumfordernden Wirkung und potenziell neurotoxischem Hämoglobin das klinische Ergebnis verbessern könnte, oder ob durch den invasiven Eingriff mit vermehrten Komplikationen zu rechnen sei. Die ersten essenziellen Ergebnisse zu dieser Fragestellung stammen aus der STICH-Studie (International Standardized Trial in Intracerebral Haemorrhage) und deren Nachfolgestudie STICH II.

Studienteilnehmer und Intervention
STICH Die Einschlusskriterien sahen Patienten vor, die eine innerhalb von 72 h durch CT bestätigte, spontane intrazerebrale Blutung mit einem Durchmesser von mindestens 2 cm erlitten hatten. GCS musste ≥ 5 Punkte betragen und der Chirurg sollte im Prinzip

im Vorfeld unsicher gewesen sein, ob der Patient von einer operativen Hämatomevakuation profitieren könnte. Die Wahl der Methode (Kraniotomie, Bohrlochtrepanation, Endoskopie, Stereotaxie) war dem Behandler überlassen.

STICH II

STICH II wurde aufbauend auf STICH konzipiert und konzentrierte sich nur auf Blutungen eines Volumens von 10–100 ml mit einem Abstand von maximal 1 cm von der Gehirnoberfläche; Patienten mussten innerhalb von 48 h nach dem Ereignis eingeschlossen worden sein und innerhalb von 12 h nach Randomisierung operiert werden.

Studiendesign, Endpunkte und Studiendauer

Beide Studien waren randomisiert und multizentrisch, aber unverblindet. Primärer Endpunkt war jeweils die erweiterte Glasgow Outcome Scale (GOSE) nach 6 Monaten, sekundäre Endpunkte waren die Mortalität, der Barthel-Index und der Wert auf der mRS. Anhand des klinischen Zustands (gemessen mittels GCS), des Patientenalters und des Hämatomvolumens wurde zusätzlich ein prognostischer Score errechnet (10 × GCS – Alter – 0,64 × Volumen), wonach die Patienten in zwei Kategorien stratifiziert und ausgewertet wurden.

Ergebnisse

STICH Es wurden 1033 Patienten aus 27 Ländern eingeschlossen und zu früher (<24 h) Operation (n = 503) oder konservativem Vorgehen (n = 530) randomisiert. In der *Intention-to-treat*-Analyse ergab sich keine Verbesserung des Outcomes durch eine Hämatomevakuation. Diese wurde zumeist durch offene Kraniotomie (75 %), seltener durch Bohrlochtrepanation (8 %) oder endoskopisch (7 %) erreicht. Ein günstiges Outcome wurde in Abhängigkeit des klinischen Ausgangsbefundes stratifiziert. Dieses erlangten 26 % der operierten und 24 % der konservativ behandelten Patienten (OR 0,89; 95-%-KI 0,66–1,19; p = 0,414). Auch bezüglich der Mortalität ergab sich kein signifikanter Unterschied zwischen operativem und konservativem Vorgehen (36 % vs. 37 %, OR 0,95, 95-%-KI 0,73–1,23, p = 0,707). Zu Bedenken ist das hohe *Cross-over* aus der konservativen in die chirurgische Gruppe aufgrund einer sekundären neurologischen Verschlechterung (26 %). Bemerkenswert war eine mögliche Verbesserung des Outcomes durch Operation, wenn das Hämatom weniger als 1 cm von der kortikalen Oberfläche entfernt lag (absoluter Benefit 8 %, p = 0,02).

STICH II Es wurden 607 Patienten in 27 Ländern eingeschlossen und zu früher (<12 h) Operation (n = 307) oder konservativem Vorgehen (n = 294) randomisiert. Anders als in STICH wurden die Hämatome (medianes Volumen 36 ml) nahezu ausschließlich durch eine offene Kraniotomie evakuiert (98 %). Aus der konservativen Gruppe erhielten 62 Patienten (21 %) aufgrund einer neurologischen Verschlechterung im Verlauf eine Operation. In der *Intention-to-treat*-Analyse zeigte sich kein signifikanter Unterschied mit einem ungünstigen Outcome bei 59 % in der Operationsgruppe vs. 62 % in der konservativen Vergleichsgruppe

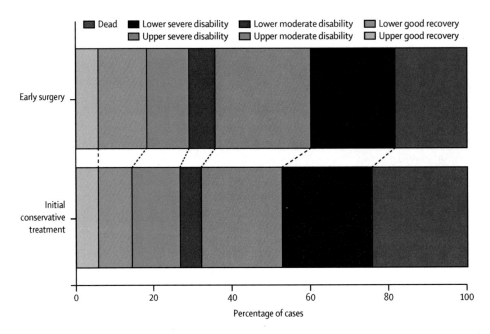

Abb. 15.1 STICH-II-Studie: Vergleich der erweiterten GOSE in der operativen und konservativen Behandlungsgruppe 6 Monate nach dem Primärereignis (Mendelow et al. Early surgery versus initial conservative treatment in patients with spontaneous supratentorial lobar intracerebral haematomas (STICH II): a randomised trial. Lancet, 2013)

(OR 0,62, 95-%-KI 0,62–1,20; p = 0,367). Es bestand ein nummerischer, aber statistisch nicht signifikanter Überlebensunterschied nach 6 Monaten in der operierten Gruppe für spontane, oberflächliche ICB ohne Ventrikeleinbruch (18 % vs. 24 %, OR 0,71, 95-%-KI 0,48–1,06; p = 0,095) (Abb. 15.1).

Schlussfolgerung
Während STICH keinen Vorteil eines frühzeitigen operativen Vorgehens zeigen konnte, ließ sich in STICH II für Patienten mit einer oberflächlichen Blutung ohne Ventrikeleinbruch ein Trend zugunsten einer Verbesserung der Überlebenszeit beobachten. Signifikante Unterschiede bezüglich des klinischen Ergebnisses ließen sich in den einzelnen Studien hingegen nicht feststellen. Ein für die Praxis möglicherweise relevantes Resultat ergab sich aus einem Unterschied im Überleben von Patienten mit schlechter Prognose (d. h. vor allem ein GCS von 9–12 bei Ereignis), die in einer Metaanalyse der STICH- und STICH-II-Daten von einer frühen Operation innerhalb von 21 h vermehrt profitierten (Mendelow et al. 2013).

15.2 Katheterbasierte Hämatomevakuation mit Thrombolyse: MISTIE III

Studie

Hanley DF, Thompson RE, Rosenblum M, et al. Efficacy and safety of minimally invasive surgery with thrombolysis in intracerebral haemorrhage evacuation (MISTIE III): a randomised, controlled, open-label, blinded endpoint phase 3 trial. Lancet 2019; 393: 2021–1032.

Zusammenfassung

Da der Nutzen einer operativen Hämatomevakuation gegen den potenziellen Schaden des intrakraniellen Eingriffs abgewogen werden muss, wurde im Rahmen der MISTIE-III-Studie untersucht, ob ein minimalinvasives, katheterbasiertes Vorgehen, kombiniert mit Thrombolyse, das funktionelle Ergebnis im Vergleich mit einem konservativen Studienarm verbessern könnte. Die Sicherheit dieser Methode konnte bestätigt werden, eine signifikante Verbesserung von neurologischen Defiziten oder Mortalität hingegen nicht.

Sponsoren der Studie

National Institute of Neurological Disorders and Stroke (USA).
  Genentech.

Hintergrund und Fragestellung

Zur Beantwortung der Frage, ob anstatt einer Kraniotomie ein weniger invasives Verfahren mittels katheterbasierter, bildgebungsgestützter Hämatomaspiration mit zusätzlicher Thrombolyse das klinische Ergebnis verbessern könnte, wurde die MISTIE-III-Studie (Minimally Invasive Surgery with Thrombolysis in Intracerebral Hemorrhage Evacuation) konzipiert.

Studienteilnehmer und Intervention

Eingeschlossen wurden Patienten mit spontaner, supratentorieller intrazerebraler Blutung mit einem Blutungsvolumen von ≥ 30 ml in einer für eine hypertensive Genese typischen Lokalisation. Zusätzlich durfte die Blutung für mindestens 6 h lang kein Wachstum um ≥ 5 ml zeigen, was durch eine Verlaufs-CT-Untersuchung kontrolliert werden musste. Die Intervention bestand aus der Anlage eines intraparenchymalen Katheters, über welchen eine

Hämatomaspiration erfolgte mit angestrebter Reduktion der Blutung auf $\leq$15 ml und nachfolgend bis zu neunmaliger Gabe von Alteplase 1 mg alle 8 h über den in situ verbleibenden Katheter.

Studiendesign, Endpunkte und Studiendauer

Es handelte sich um eine randomisierte, kontrollierte Studie mit unverblindeter Intervention, aber verblindeter Endpunktauswertung. Primärer Endpunkt war ein gutes klinisches Ergebnis (mRS 0–3) an Tag 365 nach Randomisierung unter Einbeziehung klinischer Parameter der Gruppen (Hämatomstabilität, Alter, GCS, Blutungslokalisation). Die sekundären Endpunkte beinhalteten eine dichotomisierte erweiterte (GOSE, 1–3 vs. 4–8) sowie die Mortalität und mögliche Assoziation zwischen der Größe des entfernten Hämatoms und dem klinischen Ergebnis. Die Studie wurde von Dezember 2013 bis August 2017 durchgeführt.

Ergebnisse

Von 506 rekrutierten Patienten wurden 499 vollständig ausgewertet, wobei 250 die Intervention mit dem MISTIE-Verfahren erhielten und 249 nach dem klinischen Standard behandelt wurden. *In der Intention-to-treat*-Analyse erreichten 45 % der Patienten in der MISTIE-Gruppe verglichen mit 41 % in der Kontrollgruppe (95-%-KI, –4 bis 12; p = 0,33) einen mRS von 0–3 nach einem Jahr. Die im Protokoll angestrebte Hämatomreduktion auf $\leq$15 ml wurde bei 58 % der MISTIE-Patienten erreicht (Mittelwert 16 ± 13 ml). Das Ausmaß der Hämatomentfernung korrelierte mit einem günstigen Outcome (OR 0,68; p <0,0001) und eine *As-treated*-Analyse ergab ein besseres Ergebnis für Patienten mit einem postinterventionellen Hämatomvolumen von $\leq$15 ml. Die Mortalität war in der MISTIE-Gruppe bis zum Tag 180 statistisch signifikant geringer (15 % vs. 23 %; p = 0,033), dies wurde aber als moderates Ergebnis sekundärer Analysen eingeordnet (Abb. 15.2). Das Verfahren an sich erschien sicher, gemessen an der niedrigen Rate von Komplikationen wie Nachblutungen und Infektionen.

Schlussfolgerung

Insgesamt konnte in der untersuchten Studienpopulation mit großen intrazerebralen Blutungen keine Verbesserung des klinischen Ergebnisses durch minimalinvasive, katheterbasierte Hämatomaspiration und Thrombolyse erreicht werden. Ein möglicher Faktor hierfür könnte die individuelle Erfahrung der Anwender mit der Methode gewesen sein, da sich konstantere interventionelle Ergebnisse bei $\geq$10 durchgeführten Eingriffen pro Zentrum abzeichneten. Anhand der signifikanten Korrelation zwischen einer vollständigeren Hämatomreduktion auf $\leq$15 ml und einer Verbesserung des klinischen Endzustandes wurde vermutet, dass hierin möglicherweise ein Vorteil des MISTIE-Verfahrens liegen könnte. Insgesamt hatten diese Ergebnisse aber keinen statistisch definitiven Charakter und wurden als exploratorisch gewertet, da sekundäre Zusammenhänge z. B. mit der Hämatomlokalisation nicht ausgeschlossen werden konnten.

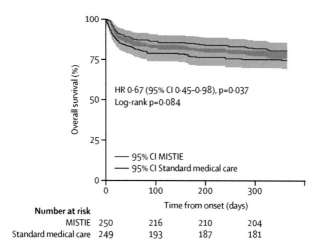

Abb. 15.2 MISTIE-Studie: Kaplan–Meier-Kurve der Überlebenswahrscheinlichkeit von Interventionsgruppe (MISTIE-Verfahren) und konservativer Behandlung (Medical) über 365 Tage nach stattgehabter intrazerebraler Blutung (p = 0,084) (Hanley et al. Efficacy and safety of minimally invasive surgery with thrombolysis in intracerebral haemorrhage evacuation (MISTIE III): a randomised, controlled, open-label, blinded endpoint phase 3 trial. Lancet, 2019.) HR = hazard ratio; CI = confidence interval

15.3 Studien zur operativen Hämatomevakuation: Was bedeutet das für die klinische Praxis?

Tab. 15.1 fasst die Studienergebnisse zur operativen Intervention bei ICB zusammen.

Die neutralen Resultate von STICH, STICH II und MISTIE III (Hanley et al. 2019; Mendelow et al. 2005, 2013) deuten an, dass keines der untersuchten operativen Verfahren, sei es eine Kraniotomie oder minimalinvasive Blutungsaspiration, routinemäßig bei wachen, klinisch stabilen Patienten angewendet werden sollte. In individuellen Fällen und basierend auf der Expertise des Zentrums können Kraniotomien oder katheterbasierte Verfahren aber mit ausreichender Sicherheit und möglichem Benefit, insbesondere im Hinblick auf eine verringerte Mortalität, durchgeführt werden. In diesem Sinne wird auch in der aktuellen DGN-Leitlinie angegeben, dass im Falle einer oberflächlich lokalisierten lobären Blutungen ohne Ventrikeleinbruch bei Patienten mit einem GCS von 10–13 und klinischer Verschlechterung eine Hämatomevakuation erwogen werden kann (starker Konsens) (Steiner, et al. 2021). Bei Blutungsvolumina >30 ml kann auch das MISTIE-Verfahren mit Hämatomaspiration und anschließender intrathekaler Gabe von Alteplase (1mg alle 8h bis zu einem Maximum von 9 Gaben mit dem Ziel einer Reduktion des Hämatomvolumens auf ≤15 ml) in Betracht gezogen werden (Konsens). Bei akuter, vitaler Bedrohung des Patienten durch intrakranielle Drucksteigerung oder Hirnstammkompression oder bei der Subgruppe zerebellärer Blutungen, die mit lebensbedrohlicher

Tab. 15.1 Zusammenfassung der Studienergebnisse zur operativen Intervention bei intrazerebralen Blutungen (ICB)

Studie (Publikationsjahr)	Erkrankung	Methoden	Ergebnis	Einschränkung
STICH (2005)	Spontane, supratentorielle ICB	Hämatomevakuation (vor allem Kraniotomie) vs. konservative Behandlung	Kein signifikanter Vorteil der Hämatomevakuation Möglicher Vorteil in einer Subgruppe mit oberflächlichen Hämatomen	Hohes *Cross-over* von konservativer zu chirurgischer Gruppe (26 %)
STICH II (2013)	Spontane, supratentorielle, oberflächliche ICB, Volumen 10-100 ml	Hämatomevakuation (vor allem Kraniotomie) vs. konservative Behandlung	Kein signifikanter Vorteil der Hämatomevakuation bzgl. klinischem Ergebnis; 6-Monatsüberleben grenzwertig verbessert (p = 0,095)	Hohes Cross-over von konservativer zu chirurgischer Gruppe (21 %)
MISTIE III (2019)	Spontane, supratentorielle ICB, Volumen ≥30 ml	Minimalinvasive Hämatomevakuation vs. konservative Behandlung	Kein signifikanter Vorteil der Hämatomevakuation	Die angestrebte Hämatomreduktion auf ≤15 ml wurde im Mittel nicht erreicht (16 ± 13 ml)

Raumforderung assoziiert sind, sollte eine rasche operative Dekompression angestrebt werden. (Claude Hemphill und Lam 2017) Von übergeordneter Bedeutung ist vor jedem chirurgischen Vorgehen ein offenes Gespräch mit den Angehörigen über mögliche bleibende neurologische Defizite und den mutmaßlichen Patientenwillen. Letztendlich ist ein Ergebnis dieser Studien aber auch, dass selbst Patienten mit schweren Blutungen, von denen zunächst eine ungünstige Prognose angenommen wird, von einer aggressiven Intensivbehandlung profitieren können. Hierfür sprachen die Gesamtmortalitätsraten zwischen 20 % (MISTIE III) und 37 % (STICH I) trotz relevantem Volumen der Blutungen (MISTIE III ≥30 ml, STICH I >2 cm). Ausschlaggebend scheint hier insbesondere auch der Vorzustand der Patienten vor dem Ereignis zu sein.

Literatur

Claude Hemphill, J., Lam, A.: Emergency Neurological Life Support: Intracerebral Hemorrhage. Neurocrit. Care **27**(Suppl 1), 89–101 (2017)

Hanley, D.F., Thompson, R.E., Rosenblum, M., et al.: Efficacy and safety of minimally invasive surgery with thrombolysis in intracerebral haemorrhage evacuation (MISTIE III): a randomised, controlled, open-label, blinded endpoint phase 3 trial. Lancet **393**(10175), 1021–1032 (2019)

Mendelow, A.D., Gregson, B.A., Fernandes, H.M., et al.: Early surgery versus initial conservative treatment in patients with spontaneous supratentorial intracerebral haematomas in the International Surgical Trial in Intracerebral Haemorrhage (STICH): a randomised trial. Lancet **365**(9457), 387–397 (2005)

Mendelow, A.D., Gregson, B.A., Rowan, E.N., et al.: Early surgery versus initial conservative treatment in patients with spontaneous supratentorial lobar intracerebral haematomas (STICH II): a randomised trial. Lancet **382**(9890), 397–408 (2013)

Steiner, T., Unterberg, A., et al.: Behandlung von spontanen intrazerebralen Blutungen, S2k-Leitlinie. In: Deutsche Gesellschaft für Neurologie (Hrsg.), Leitlinien für Diagnostik und Therapie in der Neurologie. www.dgn.org/leitlinien (2021). Zugegriffen: 15. Juni 2021

Behandlung der intraventrikulären Blutung und ihrer Komplikationen: CLEAR III

16

Jan Hendrik Schäfer und Christian Förch

Inhaltsverzeichnis

Studie

Hanley DF, Lane K, McBee N, et al. Thrombolytic removal of intraventricular haemorrhage in treatment of severe stroke: results of the randomised, multicentre, multiregion, placebo-controlled CLEAR III trial. Lancet 2017; 389: 603–611.

Zusammenfassung

Eine zusätzliche intraventrikuläre Blutungskomponente bei der ICB ist mit einer drastischen Erhöhung der Mortalität assoziiert. Es wird angenommen, dass die intraventrikuläre Blutansammlung eine Liquorzirkulationsstörung und möglicherweise entzündliche Reaktion auslöst. Als Behandlungsmethode hierfür wurde die intraventrikuläre Thrombolysetherapie zur Auflösung von Blutkoageln über eine

J. H. Schäfer (✉) · C. Förch
Zentrum der Neurologie und Neuroradiologie, Klinik für Neurologie, Klinikum der Johann Wolfgang Goethe-Universität, Frankfurt am Main, Deutschland
E-Mail: janhendrik.schaefer@kgu.de

C. Förch
E-Mail: foerch@em.uni-frankfurt.de

© Der/die Autor(en), exklusiv lizenziert durch Springer-Verlag GmbH, DE, ein Teil von Springer Nature 2022
J. Witsch (Hrsg.), *Schlaganfall evidenzbasiert behandeln*,
https://doi.org/10.1007/978-3-662-63394-6_16

Ventrikeldrainage konzipiert und im Rahmen der randomisierten, placebokontrollierten multizentrischen Phase-3-Studie CLEAR III geprüft. Es konnte jedoch keine Verbesserung des klinischen Zustandes nach 3 Monaten im Vergleich zu einer Placeboinfusion mit Natriumchlorid gezeigt werden. Die Mortalität wurde hingegen durch die Thrombolyse reduziert – um den Preis der Erhöhung des Anteils der überlebenden Patienten mit schwerer Behinderung (mRS 5).

Sponsoren der Studie
US National Institutes of Health Genentech Inc. (USA).

Hintergrund und Fragestellung

Wenn eine ICB Anschluss an das Ventrikelsystem findet, führen diese intraventrikulären Blutungsanteile zu einer Verschlechterung der neurologischen Prognose. Dies ist durch zusätzliche Komplikationen wie einer Liquorzirkulationsstörung mit sekundärem Hydrozephalus und möglicherweise auch pro-inflammatorischen Effekten des Hämoglobins begründet. Die Mortalität aufgrund einer intraventrikulären Blutung wird in der Literatur teilweise größer als 50 % beschrieben mit einem geringen Anteil guter funktioneller Endzustände. Vorgängerstudien zu CLEAR III hatten nahegelegt, dass die Entfernung von intraventrikulären Blutkoageln durch eine lokale, medikamentöse Thrombolyse ein sicheres Vorgehen darstellt und möglicherweise den klinischen Verlauf günstig beeinflussen könnte.

Studienteilnehmer und Intervention

Eingeschlossen wurden Patienten mit einer nicht größenprogredienten, supratentoriellen, ICB mit intraventrikulären Blutungsanteilen, die den 3. und 4. Ventrikel verlegten und daher vor Studieneinschluss bereits eine externe Ventrikeldrainage (EVD) erhalten hatten (klinische Indikation). Die Teilnehmer mussten 24 h nach dem Symptombeginn eine CT des Gehirns mit Bestätigung einer ICB erhalten haben und dann innerhalb von 72 h nach dem Primärereignis randomisiert werden, sie durften vor der Index-ICB keine relevante Behinderung gehabt haben (mRS ≤1) oder Blutungsquellen wie Aneurysmata, Tumoren oder arteriovenöse Malformationen aufweisen. Ein weiteres Ausschlusskriterium war ein intrazerebrales Blutungsvolumen von ≥30 ml. In der Interventionsgruppe wurde über die EVD in Abständen von 8 h eine intraventrikuläre Thrombolyse mittels Alteplase verabreicht. Die Kontrollgruppe erhielt stattdessen 0,9 %iges Natriumchlorid gleichen Volumens und in gleichen Zeitabständen. Alle 24 h erfolgte eine CT-Untersuchung des Kopfes. Die Injektionen wurden gestoppt, wenn entweder der 3. und 4. Ventrikel wieder frei von Blut waren, die Liquorzirkulationsstörung behoben war, 80 % der Blutanteile aufgelöst waren oder wenn 12 Alteplase-Gaben erreicht waren.

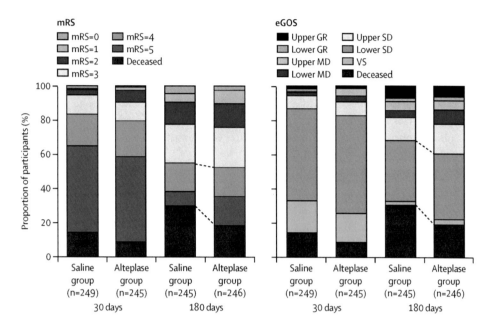

Abb. 16.1 Ergebnisse der Endpunkte mRS und Extended Glasgow Outcome Scale (eGOS) nach 30 und 180 Tagen im Vergleich zwischen der Placebogruppe (*Saline* (Natriumchlorid)) und der Interventionsgruppe (Alteplase). (GR: „good recovery", MD: „moderate disability", SD: „severe disability", VS: „vegetative state") (Hanley et al. Thrombolytic removal of intraventricular haemorrhage in treatment of severe stroke: results of the randomised, multicentre, multiregion, placebo-controlled CLEAR III trial, Lancet, 2017)

Studiendesign, Endpunkte und Studiendauer

CLEAR III war eine internationale, randomisierte, doppel-verblindete Phase-III-Studie. Der primäre Endpunkt war ein günstiger funktioneller Zustand (mRS ≤ 3) 180 Tage nach dem Primärereignis. Sekundäre Analysen betrachteten die Mortalität sowie unerwünschte Ereignisse wie Ventrikulitiden und Rezidivblutungen. Studienteilnehmer wurden von September 2009 bis Januar 2013 randomisiert und 180 Tage nachbeobachtet.

Ergebnisse

Anhand der Kriterien wurden insgesamt 500 Patienten eingeschlossen, von denen 249 in die Interventionsgruppe und 251 in die Kontrollgruppe randomisiert wurden. Die vollständige Auswertung konnte bei 246 bzw. 245 Patienten erfolgen.

Der primäre Endpunkt eines mRS ≤ 3 180 Tage nach dem Indexereignis wurde in der *Intention-to-treat*-Analyse von 48 % in der Alteplase-Gruppe und 45 % in der Kontrollgruppe erreicht (RR 1,06; 95-%-KI 0,88–1,28; p = 0,554) (Abb. 16.1).

Es fiel auf, dass der 3. und 4. Ventrikel nach Gabe von Alteplase rascher als nach Placebogabe durchgängig wurden (2,5 Tage vs. 4,7 Tage; p<0,0001). Die Mortalität in der

Interventionsgruppe war signifikant geringer (OR 0,5 95-%-KI 0,31–0,80; p = 0,004). Andererseits war der Anteil der Patienten mit schwerwiegenden neurologischen Einschränkungen (mRS 5) nach 3 Monaten deutlich höher als nach Placebogabe (17 % vs. 9 %; RR 1,99, 95-%-KI 1,22–3,26; p = 0,007). Eine mögliche Korrelation bestand zwischen Ausmaß und Zeitpunkt der Hämatomentfernung auf der einen und klinischem Ergebnis (mRS $\leq$3) auf der anderen Seite (OR 0,96; 95-%-KI 0,94–0,97; p <0,0001). In der Sicherheitsanalyse zeigte sich nach intraventrikulärer Thrombolyse keine erhöhte Anzahl an schweren unerwünschten Ereignissen, inbesondere keine erhöhte Häufigkeit von Ventrikulitiden und Nachblutungen.

Schlussfolgerung
Die CLEAR-III-Studie hatte ein neutrales Ergebnis, d. h. es zeigte sich keine Überlegenheit der intraventrikulären Thrombolyse bezüglich der Verbesserung des klinischen Ergebnisses nach intraventrikulären Blutungen im Vergleich zur Placebogabe. Die sekundären Endpunkte deuteten hingegen eine mögliche Reduktion der Mortalität durch die Intervention an, allerdings mit einer wahrscheinlichen Erhöhung des Anteils an schwer pflegebedürftigen Patienten (mRS 5).

16.1 Was bedeutet das für die klinische Praxis?

Die DGN-Leitlinie besagt, dass Patienten, die aufgrund einer intraventrikulären Blutung eine beginnende oder bereits manifeste Liquorzirkulationsstörung aufweisen, von der raschen Implantation einer externen Ventrikeldrainage profitieren, auch wenn diesbezüglich keine randomisierten Studienergebnisse vorliegen (starker Konsens) (Steiner et al. 2021). CLEAR III zeigte nun, dass die zusätzliche Applikation intraventrikulärer Thrombolyse mit Alteplase über die Ventrikeldrainage zwar die Mortalität senken könnte, dies allerdings zulasten einer schwergradigen Pflegebedürftigkeit geht (mRS 5) und daher trotz der günstigen Sicherheitsparameter nicht als routinemäßiges Vorgehen empfohlen werden kann (Hanley et al. 2017). In der aktuellen DGN-Leitlinie bildet sich aber ein starker Konsens ab, dass im Falle einer Verlegung des 3. und/oder 4. Ventrikels und einem konsekutiven Hydrozephalus dieses Verfahren erwogen werden kann (Steiner et al. 2021).

Ein interessanter Aspekt der intraventrikulären Thrombolyse scheint zudem die mögliche Reduktion von Komplikationen der Liquorzirkulationsstörung wie einer langfristigen Shunt-Pflichtigkeit zu sein. Dieser Frage gingen Staykov et al. in einer randomisierten Studie nach, bei welcher die intraventrikuläre Alteplaseinjektion mit einer lumbalen Drainage kombiniert wurde (Staykov et al. 2017). Im Vergleich mit der alleinigen intraventrikulären Thrombolyse zeigte sich nach kombiniertem Vorgehen eine signifikante Reduktion der Notwendigkeit einer Shunt-Implantation (7/16 [43 %] versus 0/14 [0 %]; p = 0,007). Ob dies weitere klinische Endpunkte positiv beeinflusst, ist jedoch bislang noch nicht ausreichend geklärt. Als Eskalationstherapie eines trotz einliegender Ventrikeldrainage weiter steigenden Hirndrucks oder bei unzureichendem Therapieansprechen sollte gemäß der DGN-Leitlinie die Anlage einer lumbalen Drainage für 48 h mit nachfolgenden drei Abklemmversuchen erfolgen (Konsens) (Steiner et al. 2021).

Literatur

Hanley, D.F., Lane, K., McBee, N., et al.: Thrombolytic removal of intraventricular haemorrhage in treatment of severe stroke: results of the randomised, multicentre, multiregion, placebo-controlled CLEAR III trial. The Lancet **389**(10069), 603–611 (2017)

Staykov, D., Kuramatsu, J.B., Bardutzky, J., et al.: Efficacy and safety of combined intraventricular fibrinolysis with lumbar drainage for prevention of permanent shunt dependency after intracerebral hemorrhage with severe ventricular involvement: A randomized trial and individual patient data meta-analysis. Ann. Neurol. **81**(1), 93–103 (2017)

Steiner, T., Unterberg, A., et al.: Behandlung von spontanen intrazerebralen Blutungen, S2k-Leitlinie. In: Deutsche Gesellschaft für Neurologie (Hrsg.), Leitlinien für Diagnostik und Therapie in der Neurologie. www.dgn.org/leitlinien (2021). Zugegriffen: 15 Juni 2021

Wiederbeginn einer antithrombotischen Therapie nach intrazerebraler Blutung (ICB): RESTART

17

Jan Hendrik Schäfer und Christian Förch

Inhaltsverzeichnis

17.1 Was bedeutet das für die klinische Praxis? 244
Literatur 245

Studie
RESTART Collaborators. Effects of antiplatelet therapy after stroke due to intracerebral haemorrhage (RESTART): a randomised, open-label trial. Lancet 2019; 393: 2613–2623.

Zusammenfassung
Eine stattgehabte Hirnblutung wird häufig zum Anlass genommen, trotz bestehender Indikation aufgrund des Risikos einer Rezidivblutung im weiteren Verlauf keine antikoagulatorische Therapie einzuleiten. Die Ergebnisse der prospektiven RESTART-Studie zeigen hingegen, dass in einem Beobachtungszeitraum von 2 Jahren eine Trhombozytenfunktionshemmern keine wesentliche Erhöhung des

J. H. Schäfer (✉) · C. Förch
Zentrum der Neurologie und Neuroradiologie, Klinik für Neurologie, Klinikum der Johann Wolfgang Goethe-Universität, Frankfurt am Main, Deutschland
E-Mail: janhendrik.schaefer@kgu.de

C. Förch
E-Mail: foerch@em.uni-frankfurt.de

© Der/die Autor(en), exklusiv lizenziert durch Springer-Verlag GmbH, DE, ein Teil von Springer Nature 2022
J. Witsch (Hrsg.), *Schlaganfall evidenzbasiert behandeln,*
https://doi.org/10.1007/978-3-662-63394-6_17

Rezidivblutungsrisikos mit sich brachte und der Vorteil der Prophylaxe zukünftiger ischämischer Ereignisse überwiegen könnte.

Sponsor der Studie
British Heart Foundation.

Hintergrund und Fragestellung

Der Anteil der Patienten mit einer ICB, die aufgrund von zerebro- oder kardiovaskulären Vorerkrankungen die Indikation für eine antikoagulatorische Therapie haben, steigt stetig. Eine populationsbasierte Studie in Frankreich zeigte, dass zwischen 2001 und 2008 21 % Patienten mit ICB eine TFH und 15 % eine OAK erhielten (Béjot et al. 2013). Neben den hiermit verbundenen klinischen Herausforderungen im Akutmanagement (Kap. 12) stellt sich in der Langzeitbehandlung die Frage, ob das Risiko einer Rezidivblutung unter OAK oder das Risiko ischämischer Ereignisse in Abwesenheit von OAK überwiegt. Um diese Fragestellung in Bezug auf Thrombozytenfunktionshemmer zu beantworten, wurde prospektiv die RESTART-Studie in Großbritannien durchgeführt.

Studienteilnehmer und Intervention

Eingeschlossen wurden Patienten mit einer spontanen ICB, die zuvor entweder Thrombozytenfunktionshemmer oder eine OAK erhalten hatten, welche mit dem Auftritt des Ereignisses unterbrochen wurde. Unverblindet wurden innerhalb von 24 h nach Studieneinschluss die Patienten in den Interventions- oder den Kontrollarm randomisiert. Die Intervention war der (Wieder-) Beginn einer Thrombozytenfunktionshemmer mit ASS, Clopidogrel oder Dipyridamol entweder in Mono- oder in Kombinationstherapie, je nach Ermessen der Behandler.

Studiendesign, Endpunkte und Studiendauer

RESTART war eine prospektive, multizentrische, offen randomisierte Studie mit verblindeter Endpunktauswertung. Primär wurde das Auftreten von überlebten oder tödlichen Rezidivblutungen in einem Zeitraum von 2 Jahren nach dem Indexereignis untersucht, die Blutungen wurden radiologisch oder histopathologisch nachgewiesen. Sekundäre Endpunkte beinhalteten insbesondere schwere Blutungen aller Lokalisationen und größere Gefäßverschlusserkrankungen (Herzinfarkt, Hirninfarkt, Mesenterialischämie, periphere Arterienverschlusskrankheit, tiefe Beinvenenthrombose, Lungenarterienembolie). In die Studie wurden von Mai 2013 bis Mai 2018 Patienten rekrutiert.

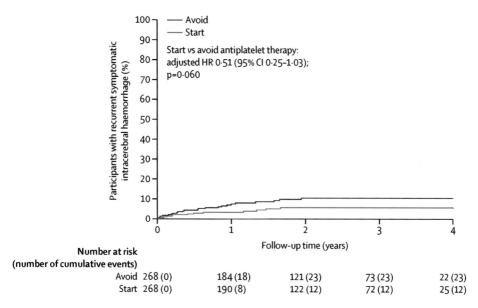

Abb. 17.1 RESTART-Studie: Kaplan-Meier-Kurve von Rezidivblutungen nach einer ICB. Verglichen wurde die Interventionsgruppe mit Wiederbeginn einer antithrombotischen Therapie (blau) mit der Kontrollgruppe ohne entsprechende Medikation (rot) (RESTART Collaborators. Effects of antiplatelet therapy after stroke due to intracerebral haemorrhage (RESTART): a randomised, open-label trial. Lancet, 2019)

Ergebnisse

Insgesamt wurden 537 Patienten eingeschlossen. Die Zielgröße von 720 wurde aufgrund einer erschwerten Rekrutierung nicht erreicht. 268 Studienteilnehmer wurden in die Interventions- und 269 in die Kontrollgruppe randomisiert. 62 % der Patienten wiesen eine Lobärblutung auf. 88 % hatten bereits eine okklusive vaskuläre Erkrankung in der Vorgeschichte. Im Median erfolgte die Randomisierung 76 Tage (Interquartilenabstand 29–146) nach der Index-ICB. Der primäre Endpunkt einer erneuten ICB wurde bei 12 (4 %) Patienten nach Intervention und 23 (9 %) in der Kontrollgruppe aufgezeichnet (HR 0,51; 95-%-KI 0,25–1,03; p = 0,06) (Abb. 17.1). Jegliche schweren Blutungen traten bei 18 Patienten (7 %) unter antithrombotischer Therapie verglichen mit 25 (9 %) ohne selbige ein (HR 0,71; 95-%-KI 0,39–1,3; p = 0,027). Gefäßverschlussereignisse waren in der Interventionsgruppe ähnlich häufig wie in der Kontrollgruppe (15 % vs. 14 %; HR 1,02; 95-%-KI 0,65–1,60; p = 0,92). Die Kombination aus nichttödlichen Herzinfarkten, hämorrhagischen und ischämischen Schlaganfällen sowie Versterben an einer vaskulären Erkrankung war geringer in der Interventionsgruppe als in der Kontrollgruppe (HR 0,65; 95-%-KI 0,44–0,95; p = 0,025).

Schlussfolgerung

Die Autoren der RESTART-Studie schreiben, dass anhand der Studienergebnisse mit einer sehr hohen Wahrscheinlichkeit nur ein geringes Risiko des Rezidivs einer ICB von dem Wiederbeginn einer antithrombotischen Medikation ausginge (RESTART Collaborators 2019). Dieses Risiko wiederum übersteige wahrscheinlich nicht den bekannten Nutzen dieser Therapie in der Prophylaxe vaskulärer Ereignisse. Einschränkend muss auf die mangelnde statistische Power der Studie hingewiesen werden, die auf die mangelnde Rekrutierung und eine geringere Inzidenz des primären Outcomes zurückzuführen ist, als sie vorab geschätzt worden war. Dies führte dazu, dass insbesondere die KI der OR von Rezidivblutungen relativ groß sind.

Zudem wurde nicht durch die Studie geklärt, wann der Wiederbeginn von ASS, Clopidogrel oder Dipyridamol nach einer ICB erfolgen sollte. In RESTART war der Wiederbeginn der antithrombotischen Therapie mit im Median 76 Tagen eher spät. Der beobachtete Trend einer möglichen Reduktion von ICB unter antithrombotischer Therapie veranlasste die Autoren zu der Hypothese, dass unter Umständen einige Rezidivblutungen eher auf hämorrhagisch transformierte zerebrale Ischämien zurückzuführen seien und die TFH somit eventuell einen protektiven Effekt haben könnte.

17.1 Was bedeutet das für die klinische Praxis?

Die beste Datenlage in Bezug auf den Wiederbeginn einer antithrombotischen Therapie nach Hirnblutung liegt für Thrombozytenfunktionshemmer vor, für welche die RESTART-Studie keine Erhöhung, sondern im Gegenteil eine geringgradige Reduktion des Rezidivblutungsrisikos über 2 Jahre zeigen konnte (RESTART Collaborators 2019).

Bezüglich der Behandlung mit oralen Koagulanzien ergaben sich aus einer retrospektiven Metaanalyse individueller Patientendaten der Registerstudien RETRACE (Deutschland), ICH und ERICH (jeweils USA) Hinweise darauf, dass die Vorteile einer Fortführung der Medikation überwiegen könnten (Biffi et al. 2017). Es zeigten sich geringere Raten an Hirninfarkten und Mortalität, wenn eine OAK – notwendig aufgrund eines Vorhofflimmerns – wieder begonnen wurde, ohne dass zeitgleich der Anteil an Rezidivblutungen gestiegen wäre. Hierbei war es unerheblich, ob die Lokalisation der Blutung lobär oder subkortikal war.

Die AHA-Leitlinien empfehlen bei der Entscheidung für oder gegen eine OAK nach ICB die Blutungslokalisation, das Patientenalter, das Vorliegen von zerebralen Mikroblutungen und eine mögliche zerebrale Amyloidangiopathie einzubeziehen (Hemphill et al. 2015). So wurde davon abgeraten, nach einer unter VKA aufgetretenen Lobärblutung erneut eine solche OAK einzuleiten (Class of Recommendation IIa; Level of Evidence B).

Kuramatsu und Huttner haben anhand der Studienlage einen Algorithmus vorgeschlagen, nach dem die Frage, ob und wann eine OAK wiedereingeleitet werden solle, entschieden werden kann (Kuramatsu und Huttner 2019). Hierbei bilden Patienten mit einer mechanischen Herzklappe die Gruppe mit der dringlichsten Indikation zur Re-Initiierung einer OAK mit VKA, dies sollte zwischen Tag 6 und 13 nach der Blutung erwogen werden. Bei nicht-lobären ICBs und lobären ICBs ohne Hinweise auf eine zerebrale Amyloidangiopathie sollte erwogen werden, eher mit einem DOAC als mit VKA zu beginnen – je nach Risikoprofil nach 4–8 Wochen. Bei zerebraler Amyloidangiopathie oder multiplen ($\geq$5) zerebralen Mikroblutungen kann nach gegenwärtigem Stand eine OAK nicht empfohlen werden. Alternativ wäre hier ein Vorhofohrverschluss zu evaluieren, welcher bereits in den Studien PROTECT AF und PREVAIL mit Langzeitergebnissen über 5 Jahre untersucht wurde und eine ähnliche Rate an zerebralen Ischämien wie eine Behandlung mit VKA bei geringerer Rate von ICB zeigte (Reddy et al. 2017). Dies fand auch Eingang in die DGN-Leitlinie, welche empfiehlt, für Patienten mit Thrombose- und hohem Rezidivblutungsrisiko einen Vorhofohrverschluss zu erwägen (starker Konsens) (Steiner, et al. 2021). Bereits nach Redaktionsschluss für dieses Buch wurde die prospektive, an 67 Krankenhäusern in Grossbritannien durchgeführte, SoStart-Studie veröffentlicht, in der Patienten mit Vorhofflimmern und vorangegangener ICB entweder in eine Gruppe randomisiert wurden, in der OAK wieder begonnen wurde (*start*-Gruppe), oder eine Gruppe in der OAK vermieden wurde (*avoid*-Gruppe) (SoSTART Collaboration 2021). Der primäre Endpunkt war das Wiederauftreten einer ICB. Unter den insgesamt 203 Patienten, die im Median 115 Tage nach der Index-ICB randomisiert wurden, traten bei 8 % der *start*- und bei 4 % der *avoid*-Gruppe ICBs auf; dieser Unterschied war statistisch nicht signifikant. Ischämische Schlaganfälle waren seltener in der *start*-Gruppe, ebenso wie *major vascular events* (12 % in der *start*-Gruppe verglichen mit 24 % in der *avoid*-Gruppe). Die Studie hatte insgesamt keine ausreichende *power* und ein zu kurzes Follow-up, um abschließend Klarheit bringen zu können. Größere prospektive Studien werden aktuell durchgeführt und bleiben abzuwarten. Zu beachten ist, dass die SoStart-Studie, da gerade erst publiziert, nicht in aktuelle Leitlinien eingegangen ist.

Literatur

Béjot, Y., Cordonnier, C., Durier, J.: Intracerebral haemorrhage profiles are changing: results from the Dijon population-based study. Brain **136**(Pt 2), 658–664 (2013)

Biffi, A., Kuramatsu, J.B., Leasure, A., et al.: Oral Anticoagulation and Functional Outcome after Intracerebral Hemorrhage. Ann. Neurol. **82**(5), 755–765 (2017)

Hemphill, J.C., Greenberg, S.M., Anderson, C.S., et al.: Guidelines for the management of spontaneous intracerebral hemorrhage: A guideline for healthcare professionals from the american heart association/american stroke association. Stroke **46**(7), 2032–2060 (2015)

Kuramatsu, J.B., Huttner, H.B.: Management of oral anticoagulation after intracerebral hemorrhage. Int. J. Stroke **14**(3), 238–246 (2019)

RESTART Collaborators.: Effects of antiplatelet therapy after stroke due to intracerebral haemorrhage (RESTART): a randomised, open-label trial. Lancet **393**(10191), 2613–2623 (2019)

Reddy, V.Y., Doshi, S.K., Kar, S., et al.: 5-Year outcomes after left atrial appendage closure: From the PREVAIL and PROTECT AF Trials. J. Am. Coll. Cardiol. **70**(24), 2964–2975 (2017)

SoSTART Collaboration. Effects of oral anticoagulation for atrial fibrillation after spontaneous intracranial haemorrhage in the UK: a randomised, open-label, assessor-masked, pilot-phase, non-inferiority trial. Lancet Neurol. **20**(842) (2021)

Steiner, T., Unterberg, A., et al.: Behandlung von spontanen intrazerebralen Blutungen, S2k-Leitlinie. In: Deutsche Gesellschaft für Neurologie (Hrsg.) Leitlinien für Diagnostik und Therapie in der Neurologie. www.dgn.org/leitlinien(2021). Zugegriffen: 15. Juni 2021

Stichwortverzeichnis

© Der/die Herausgeber bzw. der/die Autor(en), exklusiv lizenziert durch
Springer-Verlag GmbH, DE, ein Teil von Springer Nature 2022
J. Witsch (Hrsg.), *Schlaganfall evidenzbasiert behandeln*,
https://doi.org/10.1007/978-3-662-63394-6

Printed in the United States
by Baker & Taylor Publisher Services